Monographien aus dem Gesamtgebiete der Psychiatrie

17

Psychiatry Series

Herausgegeben von
H. Hippius, München · W. Janzarik, Heidelberg
C. Müller, Prilly-Lausanne

Psychiatrische Epidemiologie

Geschichte, Einführung
und ausgewählte Forschungsergebnisse

Herausgegeben von
H. Häfner

Mit Beiträgen von
J. Bojanovsky   B. Cooper   M. v. Cranach   H. Dilling
I. Enders   Th. Gasser   H. Häberle   H. Häfner
J. Klug   R. Leisner   M. C. Liepmann   K. Marker
G. Moschel   E.-R. Rey   Ch. Schmidt-Maushart
A. Strauss   R. Welz   S. Weyerer   A. Zintl-Wiegand

Mit 20 Abbildungen und 91 Tabellen

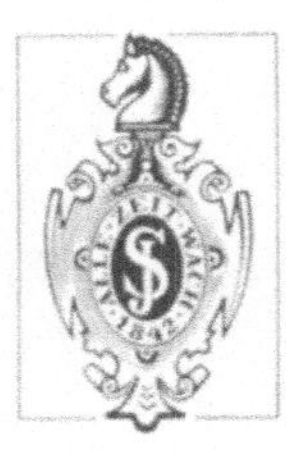

Springer-Verlag
Berlin Heidelberg GmbH

Prof. Dr. Dr. H. Häfner
Zentralinstitut für Seelische Gesundheit, J 5, D-6800 Mannheim 1

Aus dem Sonderforschungsbereich 116 – Psychiatrische
Epidemiologie – an der Universität Heidelberg
und dem Zentralinstitut für Seelische Gesundheit in Mannheim

ISBN 978-3-642-87981-4   ISBN 978-3-642-87980-7 (eBook)
DOI 10.1007/978-3-642-87980-7

Library of Congress Cataloging in Publication Data. Main entry under title: Psychiatrische Epidemiologie. (Monographien aus dem Gesamtgebiete der Psychiatrie ; 17) „Aus dem Sonderforschungsbereich 116, Psychiatrische Epidemiologie, an der Universität Heidelberg und dem Zentralinstitut für Seelische Gesundheit in Mannheim". 1. Social psychiatry. 2. Epidemiology. I. Häfner, Heinz. II. Series. RC455.P7584 78-565

Vorwort

Das Interesse an der Psychiatrie und an epidemiologischen Fragestellungen in der Psychiatrie ist groß. Das ist nicht immer so gewesen. Trotz einiger Tradition war die psychiatrische Epidemiologie in den deutschsprachigen Ländern über Jahrzehnte hin in Vergessenheit geraten. Vermutlich waren dafür die therapeutische Resignation, der Immobilismus des Versorgungssystems in der Vergangenheit und die teilweise gescheiterte Hoffnung auf die Entdeckung einheitlicher Krankheitsursachen verantwortlich.

Die Wiederentdeckung der Umweltvariabilität endogener Psychosen, die Beschäftigung mit multifaktoriellen Modellen der Krankheitsentstehung und die verbesserten Möglichkeiten therapeutischer und rehabilitativer Versorgung haben der psychiatrischen Epidemiologie neue Fragestellungen eröffnet. Untersuchungen der Verteilung psychischer Krankheiten und der Versorgungsbedürfnisse der Bevölkerung sowie derjenigen Faktoren, die Einfluß auf Entstehung, Auslösung, Verlauf und Folgen von Krankheiten haben, gewannen zunehmend Bedeutung für die klinische Psychiatrie, aber auch für Versorgungsplanung und Gesundheitspolitik.

Der vorliegende Sammelband stellt ein Stück Entwicklung dieses Fachgebietes im Bereich der deutschsprachigen Psychiatrie dar, das deutlich unter der Anregung anglo-amerikanischer und skandinavischer Vorarbeiten steht. Er stellt zugleich die ersten größeren Arbeitsergebnisse aus zwei Einrichtungen vor, die einen Schwerpunkt psychiatrisch-epidemiologischer Forschung in der Bundesrepublik Deutschland tragen: aus dem Sonderforschungsbereich 116 – Psychiatrische Epidemiologie – an der Universität Heidelberg mit Außenstelle an der Psychiatrischen Klinik der Universität München und aus dem 1975 neu eröffneten Zentralinstitut für Seelische Gesundheit in Mannheim.

Der Sonderforschungsbereich 116, als dessen Sprecher der Herausgeber von dessen Gründung 1970 bis zum 25.1.1977 fungierte, wird seit 1972 von der Deutschen Forschungsgemeinschaft gefördert. Der Aufbau der Forschungsabteilungen des Instituts war durch Vorarbeiten am Ort – etwa den Mannheimer Survey psychiatrischer Erstkonsultationen 1965 – und durch eine fruchtbare Zusammenarbeit mit Forschungszentren des Auslands, vor allem mit der Weltgesundheitsorganisation, dem Psychiatric Department der Yale Medical School in New Haven und dem Social Psychiatry Research Unit am Institute of Psychiatry in London unterstützt worden.

Auf Anregung der Herausgeber besteht der Band aus zwei Teilen: Der Einführung in Geschichte, Suchfeld und in einige theoretische und methodische Grundlagen der psychiatrischen Epidemiologie folgt ein Ergebnisteil. Der letztere vereint methodische Studien über die Zuverlässigkeit oder Stabilität psychiatrischer Diagnosen und über adäquate statistische Verfahrensweisen zur Datenauswertung mit Ergebnisberichten konkreter Forschungsprojekte.

Die Forschungsergebnisse gliedern sich in drei Themenbereiche, die wir sowohl ihrer praktischen, als auch ihrer exemplarischen Bedeutung wegen ausgewählt haben: Die Studien zur Epidemiologie von Selbstmord und Selbstmordversuch, auf drei verschiedenen Erhebungsebenen ausgeführt, sind gleichzeitig Beispiele für den ökologischen Forschungsansatz. Sie machen die Schwierigkeiten der Analyse von Beziehungen zwischen aggregierten Morbiditätsdaten und Gebietsmerkmalen deutlich und weisen Wege der Lösung auf.

Die Erhebungen über psychische Erkrankungen und psychiatrische Überweisungsbedürftigkeit in der Klientel von Allgemeinpraxen, die parallel im ländlichen Südostbayern und in der Großstadt Mannheim durchgeführt wurden, haben hohe praktische Bedeutung. Ihre Ergebnisse liegen nahe an der wahren Morbidität. Sie liefern Anhaltszahlen für die Schätzung der Bedürfnisse nach psychiatrischer Versorgung und nach dem psychiatrischen Aufgabenfeld des praktischen Arztes. Natürlich muß dieses Aufgabenfeld erst noch durch die Entwicklung und Überprüfung ökonomischer und gezielter Behandlungsverfahren und durch einen verbesserten Kenntnisstand erschlossen werden. Zugleich werden in diesen Studien Bedeutung und Problematik eines standardisierten Meßinstruments für psychiatrische Morbidität und der darauf gründbaren mehr oder weniger weit gesteckten Falldefinition deutlich.

Die Studie zur Epidemiologie der geistigen Behinderung im Schulalter, die erste umfassende epidemiologische Felduntersuchung zu diesem Thema in der Bundesrepublik, konnte nur mit einer vorläufigen Ergebnisauswertung aufgenommen werden. An den Ergebnissen wird die Bedeutung der Meßinstrumente und der auf sie bezogenen Operationalisierung der Fallidentifikation in Beziehung zu praktischen Fragen, etwa der Sonderschulzuweisung und der internationalen Vergleichbarkeit deutlich. Die endgültigen Ergebnisse werden erstmals eine zuverlässige Aussage über die Häufigkeit geistiger Behinderung und über den Bedarf an Sondererziehungsplätzen und anderen unterstützenden Einrichtungen für geistig Behinderte und ihre Familien zulassen.

Um Wiederholungen zu vermeiden, wurden diejenigen methodischen und Grundsatzprobleme, die bei den Projekten abgehandelt wurden, im allgemeinen Teil nicht oder nicht ausführlich behandelt. Der Weg vom allgemeinen zu konkreten Ergebnisberichten verfolgt das Ziel, den sachverständigen Leser von den Grundlagen her schrittweise an zunehmend wirklichkeitsbezogene Probleme und ihre Lösungen in der Komplexität des Wissenschaftsgebiets heranzuführen und ihn zugleich mit epidemiologischem Denken in der Psychiatrie vertraut zu machen. Wenn dies gelungen sein sollte, dann wäre das wichtigste Ziel dieses Buches erreicht.

Der Herausgeber hat Dank abzustatten an Herrn Dr. Günther Moschel und Herrn Diplom-Psychologen Jürgen Klug für ihre kritischen Einwände und Verbesserungen in den Themenbereichen Soziologie, Ökologie und im Kapitel über die formalen Charakteristika von Krankheitsdaten, an Frau Christa Khalil für unermüdliche Hilfe bei der Redaktionsarbeit, an Fräulein Christa Hofmann für die graphische Umsetzung von Daten und an den Verleger und die Herausgeber der Reihe „Monographien aus dem Gesamtgebiet der Psychiatrie – Psychiatry Series", die die Idee dieses Bandes sofort aufgegriffen und gefördert haben.

Mannheim – Heidelberg, Januar 1978   H. Häfner

Inhaltsverzeichnis

Mitarbeiterverzeichnis

Jiri Bojanovsky   Prof. Dr., Zentralinstitut für Seelische Gesundheit, J 5, D-6800 Mannheim

Brian Cooper   Prof. Dr., Leiter der Abteilung Epidemiologische Psychiatrie (Leiter des Projekts A 13 des Sonderforschungsbereichs 116 — Psychiatrische Epidemiologie), Zentralinstitut für Seelische Gesundheit, J 5, D-6800 Mannheim

Michael v. Cranach   Dr., Oberarzt der Psychiatrischen Klinik und Poliklinik der Nervenklinik der Universität München (Leiter des Projekts tes A 11 des Sonderforschungsbereichs 116 — Psychiatrische Epidemiologie), Nußbaumstraße 7, D-8000 München 2

Horst Dilling   Priv. Doz. Dr., Oberarzt der Psychiatrischen Klinik und Poliklinik der Nervenklinik der Universität München (Leiter des Projekts A 10 des Sonderforschungsbereichs 116 — Psychiatrische Epidemiologie), Nußbaumstraße 7, D-8000 München 2

Ilse Enders   Dr., Neurologische Klinik, Mühlstraße 28, D-8000 München 80

Theo Gasser   Priv. Doz. Dr., Leiter der Abteilung Biostatistik, Zentralinstitut für Seelische Gesundheit, J 5, D-6800 Mannheim

Heide Häberle   M.A., Wissenschaftliche Angestellte im Projekt A 8 des Sonderforschungsbereichs 116 — Psychiatrische Epidemiologie, Zentralinstitut für Seelische Gesundheit, J 5, D-6800 Mannheim

Heinz Häfner   Prof. Dr. Dr., Direktor des Zentralinstituts für Seelische Gesundheit, J 5, D-6800 Mannheim

Jürgen Klug   Dipl.-Psych., Wissenschaftlicher Angestellter im Projekt A 1 des Sonderforschungsbereichs 116 — Psychiatrische Epidemiologie, Zentralinstitut für Seelische Gesundheit, J 5, D-6800 Mannheim

X

Rainer Leisner	Dr., Dipl.-Psych.,Wissenschaftlicher Angestellter, Zentralinstitut für Seelische Gesundheit, J 5, D-6800 Mannheim
Mirjam Christa Liepmann	Dipl.-Psych., Leiterin des Projekts A 6 (Geistig behinderte Kinder in Mannheim) des Sonderforschungsbereichs 116 — Psychiatrische Epidemiologie, Zentralinstitut für Seelische Gesundheit, J 5, D-6800 Mannheim
Klaus Marker	Dipl.-Psych., Wissenschaftlicher Angestellter im Projekt A 6 des Sonderforschungsbereichs 116 — Psychiatrische Epidemiologie, Zentralinstitut für Seelische Gesundheit, J 5, D-6800 Mannheim
Günther Moschel	Dr., Leiter der Abteilung Medizinsoziologie (Leiter des Projekts A 8 des Sonderforschungsbereichs 116 — Psychiatrische Epidemiologie), Zentralinstitut für Seelische Gesundheit, J 5, D-6800 Mannheim
Eibe-Rudolf Rey	Prof. Dr., Dipl.-Psych., Leiter der Abteilung Klinische Psychologie (Leiter des Projekts A 14 des Sonderforschungsbereichs 116 — Psychiatrische Epidemiologie), Zentralinstitut für Seelische Gesundheit, J 5, D-6800 Mannheim
Christa Schmidt-Maushart	Dr., Wissenschaftliche Angestellte im Projekt A 2a des Sonderforschungsbereichs 116 — Psychiatrische Epidemiologie, Zentralinstitut für Seelische Gesundheit, J 5, D-6800 Mannheim
Anton Strauss	Dr., Wissenschaftlicher Angestellter im Projekt A 11 des Sonderforschungsbereichs 116 — Psychiatrische Epidemiologie, Psychiatrische Klinik und Poliklinik der Nervenklinik der Universtität München, Nußbaumstraße 7, D-8000 München 2
Rainer Welz	Dipl.-Soz., Wissenschaftlicher Mitarbeiter im Projekt A 1 des Sonderforschungsbereichs 116 — Psychiatrische Epidemiologie, Zentralinstitut für Seelische Gesundheit, J 5, D-6800 Mannheim
Siegfried Weyerer	Dr., Wissenschaftlicher Angestellter im Projekt A 10 des Sonderforschungsbereichs 116 — Psychiatrische Epidemiologie, Psychiatrische Klinik und Poliklinik der Nervenklinik der Universität München, Nußbaumstraße 7, D-8000 München 2
Almuth Zintl-Wiegand	Dr., Leiterin des Projekts A 2a (Untersuchung über den Einfluß von Faktoren auf die Inanspruchnahme psychiatrischer Dienste in zwei Gebieten Deutschlands) des Sonderforschungsbereichs 116 — Psychiatrische Epidemiologie, Zentralinstitut für Seelische Gesundheit, J 5, D-6800 Mannheim

Einführung in die psychiatrische Epidemiologie

Geschichte, Suchfeld, Problemlage

H. HÄFNER

Inhaltsverzeichnis

Einführung in die psychiatrische Epidemiologie

Geschichte, Suchfeld, Problemlage

H. HÄFNER

1. Geschichte

1.1 Epidemiologie und epidemische Erkrankungen

Unter Epidemiologie wird weithin die Lehre von den Epidemien, den großen Wellen der
Ausbreitung von Infektionskrankheiten verstanden. Diese Auffassung trifft weder für den
Ursprung des Begriffs, noch für seine volle Bedeutung in der Gegenwart zu. Sie erfährt
lediglich eine pragmatische Rechtfertigung an der Tatsache, daß die Epidemiologie als
Wissenschaft und als Grundlage medizinischer und politischer Maßnahmen in der Bekämpfung der Infektionskrankheiten ihre bisher größten Erfolge errungen hat. Das eindrucksvollste Beispiel aus dem letzten Jahrhundert ist die Aufklärung der Verbreitung
und die darauf gründende erfolgreiche Bekämpfung der Cholera.

1842 verglich der englische Arzt und Statistiker Chadwick die Zusammenhänge zwischen Choleramortalität und Abwasserbeseitigung einmal über den Ort — in der Gegenüberstellung der kanalisierten Gemeinde Beccles mit der nicht kanalisierten Gemeinde ·
Burgay —, zum anderen über die Zeit — im Vergleich der Choleramortalität der Gemeinde
Wisbeck vor und nach der Einführung der Abwasserbeseitigung. Obwohl er seine Untersuchungen auf der Basis der später als falsch erwiesenen Miasma-Theorie Sydenhams geplant und deren Ergebnisse entsprechend interpretiert hatte, war seine praktische Folgerung, die Forderung nach Einführung der Abwasserbeseitigung, richtig und wirksam. Er
hatte, ohne Kenntnis anderer wichtiger Glieder der Kausalkette, eine indirekte Beziehung
zwischen Erkrankungshäufigkeit — angezeigt in Gestalt der leicht erfaßbaren Mortalitätsraten — und unzureichender Abwasserbeseitigung gefunden.

Während sein Nachfolger Farr (1852) mit der Aufdeckung von Zusammenhängen
zwischen Choleramortalitätsraten und Höhenlage der Wohngebiete Londons über der
Themse in die Fallstricke nicht analysierter Zusammenhänge im Rahmen inadäquater
Theorien geriet, gelang dem genialen John Snow (1855), ehemals Praktischer Arzt und
Leiter der medizinalstatistischen Abteilung im General Registrary Office, London, 1855
die Lösung in konsequent aufeinanderfolgenden methodischen Schritten: Er hat, wie
Susser (1973) zeigte, anstelle der Annahme von Abwasserausdünstungen die Hypothese
der ursächlichen Rolle von Trinkwasserverunreinigung getestet. Schrittweise fokusierte
und vertiefte er die Studie: Durch die Reduzierung des Organisationsniveaus von der Gebietsebene zur Analyse kleinerer Beobachtungseinheiten — der Haushalte — gelang ihm die
Isolierung wichtiger Zwischenglieder der indirekten Kausalbeziehung. Gleichzeitig kontrollierte er wichtige andere Variable, wie geographische Lage, Einwohnerdichte und

Wohnstandard durch die Auswahl eines einheitlichen Wohngebietes dessen Wasserversorgung zwei Wasserwerke, mit unterschiedlichem Verunreinigungsgrad, überlappend abdeckten.

Während des Choleraausbruchs 1848/1849 hatte er die Choleramortalität der Versorgungsgebiete der beiden Wasserwerke Southwark & Vauxhall und Lambeth im Süden Londons verglichen. Beide wiesen relativ hohe Mortalitätsraten auf. Bis zum nächsten Choleraausbruch 1853 war das Wasserwerk Lambeth weiter flußaufwärts verlegt worden, so daß sein Quellgebiet nunmehr vom Abwasser Londons frei blieb. Die Choleramortalität des Versorgungsgebietes von Lambeth war in der Epidemie des Jahres 1853 stark gesunken, während die Versorgungsbezirke von Southwark & Vauxhall hohe Raten behielten.

Zur weiteren Prüfung der auf Gebietsebene vorgefundenen Beziehungen von Wasserversorgung und Erkrankungshäufigkeit gliederte Snow die Haushalte in der gemeinsamen Versorgungsregion nach ihrer Versorgung durch Vauxhall & Southwark einerseits und Lambeth andererseits auf (Tabelle 1).

Tabelle 1. Untersuchung von John Snow in London 1854/55. Choleratodesfälle in Haushalten Londons aufgegliedert nach zwei Quellen der Wasserversorung

Wasserwerk	Zahl der Haushalte	Choleratodesfälle absolut	Choleratodesfälle je 10.000 Haushalte
Southwark and Vauxhall Company	40.046	1.263	315
Lambeth Company	26.107	98	37
Rest of London	256.423	1.422	59

Quelle: Snow, J.: On Cholera (Reprint von Snow, J.: On the Mode of Communication of Cholera, 1855), 2nd Ed. New York: The Commonwealth Fund 1936.

Er fand bei dieser Feldstudie, wie Tabelle 1 zeigt, während der Epidemie von 1854 in der erstgenannten Kategorie — den Haushalten mit verunreinigtem Wasser — 315 Choleratodesfälle auf 10.000 Haushalte, während die Rate für Haushalte mit „reinem" Wasser um 37/10.000 und damit im Vergleich bei 1 : 8,5 lag. Damit konnte der epidemiologische Beweis eines noch unbekannten krankheitserzeugenden Agens und seiner Verbreitung durch abwasserverseuchtes Trinkwasser noch vor Kochs Entdeckung der Choleravibrionen geführt und die erfolgreiche Bekämpfung durch Trinkwassersanierung darauf gegründet werden.

Dieses Beispiel einer eindrucksvollen Untersuchungsserie nach heute noch gültigen Regeln epidemiologischer Methodik läßt die Bedeutung erkennen, die der epidemiologischen Forschung in der Aufklärung und Bekämpfung von erregerbedingten Seuchen und ihrer Ausbreitungswege zukam und immer noch zukommt. Dennoch reicht die Geschichte der Epidemiologie mehr als zweitausend Jahre vor die Entdeckung der pathogenen Mikroorganismen im 19. Jahrhundert zurück und ihr Themenkreis ist wesentlich umfangreicher.

Hippokrates hat den Begriff „Epidemie" im Titel mehrerer medizinischer Werke verwendet und eine Reihe interessanter Überlegungen über die Beziehung zwischen Umweltfaktoren — „Lüfte, Gewässer und Orte " — und Krankheiten angestellt. Er beobachtete beispielsweise den Zusammenhang zwischen dem Auftreten von langwährenden Fieberzuständen und Diarrhoen im Sommer und dem Trinken aus stehenden Gewässern. Die dieses Wasser trinken, so meinte er, haben eine große, harte Milz und ihr Gesicht ist schmal, weil die Milz ihr Fleisch auflöst. Diese Beobachtung und ihre Interpretation auf dem Hintergrund der Lehre vom Zusammenspiel der Körpersäfte und Organe, bei Hippokrates Grundlage aller Krankheiten und Gemütszustände, lassen bereits zwei Gesichter einer wissenschaftlichen Theorie erkennen: Sie erlaubte, die Vielfalt der Beobachtungen sinnvoll zu ordnen und zusammenhängend zu deuten; doch begrenzte nicht nur das lückenhafte Wissen, sondern gerade auch der inadäquate Anteil der hippokratischen Theorie die Erkenntnis weiterführender epidemiologischer Zusammenhänge.

Im Mittelalter waren dann auch der bescheidene Wissensstand über die Ätiologie der Massenerkrankungen und das Übergewicht spekulativer medizinischer Theorien die Haupthindernisse für die weitere Entfaltung epidemiologischer Fragestellungen. Susser wies jedoch auf herausragende Ausnahmen hin. So ließ sich der Astronom Halley, der in erster Linie durch die Berechnung der Wiederkehr des nach ihm benannten Kometen bekannt wurde, von Wilhelm Leibniz die Beerdigungsregister der Stadt Breslau beschaffen. Er errechnete daraus die altersbezogene Lebenserwartung und erstellte 1693 die ersten Sterbetafeln. 1662 hatte der Kurzwarenhändler Graunt bereits aus den wöchentlichen Sterberegistern der Londoner Pfarreien die regionalen Pest- und Pockenmortalitätsunterschiede ermittelt und sie als Hinweise für die frühzeitige Evakuierung der gefährdeten Bezirke benutzt. Seine statistischen Analysen der Unterschiede von Gesamtmortalität und der Häufigkeit bestimmter Todesursachen zwischen Stadt und Land und ihrer Veränderungen über Zeit, auf der Grundlage von Registerdaten, waren wegbereitend für die meist im 19. Jahrhundert eingeführten nationalen Krankheits- und Mortalitätsstatistiken.

1.2 Epidemiologie nicht epidemisch auftretender Massenerkrankungen

Das Interesse von Medizinern und Statistikern an Häufigkeit und Verteilung nicht epidemisch auftretender Massenerkrankungen und an ihrer möglichen Verursachung durch Umweltfaktoren hat also eine weit zurückreichende Tradition. In der Neuzeit konzentrierte es sich vor allem auf chronische Erkrankungen, die wegen ihres hohen Beitrags zur Gesamtmortalität oder wegen ihres gewichtigen Anteils an den Ursachen chronischer Leidenszustände und dauernder Behinderung besondere Bedeutung haben: beispielsweise kardio- und cerebrovasculäre Erkrankungen, Neoplasmen, rheumatische Gelenkleiden und multiple Sklerose. Unter die erstgenannte Kategorie — hohe Mortalität — fallen aus dem psychiatrischen Bereich, außer den cerebrovasculären Leiden mit psychischen Störungen, die Todesfälle durch Selbsttötung (ICD E 950-959), wenn auch „nur" mit dem neunten bis zehnten Rangplatz der Todesursachenstatistik in der Bundesrepublik.

Unter den Ursachen chronischer Leidenszustände und dauernder, mit Erwerbsunfähigkeit einhergehender Behinderung nehmen die psychischen Erkrankungen und hier wiederum die verschiedenen Formen geistiger Behinderung (Schwachsinn), die Alterserkrankungen (cerebrovasculäre Syndrome, präsenile und senile Demenz) und die Schizophrenie quanti-

4

tativ eine bedeutsame Rolle ein. Diese Krankheitsgruppen einschließlich der komplexen Gruppe der Selbstmörder und Selbstmordversucher umschreiben deshalb herausragende Suchfelder psychiatrisch-epidemiologischer Forschung, die jedes für sich bereits über eine eigene, wenn auch relativ junge Geschichte verfügen. Bei der erst in den letzten zwanzig Jahren mit größerer Intensität betriebenen gerontopsychiatrisch-epidemiologischen Forschung ist zu bedenken, daß die durchschnittliche Lebenserwartung in den meisten Kulturnationen um 1800 noch bei ca. 30 Jahren lag. Bereits um 1900 stieg die Lebenserwartung auf etwa 40 Jahre an und erreichte bis zur Gegenwart rund 65-70 Jahre. Erst durch die einschneidende Veränderung des Altersaufbaus der Bevölkerung in der Folge dieser Entwicklung stellte sich die Problematik der psychischen, aber auch der körperlichen Erkrankungen im Alter in voller Schärfe.

1.3 Psychiatrische Epidemiologie im Schnittpunkt mehrerer Wissenschaften

Psychiatrische Epidemiologie ist im Laufe ihrer Geschichte, vor allem durch die Einbeziehung neuer Bereiche unabhängiger Variabler aus geographischen, kulturellen, ökologischen und sozialen Phänomenbezirken, in ihren Fragestellungen zu einer pluralistischen Wissenschaft geworden. Sie muß, wo sie in benachbarte Wissenschaftsregionen eindringt, beispielsweise mit der Frage nach den Zusammenhängen zwischen Alkoholismushäufigkeit und sozialer Desintegration oder Verfügbarkeit von Alkohol, auf die Ergebnisse und Methoden der zuständigen Nachbarwissenschaften, im Beispiel der Soziologie und Demographie, vielleicht auch der Wirtschaftswissenschaften zurückgreifen.

Naturgemäß hat diese Entwicklung auch dazu geführt, daß fachübergreifende Subbereiche der psychiatrischen Epidemiologie von Arbeitsgruppen verschiedener wissenschaftlicher Herkunft angegangen werden. Hauptsächlich wegen ihrer sozial-humanitären Motivation, die anderer Zielfelder bedarf als die am Kampf gegen Krankheit und Tod motivierte Medizin, hat sich die Soziologie bevorzugt derjenigen Fragestellungen angenommen, die Zusammenhänge zwischen „kranken Bereichen" der Gesellschaft — Armut, Unterprivilegierung und anderen Merkmalsbereichen schlechten Lebensstandards — einerseits und Erkrankungshäufigkeiten andererseits zu belegen versprachen. Seit der klassischen Untersuchung von Faris und Dunham in Chicago (1939) wurde die Mehrzahl der Studien über soziale und ökologische Parameter der Schizophreniehäufigkeit von Soziologen ausgeführt.

Auf diese Weise wurden Theoriebildung, Methodenentwicklung und Praxis soziologischer Fragestellungen oder Variablenbereiche in der psychiatrischen Epidemiologie beträchtlich gefördert. Die Zuverlässigkeit der psychiatrischen Daten blieb bei vielen dieser Studien bis in die jüngere Vergangenheit unzureichend, weil entweder Klassifikation und Diagnostik psychischer Krankheiten lange Zeit unbefriedigend oder die interdisziplinäre Zusammenarbeit mangelhaft waren.

Ohne den Einfluß von Inanspruchnahmefaktoren und anderer Störvariabler zu berücksichtigen, wurden die abhängigen Variablen häufig auf psychiatrische Diagnosen gegründet, die von vielen Ärzten in unterschiedlichen Settings, nach einer unzureichenden Nomenklatur, meist an Krankenhausaufnahmen, gestellt worden waren.

Die Erhebungen über Sozialschichtabhängigkeit der Prävalenz psychischer Erkrankungen, der Erstkonsultationen psychiatrischer Dienste und der durchgeführten Behandlungsformen, die der Soziologe Hollingshead gemeinsam mit dem Psychiater Redlich (1958) in

New Haven durchführte, stellen deshalb, trotz mancher Mängel, einen weiteren Markstein der Entwicklung dieses interdisziplinären Forschungsfeldes dar.

Ein grundsätzliches Problem von einiger Tragweite liegt zudem in der Tatsache, daß soziologische oder ökologische Untersuchungen zur Epidemiologie psychischer Krankheiten überwiegend von makrosoziologischen Indikatoren oder Variablen ausgingen. Zusammenhänge zwischen makrosoziologischen Aggregaten wie Berufsstatusgruppen, Schichtzugehörigkeit und dgl. und psychiatrischen Aggregatdaten, beispielsweise Erkrankungsraten, können nur innerhalb eines makrosoziologischen Beziehungsrahmens interpretiert werden. Das bedeutet, daß die tatsächlichen Zusammenhänge zwischen den untersuchten Variablen — mit Susser könnte man auch von den Zwischengliedern der Kausalverbindung sprechen — dabei im Dunkeln bleiben.

Weil Wissenschaftler häufig unreflektiert von kausalen Fragestellungen ausgehen, ist die Versuchung groß, nachträglich Konstrukte zur Erklärung gefundener Zusammenhänge heranzuziehen, die am Design der Studie nicht explizit gemacht worden waren. Diese Form interpretativen Fehlschließens ist in Wissenschaften mit komplexen Gegenstandsbereichen wie Psychiatrie, Psychologie und Sozialwissenschaften weit verbreitet. Um ein Beispiel zu nennen: Zur Deutung der negativen Korrelationen zwischen Sozialschichtzugehörigkeit und Schizophreniehäufigkeit wurden die psychologischen Erklärungen einer Frustration der später erkrankenden Individuen durch die Diskrepanz zwischen erwünschter und tatsächlicher Schichtzugehörigkeit (Kleiner u. Tuckmann, 1962), der Belastung durch ungünstige Lebensveränderungen und/oder geringere Ressourcen (Dohrenwend u. Dohrenwend, 1969) und eines konformistischen, rigiden Erziehungsstils in der Unterschicht (Kohn, 1969) bemüht.

Eine Voraussetzung zur Prüfung dieser Annahmen wäre der Nachweis — wovon Durkheim grundsätzlich ausgegangen war —, daß das in Frage stehende soziale Verhalten von Individuen durch die untersuchten ökologischen Bedingungen bestimmt wird. Einen entsprechenden Versuch hat z.B. Trute (1976) unternommen. Ein solcher Ansatz ist in der Epidemiologie abweichenden Verhaltens wahrscheinlich ergebnisträchtiger als bei Krankheiten mit geringer Umweltvariabilität.

Was die Schizophrenie anlangt, so sind alle Versuche, Zwischenglieder der angenommenen Kausalbeziehung zwischen Erkrankungsrisiko und Unterschichtzugehörigkeit als strukturelle oder individuelle Effekte der sozialen Kontextvariablen zu identifizieren (vgl. Dohrenwend u. Dohrenwend, 1969; Kohn, 1972; u.a.) bisher gescheitert (Mechanic, 1974). Dunham (1965) neigt deshalb und im Hinblick auf die Ergebnisse der Untersuchungen von horizontaler und vertikaler Mobilität Schizophrener und von Intergenerationsmobilität ihrer Familien der Selektionshypothese für die Erklärung der sozialen Ungleichverteilung zu (vgl. auch Häfner, 1971).

Zweifellos sind die günstigsten Bedingungen psychiatrisch-epidemiologischer Forschung dort verwirklicht, wo eine enge Zusammenarbeit der Disziplinen, den jeweiligen Fragestellungen und dem ihnen entsprechenden theoretischen, methodischen und praktischen Wissen folgend praktiziert werden kann. Von der Sache her wird die fachübergreifende Kooperation dadurch sehr erleichtert, daß es viele Methoden und Forschungsdesigns gibt, die der psychiatrischen Epidemiologie mit anderen Wissenschaften gemeinsam sind. Gemeinsame wissenschaftsgeschichtliche Wurzeln und gegenseitige Befruchtung kennzeichnen deshalb wesentliche Bereiche empirischer Sozialforschung und psychiatrischer Epidemiologie, zumal Wissenschaftslogik, Theorie und Hypothesenbildung, Erhebungs- und

Meßprobleme und die verfügbaren statistischen Verfahren von der Versuchsplanung bis zur Auswertung weithin identisch sind (Zetterberg, 1967).

Untersuchungen über Konsumverhalten, Meinungsbildung und Stereotypen in Werbe- und Sozialpsychologie, über Wählerverhalten in der Politikwissenschaft, über geographische und soziale Mobilität in der Soziologie, Validierung und Standardisierung eines Intelligenztestes in der Psychologie und zahlreiche populationsgenetische und demographische Studien bedienen sich beispielsweise desselben Methodenarsenals, das Susser unter die Kategorie des epidemiologischen Surveys eingeordnet hat. Der Medizinsoziologe D. Mechanic (1970) weist in seiner Problemanalyse der psychiatrischen Epidemiologie darauf hin, daß Soziologen, Ökologen und Sozialpsychologen mit der Einführung in die Epidemiologie häufig entdecken, daß sie Vergleichbares während ihres gesamten beruflichen Lebens betrieben haben.

Läßt sich in diesem interdisziplinären Arbeitsfeld überhaupt noch bestimmen, welcher Forschungsgegenstand der psychiatrischen Epidemiologie zuzuweisen ist? Die Antwort auf diese Frage ist im Grundsätzlichen nicht schwierig, wenn auch ihre Konkretisierung oft nicht eindeutig gelingt: Soweit in epidemiologischen oder sozialwissenschaftlichen Fragestellungen der seelische Gesundheitszustand als wesentliche, abhängige oder unabhängige Variable behandelt wird, ist die psychiatrische Epidemiologie kompetent. Sie muß sich der entsprechenden Partnerwissenschaften bedienen, wenn der Untersuchungsgegenstand dies verlangt. Die zu erklärende Variable sollte in der Epidemiologie grundsätzlich aus Zähler und Nenner bestehen, d.h. Krankheit oder Gesundheit sollten bevölkerungsbezogen angegeben werden.

1.4 Der soziologische Einstieg in die psychiatrische Epidemiologie

Wenn man historisch den soziologischen und sozialmedizinischen Beitrag in der Untersuchung des Zusammenhangs bestimmter Erkrankungshäufigkeiten mit Armut, ungünstigen Wohnbedingungen und schlechten sozialen Verhältnissen sieht, dann reicht er weiter zurück als die Institutionalisierung der von Auguste Compte begründeten, selbständigen Wissenschaft Soziologie. Dies zeigen beispielsweise die referierten Untersuchungen zur Häufigkeit von Pest und Pocken und von Cholera in den Elendsvierteln Londons (Graunt, 1662; Chadwick, 1842; Farr, 1852; Snow, 1855).

In Deutschland hat Rudolf Virchow (1848/49), etwa zur Zeit der Cholerastudien Snows, die Zusammenhänge von Armut, Hungersnot und einer Typhusepidemie in Oberschlesien untersucht. 1852 veröffentliche er seine Arbeit über „Die Not im Spessart". Seine Schriften waren aufrüttelnde, gesellschaftskritische Zeugnisse. Weil er jedoch im Gegensatz zu seinen englischen Kollegen wenig Methodenkenntnisse besaß und beispielsweise die berechneten Indices von Wohnraumbelegung oder Wohndichte nicht einmal mit Indikatoren der Morbidität quantitativ in Beziehung setzen konnte, blieb es bei beschreibenden „Fallstudien über Lebensumstände und Gesundheit in deutschen Landesteilen". Er wunderte sich deshalb sehr, daß die in ärmsten Verhältnissen lebende Bevölkerung des Spessarts im Gegensatz zur oberschlesischen einen „äußerst geringfügigen" Krankenstand und eine deutlich niedrigere Mortalitätsrate als der Durchschnitt der bayerischen Bevölkerung aufwies: „Überall klagten die Ärzte über eine ungewöhnliche Verminderung ihrer an sich nicht ausgedehnten Beschäftigung und obwohl wir selbst in den Dörfern, die wir besuchten, uns bemühten, persönlich durch Hausvisitationen die Krankenzahl zu konstatieren, so war doch unser Resultat ein ziemlich übereinstimmendes". So vermutete Virchow schließlich, daß die ungünstigen sozialen Verhältnisse im Spessart zum großen Teil durch gesunde Höhenlage und günstige Bodenformationen aufgehoben würden.

Die erste große Pionierleistung auf diesem Feld, die vom sozialen Ansatz zur soziologischen Methode und Theorie führte, sind Durkheims Untersuchungen über Selbstmord. Durkheim (1897) hatte gegen Ende des letzten Jahrhunderts mit einer Analyse nationaler Suicidraten über Zeit begonnen, die er den Mortalitätsstatistiken europäischer Länder entommen hatte. Aus der normalerweise geringen Schwankungsbreite dieser Raten, die für jedes Land eine charakteristische Größe zu bilden schienen, aus ihrem Anstieg oder Abfall in Krisenzeiten und Krisengebieten schloß er auf einen Zusammenhang mit gesellschaftlichen Faktoren. Er führte seine Studie auf der Ebene kleinerer Untersuchungseinheiten fort: der Schweizer Kantone und der Provinzen Bayerns und Preussens. Er fand, daß rein katholische (> 90% Katholiken) die niedrigste, vorwiegend katholische (> 50-90% Katholiken) mittlere, und vorwiegend nicht katholische (< 50% Katholiken) Bevölkerungen die höchsten Suicidraten aufwiesen.

Durkheim ging es jedoch nicht um Kontextvariable. Er sah die „soziale Morphologie", wie demographische, ökologische oder sozialgeographische Verteilungsmuster, nur als materielles Substrat der eigentlichen „faits sociaux" an. Er suchte den Zusammenhang zwischen gesellschaftlichen Strukturen und individuellem Verhalten zu ergründen. So ging er konsequent den Schritt zur kleinsten Untersuchungseinheit: Er studierte mehr als 25.000 polizeiliche Selbstmordprotokolle, um seine Annahme des Zusammenhangs von altruistischem, egoistischem und anomischem Selbstmordtypus mit den zugehörigen Merkmalen sozialer Systeme: übermäßige, das Individuum absorbierende Solidarität, geringe Integration bzw. übermäßige Individuation und Anomie zu verifizieren.

Durkheims Ansatz ist wissenschaftsgeschichtlich interessant. Das Neue daran läßt sich in der Gegenüberstellung mit dem klassischen epidemiologischen Erklärungsmodell aufweisen:

Epidemiologisches Modell:
1. Menschen, die abwasserverseuchtes Wasser trinken, erkranken häufiger an Cholera als solche, die mit „reinem" Trinkwasser versorgt werden.
2. Bewohner von Elendsvierteln (Arme) trinken häufiger verseuchtes Wasser als Bewohner besserer Wohngebiete.
3. Arme erkranken deshalb häufiger an Cholera als die übrige Bevölkerung.

Das soziologische Modell:
1. In Gruppen hoher sozialer Integration ist die Selbstmordrate niedriger als in Gruppen geringer sozialer Integration.
2. Bei Juden und Katholiken ist die soziale Integration größer als unter Protestanten.
3. Unter Juden und Katholiken ist deshalb die Selbstmordrate niedriger als unter Protestanten.

In der epidemiologischen Erklärung beschreibt der erste Satz eine empirisch gefundene Regel, der ein physiologisches Gesetz zugrundeliegt: Eine hinreichende Zahl von Erregern führt bei mangelhafter Immunität zur Erkrankung des Wirtes. Die Schlüsse, die unter 2 und 3 daraus gezogen werden, stellen die Anwendung der Gesetzesaussage auf zuordenbare Kategorien oder Ergebnisse nach Regeln logischer Deduktion dar.

Die soziologische Erklärung geht hingegen von der Annahme eines gesetzmäßigen Zusammenhangs zwischen Gruppencharakteristika und individuellem Verhalten aus und leitet die erklärende Aussage daraus ab.

Für das epidemiologische Modell hat die soziale Umwelt nur Kontextbedeutung: Elendsviertel und verseuchtes Wasser sind Feststellungen zur Frage, wo und unter welchen Umständen die Seuche auftritt. In der Soziologie aber wird eine Kausalbeziehung zwischen sozialer Umwelt und Individualverhalten angenommen. Durkheim ging davon aus, daß die Gesellschaft die grenzenlosen sozialen Bedürfnisse der Menschen zu mäßigen und zu regeln habe. Der Einzelne internalisiert diese Regeln und erfüllt so die Handlungserwartungen oder Devianzmöglichkeiten der Gesellschaft. Natürlich ist die aus der Herrschaft naturgesetzlicher Zusammenhänge erfolgende Verweisung der sozialen Umwelt auf das Niveau von Kontextvariablen keine Aussage über deren praktische Bedeutung. Das epidemiologische Modell zeigt gerade, daß die Ausrottung der Seuche nur mit der Veränderung von Kontextfaktoren, mit Reinhaltung des Trinkwassers und Beseitigung von Elendsvierteln, und zwar zunächst ohne Kenntnis und später ohne direkte Beseitigung der eigentlichen „Ursache" gelang.

Durkheims Suicidstudien sind ein Beispiel dafür, wieviel mit einfachen, wissenschaftlichen Mitteln aus der Analyse vorhandener Daten erschlossen werden kann. Er hat Vorbild und Anregung für eine ganze Generation von soziologischen oder ökologischen Studien in der psychiatrischen Epidemiologie gegeben. Die bedeutendste daraus ist wohl Faris' und Dunhams Untersuchung der Zusammenhänge zwischen psychiatrischen Krankenhausaufnahmen verschiedener Diagnosegruppen und den topographischen, ökologischen und sozialen Charakteristika der Wohnbezirke in Chicago, aus denen die Kranken kamen. Sie fand eine große Zahl von Replikationen, die größtenteils, aber nicht immer, den Trend der Ergebnisse — Häufung der Schizophrenieaufnahmen aus schlechten, meist zentral gelegenen Wohngebieten mit hoher Kriminalitäts- und Mobilitätsrate, uncharakteristische Verteilung der Aufnahmen wegen affektiver Psychosen — bestätigten. Auch die Mannheim-Studie des Jahres 1965 (Häfner u. Mitarb., 1969), die zur Ausschaltung der krankheitsbedingten Sekundärmobilität nur von Erstaufnahmen ausging und alle ambulanten Konsultationen (Polikliniken, niedergelassene Nervenärzte, Beratungseinrichtungen etc.) einbezog, bestätigte noch einmal die wichtigsten Ergebnistrends aus der Untersuchung von Faris und Dunham (1939).

Erwähnenswert ist schließlich, weil sie in unmittelbarer Tradition Durkheims steht, die Stirling County Studie von A. Leighton und Mitarbeitern (1963). Diese Forschergruppe hatte versucht, durch eine Feldstudie in drei Küstengemeinden Neuschottlands den Zusammenhang zwischen Erkrankungshäufigkeit (Incidenz) bzw. psychiatrischer Gesamtmorbidität (Prävalenz) einerseits und Merkmalen der sozialen Anomie andererseits zu ermitteln. Auf der Aggregatebene — Vergleich der Gemeindecharakteristika mit Morbiditätsraten — schien sich die Hypothese im Vergleich über die Orte und in einer sich verändernden Gemeinde über Zeit teilweise zu bestätigen. Leighton und Mitarbeiter versuchten auch, um zur Inbeziehungsetzung von Individualdaten zu gelangen, individuelle Merkmale sozialer Desintegration zu definieren und zu bestimmen. Die größten Probleme dieser an Schwierigkeiten reichen und sehr aufwendigen Studie sind jedoch die Fallidentifikation und die Interdependenz abhängiger und unabhängiger Variabler.

1.5 Der psychiatrische Einstieg in die psychiatrische Epidemiologie

Die Psychiatrie als Mutterdisziplin der psychiatrischen Epidemiologie ist nicht nur mit
psychischen Krankheiten, sondern auch mit krankhaften Zuständen und Entwicklungen
befaßt, die sich nicht auf biologische Prozesse zurückführen lassen. Unabhängig davon,
daß die Zuordnung zu diesen Kategorien abweichenden Verhaltens in weiten Zonen durch
Erkenntnismangel ungewiß ist, werden diese in Anlehnung an das Krankheitskonzept definiert, weil sie damit gesellschaftlich, sozialrechtlich und therapeutisch sinnvoll und unter
humanitären Gesichtspunkten gehandhabt werden können. Den unleugbaren Vorteilen
und Erfolgen dieses Verfahrens steht die Möglichkeit des Mißbrauchs mit zuweilen inhu-
manen Folgen gegenüber: Die Anwendung inadäquater Behandlungsverfahren, gesellschaftlicher Reaktionen oder Rechtsnormen ist beispielsweise aus ihrer Zweckmäßigkeit für andere
Zustände oder Krankheiten nicht hinreichend begründet. Man subsummiert diese Auswei-
tung des Krankheitskonzepts häufig unter den Begriff des Medizinischen Modells in der
Psychiatrie, übersieht dabei jedoch, daß analoge Modelle und Handlungskonzepte auch
in Psychologie und Soziologie Anwendung finden.

Die Geburt der psychiatrischen Epidemiologie im engeren Sinne läßt sich nicht auf
einen bestimmten Zeitpunkt festlegen. In den Anfängen galt das Bemühen in erster Linie
der Sammlung und Auswertung von Sekundärdaten aus administrativen Quellen, also den
Krankenhaus- und Mortalitätsstatistiken. Die in der ersten Hälfte des 19. Jahrhunderts ent-
stehenden psychiatrischen Fachgesellschaften der USA, Großbritanniens und einiger konti-
nental-europäischer Länder förderten, von den Erfolgen der Epidemiologie angeregt, um
die Jahrhundertmitte diese Entwicklung nachhaltig. Die bedeutendsten Psychiater jener
Periode — Esquirol in Frankreich (1838), Griesinger in Berlin (1867) und Maudsley in
London (1872) — forderten nicht nur eine exakte quantitative Untersuchung der Krank-
heitshäufigkeiten und ihrer Zusammenhänge mit Umweltfaktoren, sie analysierten auch
die verfügbaren Statistiken mit einiger Methodenkritik. Esquirol hatte bereits erkannt, daß
die erhebliche Zunahme der Insassen psychiatrischer Asyle nicht auf einen Morbiditäts-,
sondern auf einen Kapazitätszuwachs und bessere Behandlungsmöglichkeiten schließen
ließ. Diese Einsicht blieb zunächst auch in Deutschland vorherrschend, als beispielsweise
die Zahl der „Geisteskrankheiten" in den Landesanstalten Preussens von etwa 35.000 in
1885 auf etwa 130.000 in 1910 angewachsen war. Reichardt verstand 1918 diese Zunahme
aus wachsender Inanspruchnahme durch Einführung der Kostenübernahme und verminderte Pflegemöglichkeiten in der Kleinfamilie und erklärte: „Daß die Kultur als solche eine
Zunahme der endogenen Geisteskrankheiten mit sich bringe, dafür hat sich bisher nicht
der geringste wirkliche Anhaltspunkt ergeben."

In England hatte mittlerweile Tuke (1878) die für die Epidemiologie langdauernder
oder chronischer Krankheiten ausschlaggebende Unterscheidung von Prävalenz und Neu-
erkrankungsrate eingeführt.

Ein entscheidender Fortschritt in der epidemiologischen Verwertbarkeit von Krankenhausstatistiken wurde allerdings dort erreicht, wo diese praktisch alle Krankenhausaufnahmen einer großen Bevölkerungszahl, etwa eines Landes, umfaßten und personenbezogene
Daten, etwa eine zuverlässige Familienstands- und Berufsdokumentation, enthielten. Die
Statistiken des Staates Massachusetts (Goldhamer u. Marshall, 1953) und die skandinavischen Psychosenregister, die um die Jahrhundertwende eingeführt wurden (Ødegard,
1971), erwiesen sich so als eine wichtige und zuverlässige Quelle von Informationen über

langfristige Entwicklungen der relativen und absoluten Erkrankungshäufigkeit an schweren Störungen. Aus diesen Daten wissen wir beispielsweise, daß eine wesentliche Veränderung der Erkrankungshäufigkeit für Schizophrenie, aber auch ihrer Verteilungsmuster auf Berufskategorien unwahrscheinlich ist (Häfner, 1971).

1.6 Erste psychiatrische Bevölkerungsstudien (Surveys)

Es war deutlich geworden, daß die Daten aus Krankenhausstatistiken, auch wenn sie auf nationaler Ebene gesammelt und selbst wenn Erstaufnahmen gezählt wurden, von schwer kontrollierbaren Faktoren mitbeeinflußt sind. Das Bild, das sie vermitteln, ist, in Beziehung zu den „wahren" Erkrankungshäufigkeiten, umso mehr verzerrt, je mehr Krankenhausaufnahmen und -entlassungen von anderen als Krankheitsfaktoren abhängen, was besonders bei Krankheiten mit einem hohen Anteil leichterer Erscheinungsbilder wie Depressionen oder Neurosen der Fall ist. So lag es nahe, durch Felduntersuchungen die Zahl der Geisteskrankheiten in einer umschriebenen Bevölkerung zu ermitteln. Cooper und Morgan (1974) erwähnen als erste psychiatrische Feldstudie die Erhebungen einer Königlich Norwegischen Kommission 1825, die den Auftrag hatte, die Lebensbedingungen der Kranken und Maßnahmen ihrer Verbesserung zu ermitteln. Die Untersuchung wurde 1835 anläßlich einer allgemeinen Volkszählung durchgeführt und 1845 wiederholt. Als Erheber waren Gemeindebeamte, Pfarrer und Lehrer tätig, was die diagnostische Zuordnung der Fälle etwas fragwürdig erscheinen läßt. Die niedrigen Prävalenzraten sind in diesem Zusammenhang verständlich.[1]

Emil Kraepelin (1904) setzte die Tradition epidemiologischer Interessen fort und ging der Frage nach der Kulturvariabilität psychischer Krankheiten durch eigene Feldstudien in Java nach.

Unmittelbar vor dem Niedergang psychiatrisch-epidemiologischer Forschung im Deutschland des Dritten Reichs unternahm Brugger (1931, 1937) seine „Geisteskrankenzählung" in Thüringen und im Landkreis Rosenheim/Bayern, wo inzwischen das von H. Dilling geleitete Projekt des Sonderforschungsbereichs 116 zur Inanspruchnahme allgemeinärztlicher und psychiatrischer Dienste durch psychisch Kranke durchgeführt wird.

Brugger (1933) machte den Versuch, psychiatrische, soziale, aber auch anthropologische Daten miteinander in Beziehung zu setzen, wobei die Prüfung genetischer Einflüsse mit intendiert war. Von der Münchner Schule Kraepelins gingen, nicht zuletzt aus dem Bemühen, die Krankheitseinheiten durch unterstützende Befunde zu bestätigen, starke Impulse auf genetische Familienuntersuchungen umschriebener Bevölkerungsgruppen

---

[1] Interessant sind die für das städtische und ländliche Gebiet etwas höheren Raten der Männer, wovon nur die melancholischen Syndrome eine deutliche Ausnahme bilden. Bei Feldstudien der jüngsten Vergangenheit sind, abgesehen vom Schwachsinn, wo das männliche Geschlecht eindeutig überwiegt, beim weiblichen Geschlecht überwiegend höhere Erkrankungsraten angetroffen worden. Bei Demenz und Alterskrankheiten geht diese Veränderung wahrscheinlich auf die gegenwärtig gegenüber der ersten Hälfte des 19. Jahrhunderts relativ und absolut höhere Lebenserwartung der Frauen zurück. Bei melancholischen Syndromen überwiegen die Frauen damals wie heute. Die Gruppe der „Manien" ist mit der heutigen Diagnose nicht vergleichbar, so daß die auch bei den übrigen Diagnosen problematische Gegenüberstellung der Geschlechterrelation hier unmöglich ist.

aus. Das epidemiologische Methodenarsenal fand Eingang in die psychiatrische Genetik. Rüdin (1916) wählte eine Zufallsstichprobe schizophrener Patienten, um das abgestufte Morbiditätsrisiko der Angehörigen Schizophrener zu errechnen. Luxenburger (1928) unternahm eine auslesefreie Ermittlung von Zwillingen zur Untersuchung der Schizophreniekonkordanz aus dem Geburtenregister. Die Wahl epidemiologischer Methoden für genetische Zwillings- und Familienuntersuchungen, die beispielsweise von Essen-Möller (1941), Tienari (1963) und Kringlen (1967) übernommen wurde, war zweifellos eine Pioniertat. Um so bemerkenswerter ist die Tatsache, daß Kallmann (1953), der die größten Zwillingsserien psychisch Kranker sammelte und dessen verzerrte Ergebnisse von vielen Psychiatern übernommen wurden, gegenüber dem unabdingbaren Erfordernis der Repräsentativität seines Untersuchungsguts ziemlich gleichgültig geblieben war.

Tabelle 2. Häufigkeit von Geisteskrankheiten in Norwegen 1835

	Städte		Land	
	Männer	Frauen	Männer	Frauen
Manie	57	61	306	299
Melancholie	35	45	269	286
Demenz	35	26	226	233
Idiotie	49	34	836	799
Alle Geisteskrankheiten	176	166	1.637	1.597
Gesamtbevölkerung	61.594	67.534	523.922	541.903
Rate per 1.000	2,86	2,46	3,12	2,95

Quelle: Nach Holst (1852), zit. in Cooper, B., Morgan, H.G.: Epidemiological Psychiatry. Springfield, Ill.: Ch. C Thomas 1973.

Nach dieser kurzen Blütezeit verfielen in Deutschland das Interesse und die Möglichkeiten zu psychiatrisch-epidemiologischen Untersuchungen sehr rasch. Kurt Schneider (1950) als führender Lehrer der klinischen Psychopathologie hatte bei seinem phänomenologischen Apriorismus keine besondere Neigung zur epidemiologischen Begründung oder Überprüfung seiner Beobachtungen und Annahmen. Um so größer wiegt sein Verdienst um eine unerläßliche Voraussetzung epidemiologischer Studien: eine eindeutige Beschreibung und Klassifikation psychischer Krankheiten und Syndrome, die sich jüngst im internationalen Vergleich zuverlässiger Schizophreniediagnostik bewährt hat (International Pilot Study on Schizophrenia, 1975).

Außerhalb Deutschlands lief die Entwicklung weiter, an die wir erst allmählich wieder Anschluß gefunden hatten. Lewis hatte schon 1929 in England eine Felduntersuchung zur Ermittlung der Häufigkeit geistig Behinderter veröffentlicht, die in 6 Landesteilen mit jeweils um 100.000 Einwohnern und unterschiedlicher Sozialstruktur durchgeführt worden war. Er wandte ein Siebverfahren der Fallermittlung an, das in der Befragung von Lehrern, Wohlfahrtspflegern, Gemeindeschwestern, Amtsärzten und Kinderheimpersonal nach Kindern mit Lernschwierigkeiten oder schweren Störungen der geistigen Entwicklung bestand. Die so ermittelten Fälle untersuchte er persönlich mit Intelligenztests und

12

Interviews. Er konnte sich zugleich einigermaßen klarer diagnostischer Kategorien und objektiver Meßmethoden bedienen.

Ein anderer Entwicklungsweg führte zur intensiven Untersuchung relativ isolierter Bevölkerungen unter Verringerung der von Ødegard (1932, 1972) eingehend studierten selektiven Einflüsse der Migration. Vor allem skandinavische Untersucher nutzten zur relativ präzisen Bestimmung der tatsächlichen Risikobevölkerung und Risikozeit einigermaßen überschaubare und abgeschlossene Inseln, wie Bornholm (Fremming, 1951), Samsø (Nielsen u. Mitarb., 1965, 1977) und Island (Helgason, 1964) oder die relativ stabile Bevölkerung der südschwedischen Gemeinde Lundby (Essen-Möller, 1956; Hagnell, 1966, 1975). Die Gründlichkeit der Beobachtung und der Untersuchung jedes einzelnen Einwohners lieferte umfassende und differenzierte Individualdaten. Die Verallgemeinerungsfähigkeit der Ergebnisse ist jedoch in unterschiedlichem Maße eingeschränkt, vor allem bei relativ seltenen Leiden und im Hinblick auf die begrenzte genetische und soziale Vergleichbarkeit der Bevölkerung und ihrer Lebensbedingungen. Zu den großen Vorzügen dieser Studien zählt aber, daß sie Nachuntersuchungen nach 5, 10 und nunmehr 20 Jahren erlaubten und damit eine unmittelbare Ermittlung natürlicher Krankheitsverläufe und Krankheitsrisiken in langen Expositionsperioden ermöglichten. In der Samsø-Studie konnten neben der diagnostischen Kategorisierung die Behandlungsbedürfnisse mit eingeschätzt und die Auswirkungen eines experimentellen Versorgungsangebots auf Morbiditätsraten und Behandlungsbedarf überprüft werden.

Natürlich ist dies nur eine kleine Auswahl aus den größeren psychiatrisch-epidemiologischen Untersuchungen der Neuzeit. Sie vermittelt keinen Eindruck der Vielfältigkeit, die dieses Forschungsgebiet heute kennzeichnet. Wichtige Teilgebiete, von Morbiditäsuntersuchungen über Bedarfsanalysen bis zur Ermittlung von Krankheitsrisiken und Behandlungserfolgen, werden in der weiteren Darstellung noch Erwähnung finden. Es sollte jedenfalls deutlich geworden sein, daß dieses junge Fach, das einmal aus der klinischen Psychiatrie mit hervorgegangen ist, inzwischen erhebliche Bedeutung für die Beantwortung grundlegender Fragen der Psychiatrie gewonnen hat.

2. Suchfeld und Problemlage

2.1 Psychiatrische Epidemiologie und klinische Psychiatrie

Psychiatrische Epidemiologie ist ein Zweig der allgemeinen Epidemiologie. Als solche ist sie eine medizinische Disziplin und mit der Feststellung der Häufigkeit, der zeitlichen und räumlichen Verteilung von psychischen Erkrankungen und aller damit zusammenhängenden Merkmale in bestimmten Bevölkerungen befaßt. Sie ist eine der Grundlagenwissenschaften desjenigen Fachgebietes, das den Inhalt ihrer Fragestellungen und das jeweilige Wissen um die zu untersuchenden Krankheitsbilder bereitstellt: der Psychiatrie. Vergleichbar den anderen Grundlagenwissenschaften der Psychiatrie, etwa der experimentellen Psychologie, der Biochemie und Genetik, steht die psychiatrische Epidemiologie, was ihren Erkenntnisfortschritt angeht, in Abhängigkeitsbeziehung zur Mutterdisziplin. Unabhängig davon, welche Gesetzmäßigkeiten der Erkenntnisobjekte Wissenschaftsgebiet und Methodenwahl bestimmen, ist es in der Epidemiologie meist zusätzlich notwendig, den sozialen Kontext innerhalb der Anfangs- oder Randbedingungen zu untersuchen oder wenigstens zu kontrollieren.

Die Bearbeitung des größten Teils ihrer praktisch relevanten Fragestellungen setzt bereits Forschungsergebnisse der klinischen Psychiatrie voraus. Wenn Ersterkrankungshäufigkeit oder Suicidrisiko endogener Depressionen ermittelt werden sollen, dann ist beispielsweise die Definition dieser abhängigen Variablen auf klinisches Wissen zu gründen; die Exaktheit der Ergebnisse hängt von der Zuverlässigkeit der Zuordnung zu den definierten diagnostischen Kategorien ab. In gleicher Weise gründen natürlich andere Grundlagenfächer auf klinischem Vorwissen. Die Verallgemeinerungsfähigkeit der Ergebnisse einer biochemischen Studie, die von der Vermutung schizophreniespezifischer Störungen im Stoffwechsel zentraler Transmittersubstanzen ausgeht, ist beispielsweise von der Diagnosenhomogenität ihrer Untersuchungsgruppe und damit ebenfalls von der Zuverlässigkeit diagnostischer Zuordnung abhängig.

Die Mutterdisziplin stellt neben Fragestellungen und Wissensstand auch Methoden bereit, deren sich der Epidemiologe bei der Verfolgung seiner Fragestellungen bedienen muß. Die Untersuchungstechniken der Blutdruckmessung, der Cholesterin- und Triglyceridbestimmung im Serum waren beispielsweise zuerst in der Klinik oder im Laboratorium entwickelt und standardisiert worden, bevor sie in Feldstudien zur Epidemiologie des Herzinfarktes oder der Atherosklerose zur Anwendung kommen konnten. Das gleiche gilt in der Psychiatrie für einen Intelligenztest oder ein standardisiertes Interview.

Psychiatrische Epidemiologie kann also kaum besser sein als die Psychiatrie selbst, soweit sie sich auf deren Methoden und Ergebnisse stützen muß.

2.1.1 Die Anwendung klinischer Untersuchungsmethoden in der Epidemiologie

Naturgemäß ist die Epidemiologie besonders an solchen Meßmethoden interessiert, die sich an einer größeren Zahl von Individuen ohne großen Zeit- und Kostenaufwand anwenden lassen. Diese Voraussetzung wird keineswegs von allen diagnostischen Verfahren der klinischen Psychiatrie erfüllt. Die Anwendung von Untersuchungsmthoden, die mit Risiken verbunden sind, etwa der Röntgen-Kontrastdarstellung des Gehirns und seiner Gefäße (Pneumoencephalographie, Carotisangiographie etc.), ist aus ethischen Gründen an gesunden oder nicht behandlungsbedürftigen Personen nicht vertretbar, auch wenn sie wertvolle Beiträge zur Epidemiologie ätiologischer Faktoren bei psychischen Störungen im Alter oder in Kindheit und Jugend liefern würden. Harmlosere Verfahren mit vergleichbaren Leistungsbreiten, wie die Computer-Tomographie des Schädels, aber auch umfangreiche körperliche oder psychologische Untersuchungen, etwa Persönlichkeitsfragebögen mit mehreren hundert Items, sind wegen ihrer Aufwendigkeit und anderer Nachteile nur an kleinen Untersuchungsgruppen anwendbar.

Für die Untersuchungen größerer Populationen, etwa zur Ermittlung von Morbiditätsraten und -risiken — ein wichtiges Suchfeld der Epidemiologie —, wurden deshalb geeignete klinische Verfahren zu Screeningmethoden oder auch zu praktikablen Diagnoseverfahren weiterentwickelt, wie der Ferrichlorid-Windeltest (Fölling) oder der Guthrietest zum Nachweis von Phenylketonurie oder die Kurzform des PSE (Wing, 1970) und ein standardisiertes psychiatrisches Interview zur Grobkategorisierung psychischer Störungen (Goldberg u. Cooper, 1970). Standardisierte Interviews enthalten durchwegs einen Anteil psychiatrischer

Beurteilung oder Einschätzung von Merkmalen und ihres Ausmaßes, etwa nach Schwere oder nach Behinderung.

Eine lange und erfolgreiche Geschichte weist die Anwendung von objektiven Testverfahren zur Messung der Intelligenz und des allgemeinen Entwicklungsniveaus in der Epidemiologie auf. In jüngerer Zeit hat die Einführung Beurteiler-unabhängiger quantifizierender Methoden zur Bestimmung von Persönlichkeits-, Krankheits- und Syndromdimensionen, teilweise durch psychopharmakologische Untersuchungen angeregt, Fortschritte gemacht. Vor besonderen Schwierigkeiten steht jedoch die Entwicklung und Anwendung objektiver, umfassender, multidimensionaler Meßmethoden. Ein Schwerpunkt ihrer Anwendung liegt am Rande des Interessenbereichs klinischer Psychiatrie in der Untersuchung von seelischer Gesundheit und des Bewältigungsverhaltens nach Belastungen (Streß und Coping Behaviour).

Auch die Versuche, den gesamten Bereich psychischer Krankheiten und Behinderungen umfassend mit eigens konstruierten ein- oder mehrdimensionalen, Beurteiler-unabhängigen Skalen zu erfassen — was mindestens für die statistische Auswertung und die logische Interpretation der Ergebnisse von Vorteil wäre —, haben nur wenig praktisch bedeutsame Ergebnisse erbracht, weil ihr Bezug zu den klinischen Kategorien bzw. zu den bekannten Krankheiten problematisch blieb. Am Beispiel der Ergebnisse, die mit der 22-Item Mental Health Scale von Langner (1962) in den großangelegten Feldstudien von Srole und Mitarbeitern (Midtown Manhattan Study, 1962) und Leighton und Mitarbeitern gewonnen wurden (Stirling County Study, 1963), läßt sich stellvertretend aufweisen, daß das Maß der Entfernung vom klinisch-psychiatrischen Wissen mit einem Informationsverlust von vergleichbarer Größe verbunden ist. Abgesehen von der Tatsache, daß die ungleichen Items der Skala keine numerischen Intervalle bilden, ist zwischen den durch cut-off Punkte der Skala gebildeten Fallklassen einerseits und den zahlreichen klinischen Gruppen andererseits, wegen der Unvereinbarkeit der zugrunde liegenden Maßstäbe oder Konstrukte, keine direkte Beziehung mehr herstellbar.

Allgemeine Morbiditätsdaten sind jedoch nur sinnvoll in Beziehung zu möglichen Voraussagen oder zu notwendigen Versorgungsmaßnahmen. Da beide Aussagebereiche — im klinischen Sinne Prognose, Therapie und Prävention — auf zahlreiche qualitativ verschiedene Krankheiten oder Symptome bezogen sind, läßt der Verzicht auf deren Einbeziehung in die Konstruktion und Validierung der Meßmethoden die Anwendung klinisch-psychiatrischen Wissens auf die Interpretation der mit solchen Instrumenten gewonnen Morbiditätsdaten nicht mehr zu. Die problematische Messung schlechter psychischer Gesundheit nach der Anzahl positiv beantworteter Items kann allenfalls Hinweise auf die Verteilung von so etwas wie einem sehr unscharf definierten, allgemeinen Faktor psychischer Beeinträchtigung in der Bevölkerung geben, unabhängig davon, ob der Tod des einzigen Lebenspartners, eine Hirnverletzung nach Verkehrsunfall oder eine Schizophrenie letztlich Grund für die Zuordnung zu einer bestimmten Schwerekategorie ist.

Psychiatrische Epidemiologie kann sich demnach nicht als selbständige Wissenschaft in einem unbesetzten Feld etablieren. Sie benötigt trotz ihrer engen Beziehung zur Soziologie nicht nur sozialwissenschaftliche Methoden und für viele ihrer Fragestellungen nicht nur einen soziologischen Beziehungsrahmen. Wenn sie einen praktisch bedeutsamen Erkenntnisfortschritt im Kernbereich psychischer Krankheiten und Syndrome leisten soll, dann muß sie vom Wissensbestand der klinischen Psychiatrie ausgehen, an ihre Theorien und Erfahrungen anknüpfen und ihr Methodenarsenal nutzen.

2.1.2 Epidemiologische Voraussetzungen der Verallgemeinerung klinischer oder experimenteller Forschungsergebnisse

Auch die klinische und experimentelle Forschung ist, mehr als allgemein bekannt, auf epidemiologische Methoden, Modelle und Ergebnisse verwiesen. Das gilt nicht nur für die Abhängigkeit klinischer Untersuchungspläne von der Häufigkeit des untersuchten Phänomens, etwa einer Chromosomenanomalie oder eines Enzymdefektes, es gilt vor allem für die Zulässigkeit der Verallgemeinerung solcher Ergebnisse, die an nicht repräsentativen Untersuchungsgruppen gewonnen wurden. Die meisten Aussagen über den natürlichen Verlauf (Spontanverlauf) von Krankheiten sind an Gruppen von Krankenhauspatienten gemacht worden. Die Angaben zur Prognose schizophrener Ersterkrankungen dürften zum Beispiel umso mehr zum Ungünstigen verschoben sein, je größer der Anteil Hospitalisierter an der untersuchten Population und je länger ihre Hospitalisierungsdauer bis zum Ablauf der Untersuchung war.

Jeder klinische Untersucher, der Aussagen über eine von der Gesamtvarianz eines Syndroms oder einer Krankheit beeinflußten abhängigen Variablen anstrebt, etwa Krankheitsdauer, Behandlungschancen und -risiken, Rückfallhäufigkeit, Krankheitsfolgen und Mortalität, muß die Zusammensetzung seines Untersuchungssamples an der Verteilung in der Bevölkerung ausrichten, oder er muß seine Schlüsse auf die untersuchte Auswahl und auf gleich definierte Gruppen beschränken.

Abgesehen davon, daß schwere Fälle wahrscheinlich in jeder Behandlungspopulation und besonders in Kliniken überrepräsentiert sind, beeinflussen institutionelle Variable den Verlauf verschiedener Krankheiten, etwa der Schizophrenie (Wing u. Brown, 1970). Bei Befunden, die ausschließlich an klinischen Fällen erhoben werden, ist deshalb die Frage zu prüfen, ob ihr überzufälliges Auftreten nicht auf ein anderes Charakteristikum als die angenommenen unabhängigen Variablen, etwa Mangel an Anregung, Ernährungsfaktoren, Motilitätsveränderungen u. dgl., zurückgeführt werden muß, das durch die gemeinsame „klinische Umwelt" bedingt ist.

Damit dürfte die enge Verbindung und das gegenseitige Angewiesensein von klinischer und epidemiologischer Forschung in der Psychiatrie deutlich geworden sein.

2.2 Aufgaben der psychiatrischen Epidemiologie

2.2.1 Allgemeine Epidemiologie

Es gibt mehrere Versuche, den Suchbereich der allgemeinen Epidemiologie zu definieren (Frost, 1927; Leavell u. Clark, 1935; MacMahon u. Mitarb., 1970). Den umfassend formulierten Definitionen, etwa der „Untersuchung von Faktoren, die das Auftreten und die Verteilung von Krankheiten, Defekten, Behinderungen und Todesfällen in Aggregaten von Individuen (Populationen) bestimmen" (Leavell u. Clark, 1953), steht die inhaltlich bestimmte Systematik der Anwendungsgebiete gegenüber. Morris (1957) nennt beispielsweise[2]:

1. Untersuchungen des Gesundheitszustandes einer Gemeinde (= definierte Bevölkerung).
2. Vervollständigung des klinischen Bildes von Krankheiten (natürlicher Verlauf, repräsentative Zusammensetzung etc.).

---

[2] Übersetzt und in der Formulierung verdichtet vom Verfasser.

3. Auffindung und Darstellung neuer Syndrome.
4. Berechnung des individuellen Krankheitsrisikos.
5. Feststellung historischer Trends der Morbiditätsentwicklung usw.
6. Suche nach kausal wirksamen Faktoren.
7. Evaluation von Gesundheitsdiensten.

Obgleich die genannten sieben Punkte nicht erschöpfend und von unterschiedlichem Gewicht sind, spiegeln sie doch insgesamt wesentliche Bereiche des Aufgabenspektrums der Epidemiologie wider. Pflanz hat sie deshalb in modifizierter Form als Aufgabenkatalog epidemiologischer Forschung übernommen (Pflanz, 1973). Wenn er die Lieferung von Daten für die Zwecke der Gesundheitsverwaltung, der Sozialpolitik und der Planung besonders herausstellt, dann unterstreicht er damit einen Zielbereich von hoher praktischer Bedeutung, der in dem umfassenden und zu wenig differenzierenden Anwendungsbereich „1" von Morris — Gemeindeuntersuchungen — mit angesprochen ist.

2.2.2 Psychiatrische Epidemiologie

Cooper und Shepherd (1973) haben den von Morris erstellten Aufgabenkatalog als Systematik ihrer Darstellung von Problemen und Ergebnissen der Epidemiologie psychischer Erkrankungen, Gruenberg (1964) der Epidemiologie geistiger Behinderung zugrunde gelegt. Für die Gegenwart kann dieser verdichtete Katalog als geeigneter Orientierungsrahmen für das Suchfeld der psychiatrischen Epidemiologie gelten. Was den Inhalt dieses Suchfeldes anlangt, gibt die Nützlichkeit das wichtigste Zuständigkeitskriterium. Alle psychischen Krankheiten oder vergleichbaren Zustände, für welche die Psychiatrie Hilfe anbietet oder mit gutem Grunde zu finden hofft, sind den Forschungsaufgaben der psychiatrischen Epidemiologie zuzurechnen.

2.2.3 Die abhängigen Variablen: seelische Gesundheit oder Krankheit als Inhalt des Suchfeldes

Wenn also, worauf Susser (1973) die psychiatrische Epidemiologie festlegen will, ein Zustand seelischer oder geistiger Gesundheit bzw. Krankheit die abhängigen Variablen bei psychiatrisch-epidemiologischen Forschungsprojekten liefern soll, dann stellt sich die Frage, was von diesem Variablenbereich alles umfaßt wird. Sieht man vorerst von dem Problem der Zuverlässigkeit und Gültigkeit von Diagnosen ab, so scheint die Zuordnung des Kernbereichs der klinischen Psychiatrie, nämlich die von der ICD eindeutig definierten seelischen Krankheiten, zweifelsfrei festzustehen. Darüber hinaus erstreckt sich ein Feld von Verhaltensabweichungen mit ungewissen Grenzen gegenüber der Psychiatrie. Dazu kommt, daß seelische Erkrankungen oder geistige Behinderung auch als unabhängige Variable in Beziehung, etwa zur Belastung für Familie und Gesellschaft oder zur Fortpflanzungswahrscheinlichkeit, gesetzt werden können.

Gesundheit im engeren Sinne und Faktoren, die unmittelbar mit ihr oder auch mit ihrer Erhaltung unter Belastungsbedingungen zusammenhängen, sind selten untersucht worden. Dabei ist eine einfache operationale Definition seelischer Gesundheit für die meisten Fragestellungen ausreichend. Idealvorstellungen, wie die als politische Orientierungshilfe gedachte Definition der Weltgesundheitsorganisation — „Gesundheit ist ein Zustand vollkommenen körperlichen, seelischen und sozialen Wohlbefindens und nicht nur die Abwesenheit von Krankheit" – sind selbstverständlich in der Epidemiologie nicht sinnvoll anwendbar (Lewis, 1953). Dieser Fragenkomplex gewinnt an praktischer Bedeutung in der Psychiatrie. Ihm schließt sich ein zweiter, die am Immunitätsmodell der Epidemiologie orientierten Untersuchungen über solche Schutzfaktoren an, die zur Verminderung bestimmter Erkrankungswahrscheinlichkeiten oder Krankheitsempfänglichkeiten führen (Cobb, 1972; Brown u. Mitarb., 1975; Miller u. Ingham, 1976; Tarrier u. Mitarb., 1977). Die Beschränkung der Fragestellung auf einzelne, bekannte Erkrankungen oder Verhaltensweisen und deren positive und präzise Definition als abhängige Variable erlaubt dabei die Vernachlässigung der nur ausnahmsweise, etwa bei der Intelligenzmessung, möglichen präzisen Ermittlung von Norm und Abweichungsgraden.

2.2.4 Grenzzonen der psychiatrischen Epidemiologie

Fragwürdig in ihrer Zuordnung zum Aufgabenkatalog psychiatrischer Epidemiologie und zudem mit Schwierigkeiten in der wissenschaftlichen Bewältigung behaftet sind vor allem zwei Bereiche:

2.2.4.1 Die nicht eindeutig krankheitswertigen Verhaltensabweichungen

Eine Ausnahme bilden dabei jene abnormen Verhaltensweisen, die als Risikoverhalten im Hinblick auf die Wahrscheinlichkeit krankhafter körperlicher oder seelischer Folgen definiert werden können. Beispiele sind überschnelles Motorradfahren, Alkohol am Steuer und Drogenmißbrauch. Für diese läßt sich eine eindeutige, in Wahrscheinlichkeiten ausdrückbare Kausalbeziehung zu definierbaren Unfallereignissen, Krankheiten oder zu verminderter Lebenserwartung herstellen. Die Kenntnis insbesondere der Zwischenglieder des ursächlichen Zusammenhangs kann dabei die Voraussetzung für präventives Handeln schaffen. Für die ebenso große wie unscharfe Kategorie „abweichendes Verhalten ohne oder mit geringer Assoziation zu Gesundheitsrisiken", beispielsweise für harmlose sexuelle Abweichungen, ist eine eigenständige Zuordnung zum Suchbereich psychiatrisch-epidemiologischer Forschung nur in Ausnahmebereichen vertretbar. Außerdem ist hier die Ermittlung oder Festlegung der Norm als Grundlage einer Definition der Abweichung unter Umständen nicht zu umgehen. Da kulturelle, sozialpsychologische, soziale und selbst politische Faktoren Norm und Selbstwahrnehmung menschlichen Verhaltens erheblich beeinflussen können – in bestimmten Bereichen sind sie raschem Wandel unterworfen, wie die in jüngster Zeit vollzogene „Entkriminalisierung" homosexuellen Verhaltens und der Pornographie in mehreren Ländern zeigt –, sind hier die Schwierigkeiten groß.

Es ist darüber hinaus in den meisten Bereichen abnormen Verhaltens unmöglich, eine präzise Graduierung der Abweichung von der Norm oder von einem vergleichbaren Basiswert vorzunehmen. Hilfskonstruktionen dafür sind etwa die Graduierung von Delinquenz nach Schwere des Delikts oder nach Anzahl der Straftaten. Dieses Beispiel zeigt auch die Problematik artefizieller Maßstäbe auf, denen Meßeinheiten von unterschiedlicher Größe und manchmal auch von verschiedener Qualität zugrunde liegen. Eine andere Lösung der Graduierung von Normabweichungen bietet die Anwendung quantitativer uni- oder oligodimensionaler Testverfahren, die an einem hinreichend großen repräsentativen Bevölkerungssample geeicht wurden. Sie erlauben es, für die gemessenen Dimensionen Verteilungsmaße (Mittelwert, Varianz) zu berechnen und Abweichungen von einem vorgegebenen Wert durch Kenngrößen wie Standardabweichung, Quartile, Prozentränge etc. zu operationalisieren.

18

Auf einzelne Anwendungsbereiche und auf Vorteile für die statistische Auswertung wird noch einzugehen sein. Hier ist zu betonen, daß die breite Anwendung der Messung abweichenden Verhaltens mit objektiven Testmethoden viele Schwierigkeiten aufwirft (Dieterich, 1973; Nealey u. Mitarb., 1976), die von Validitätsproblemen bis zur Unbrauchbarkeit vieler an Normalpopulationen geeichter Verfahren für die Beurteilung von Extremgruppen reichen.

Deshalb ist es für psychiatrisch-epidemiologische Studien, vor allem wenn es um Verteilungsvariable geht (Survey-Methoden), oft unumgänglich, abweichendes Verhalten analog zu Krankheiten oder Symptomen als dichotome, qualitative Merkmale zu definieren. Je mehr über eine solche diagnostische Kategorie bekannt ist — sie wird in der Regel den Persönlichkeitsstörungen (ICD No. 301) zugeordnet —, je besser sie definiert und von anderen abgrenzbar ist, umso eher ist der Verzicht auf die Bestimmung der Norm vertretbar. Meist beschränken sich die Untersucher auf Expertenurteile des Zutreffens oder Nichtzutreffens der Diagnose, auf die Beschreibung und Objektivierung von Merkmalen (Symptomen und dgl.) und die Einschätzung ihres Ausprägungs- und Schweregrads. Durch standardisierte Verfahren und Untersuchertraining können auf diesem Wege befriedigende bis hohe Übereinstimmungsraten (Zuverlässigkeitsmaße) erzielt werden (Wing u. Mitarb., 1974; Copeland u. Mitarb., 1975).

Ein Beispiel dafür, wie fruchtbar auch andere operational klar definierte, dichotome Merkmale von Diagnosen als Indikatoren abweichenden Verhaltens benutzt werden können, ist die kontrollierte retrospektive 3-Generationen-Studie von L.N. Robins und R.G. Lewis (1966). Sie zeigt, daß vorzeitiger Schulabbruch und registrierte Jugenddelinquenz als Indikatoren für Dissozialität bei Eltern und Großeltern der Untersuchungsgruppe gegenüber den Kontrollfällen überrepräsentiert waren, auch wenn die Sozialschichtzugehörigkeit durch Parallelisierung der Gruppen konstant gehalten wurde.

2.2.4.2 Krankheitsrolle und „selbstgewähltes" Verhalten (Behandlung versus Bestrafung)

Die Zuständigkeit der Psychiatrie für das mit Strafe bedrohte abweichende Verhalten, die Kriminalität, wird sehr unterschiedlich ausgelegt. Wenn es der Psychiatrie möglich wäre, für einen wesentlichen Teil der Straftäter wirksame Behandlungsverfahren anzubieten, dann wäre ihre Zuständigkeit insoweit ohne Rücksicht auf ätiologische oder definitorische Fragen geklärt. Vorerst ist eine solche Entwicklung nicht absehbar; wohl aber sind von psychiatrischer Seite Bestrebungen im Gang, Interventionstechniken bei delinquentem Verhalten einzusetzen (Mende u. Mitarb., 1976).

Unabhängig von diesem utilitaristischen Argument besteht eine grundlegende — wenn auch im Einzelfall oft nicht exakt zutreffende Unterscheidung, auf deren konstituierende Bedeutung für menschliche Gemeinschaften Mechanic (1975) kürzlich wieder verwiesen hat. Alle uns bekannten Gesellschaften stellen abweichendes Verhalten, das der freien Willensentscheidung des Handelnden zugeschrieben wird, zumal wenn es sozial schädlich ist, unter Sanktion. Sie verweigern dafür grundsätzlich — aber mit vielen Ausnahmen — die Privilegien der Krankheitsrolle. Verhaltensabweichungen dagegen, die auf willensunabhängige körperliche oder seelische Prozesse — auf „Krankheit" — zurückgeführt werden, begründen den Anspruch auf Zuerkennung der Krankheitsrolle, was immer dies bedeuten mag. Auf jeden Fall ist diese Unterscheidung von hoher praktischer Bedeutung, weil sie medizinische, soziale und rechtliche Konsequenzen hat und der Gesellschaft hohe materielle und nichtmaterielle Kosten aufbürden kann. Um ein weiteres Beispiel zu nennen: Die Anzahl oder Rate versäumter Arbeitstage wird traditionsgemäß als Indikator des Krankenstands mit Krankheitshäufigkeit und Behinderung (Arbeitsunfähigkeit) in Verbindung gebracht. Seit längerem ist bekannt, daß Änderungen der Sozialgesetzgebung, etwa die Gewährung von Lohnfortzahlung vom ersten Tage der Abwesenheit an (Niederlande), zu Veränderungen der Abwesenheitsraten führen. In jüngerer Zeit wurde deutlich, daß in Wohlfahrtsstaaten ein bemerkenswert hoher Anteil versäumter Arbeitstage nicht auf Krankheit, sondern auf Absentismus zurückgeht. In den USA, aber auch in der Bundesrepublik findet das Problem der aktiven Arbeitsverweigerung zunehmend Beachtung.

Mit der Untersuchung der Faktoren, die zur Beanspruchung, Zuerkennung oder Verweigerung der Krankheitsrolle führen, mit Krankheits- und Hilfesuchverhalten ist ein weiter Grenzbereich des Suchfeldes psychiatrischer Epidemiologie markiert. Er liegt in einer breiten, teilweise nur interdisziplinär zu bestellenden Überlagerungszone mit Forschungsaufgaben und -interessen der Medizinsoziologie.

Die Untersuchung der Faktoren, die auf die Zuschreibung der Krankheitsrolle Einfluß haben, wirft unter bestimmten Fragestellungen schwer lösbare Probleme auf. Schon die Beanspruchung der Krankheitsrolle ist häufig auch von anderen als von Krankheitsvariablen bestimmt oder mitbestimmt (Mechanic, 1961, 1966, 1968). Von der aktiven Verweigerung konstituierender sozialer Funktionen wie Arbeit, Sorgen für sich und andere, bis hin zur Adoption des schützenden und tragenden Krankenstatus nach einem krisenreichen Leben in ständiger Statusunsicherheit gibt es viele oft nur indirekt meßbare Motive, die zur Beanspruchung oder Fixierung der Krankheitsrolle führen können.

Dieses bisher wenig untersuchte Problem bringt mit sich, daß etwa Betriebs-, Krankenkassen- oder Mikrozensusstatistiken zwar die Summen aller Individuen auswerten, die zum gegebenen Zeitpunkt das Merkmal „krank" und/oder eine bestimme Diagnosenkategorie aufweisen, nicht aber die exakte Morbiditätsziffer. Da außer den schon erwähnten Verzerrungen auch noch ein unbekannter Anteil Leichterkrankter auf die Privilegien der Krankheitsrolle verzichtet oder ihr Arzt sie ihnen verweigert, kann der „Krankenstand" nur als sehr ungenauer Indikator der „wahren" Morbidität dienen. Anders ist dies bei grundsätzlich zur Leistungsunfähigkeit führenden schweren Leiden zu sehen, etwa bei einer Gliedmaßenfraktur, einem akuten Alkoholdelir und vermutlich auch bei akuten Schizophrenien. Morbiditätsuntersuchungen sind deshalb, vor allem in Übergangsbereichen zwischen Krankheit und Gesundheit, auf exakte positive Definitionen von Krankheiten, unabhängig von der gesellschaftlichen oder administrativen Definition der Krankheitsrolle, angewiesen. Eine besondere Schwierigkeit der Psychiatrie besteht darin, daß einige Krankheitszustände nicht präzise genug von „nicht krankheitsbedingtem" Krankheitsverhalten abgegrenzt werden können, beispielsweise bei bestimmten Formen neurotischen Verhaltens. Bei anderen Erkrankungen, etwa chronischen Schizophrenien, kann ein indirekter Zusammenhang bestehen: Ein bestimmtes Krankheitsverhalten oder die Übernahme der Krankheitsrolle kann hier die Funktion des Schutzes gegen eine krankhaft erhöhte Verletzbarkeit haben (Wing, 1977; Häfner, 1976).

Während dem letztgenannten Fall nur die Bedeutung einer ätiologischen Teilhypothese für ein bestimmtes Krankheitsgeschehen zukommt, gewinnt die Untersuchung der objektivierbaren Faktoren, die mit der Beanspruchung der Krankheitsrolle verbunden sind, wachsende Bedeutung für eine Gesellschaft, die solidarisch für die Benefitien einstehen muß, die sie unter wachsenden Kosten ihren Kranken gewährt. Das ist vor allem dann der Fall, wenn die Adoption der Krankheitsrolle den Genesungs- oder Rehabilitationszielen entgegensteht, wie dies beispielsweise von generalisierten Vermeidungsstrategien bei einer Zwangsneurose oder von langfristigem Bewegungsmangel nach Herzinfarkt anzunehmen ist.

Mit den letztgenannten Aufgabenbereichen sind Grenzfelder der psychiatrischen Epidemiologie zur Sprache gekommen, die in unterschiedlichem Maße Überlappungs- und Kooperationszonen mit Nachbarwissenschaften, besonders der Soziologie, Psychologie und Sozialmedizin, aber auch mit der Sozialpolitik anzeigen. Sie deuten zugleich die Offenheit der psychiatrischen Epidemiologie für das Auftauchen neuer Fragestellungen an.

2.2.5 Die formalen Charakteristika von Krankheitsdaten

Krankheiten sind in der Regel qualitative, dichotome Merkmale, die einem Individuum zukommen oder nicht. Mit diesem formalen Kriterium verbindet sich die Feststellung, daß die psychiatrische Epidemiologie meist mit Summen von „Fällen von . . . " oder mit entsprechenden Raten je Bevölkerungseinheit zu rechnen hat. Ihre abhängigen Variablen und häufig auch die unabhängigen, etwa wenn sie Familienstand oder Berufszugehörigkeit ausdrücken, haben also in der Regel *Nominalskalenqualität*. Für die einzelnen Merkmalsklassen dieser Klassifikationsform lassen sich absolute und relative Häufigkeiten berechnen, wie sie für die Darstellung von Flächen- und Kurvendiagrammen, Kreuztabellen und Wahrscheinlichkeiten erforderlich sind.

Diese „primitivste" Form des Messens erlaubt zur Untersuchung des Zusammenhangs zwischen zwei Merkmalsdimensionen lediglich den Kontingenzkoeffizienten und darauf aufbauend die Methoden der χ^2-Statistik (Pflanz, 1973). Erst die Entwicklung neuerer Verfahren zur Analyse mehrdimensionaler Kontingenztafeln, wie die Konfigurationsfrequenzanalyse (Krauth u. Lienert, 1973; Rey u. Mitarb., 1977), haben die Möglichkeiten der statistischen Analyse von Zusammenhängen (Wirkmechanismen, Wirkgefügen) erheblich erweitert.

Zur Bearbeitung bestimmter Fragestellungen, etwa dem Einfluß von Therapiemaßnahmen auf Besserungschancen oder zur Erweiterung der statistischen Auswertungsmöglichkeiten, ist es wünschenswert, die Variablen wenigstens in *Ordinalskalenqualität* auszudrücken und zu messen: Qualitative Merkmalsdimensionen, wie depressive Stimmung oder das Maß der Besserung, werden zu diesem Behufe skaliert, beispielsweise in „erheblich gebessert, leicht gebessert, unverändert, leicht verschlechtert, erheblich verschlechtert", und danach eingeschätzt. Der unaufhebbare Mangel von Ordinalskalen ist jedoch, daß sie zwar erlauben, die Rangfolge von Schätzwerten zu beurteilen, nicht aber deren nach seiner Größe meist unterschiedlichen Abstand zuverlässig erfassen lassen. Weil ihre Maßeinheiten nicht identisch oder numerisch regelhaft sind, sind einfache Rechenoperationen wie Addition oder Division und darauf gründende Verfahren an Ordinalskalen nicht anwendbar. Dagegen sind Verfahren, die auf Rangkorrelation und Clusterbildung gründen, hier am richtigen Platz.

Der Unterschied von der Ordinalskala zu dem nächst höheren Skalenniveau liegt darin, daß auf der *Intervallskala* die Abstände zwischen zwei Meßpunkten genau definierbar sind. Diese Datenqualität ermöglicht neben den „größer als" — „kleiner als" Operationen auf dem Ordinalniveau auch noch die Angabe des Differenzbetrags. Das bedeutet, daß man auf dem Intervallniveau die mathematischen Operationen des Addierens und Subtrahierens und alle darauf gründenden Verfahren durchführen kann.

Eindeutig sind diese Voraussetzungen bei den Meßvorgängen der Körpergröße, des Gewichts, der Körpertemperatur und des Blutdrucks im CGS-Maßsystem gegeben. Auf das Problem schwankender (Körpergewicht) oder gar von der Meßsituation beeinflußter Größen (Blutdruck, Pulsfrequenz etc.) soll an dieser Stelle nicht näher eingegangen werden.

Die Entwicklung von Skalen mit Intervallniveau ist im Bereich der Sozialwissenschaften schwierig. Für die Konstruktion einer Intervallskala wird von einigen Autoren ein psychologisch sinnvoller Unterschiedsbegriff als Voraussetzung gefordert. Die Operationalisierbarkeit eines solchen ist aber nach wie vor ein schwierig zu lösendes Problem. Für den interessierten Leser verweisen wir auf die Beiträge von Dieterich (1973), Fischer (1974) und Kristof (1969)

In metrische Skalen transformierbare, an der Normalbevölkerung geeichte Testverfahren, wie die Extra/Introversions-Skala von Eysenck, die einen Maßstab für „Neurotizismus" gibt, sind Beispiele des Bemühens, komplexe Variable der psychischen Gesundheit mit Intervallskalen zu messen.

Eine spezifische Schwierigkeit dieser Methoden besteht darin, daß zwar Mittelwerte und Verteilungsmodi für verschiedene Bevölkerungen relativ zuverlässig, wenn auch bei veränderlichen Meßwerten wie dem Blutdruck nur mit großem Aufwand ermittelt werden können. Die Abweichungen vom Mittelwert können jedoch nicht direkt als Maßstab von Krankheit oder Gesundheit übernommen werden. Bei Intelligenz sind beispielsweise Meßwerte über dem Durchschnitt nicht „abnorm" im Sinne der geistigen Gesundheit. Hohe Intelligenz scheint sogar als Moderatorvariable mit psychischer Gesundheit positiv zu korrelieren, wenn auch nur einen kleinen Anteil der Varianz zu beeinflussen (Schmidt, 1977). Die Meßwertbereiche unterdurchschnittlicher Intelligenz, die bei hilfebedürftiger geistiger Behinderung anzutreffen sind, werden dagegen von anderen Variablen wie soziale Fähigkeiten, Sinnesbehinderungen oder -defekte etc. mitbeeinflußt.

Um diesen Sachverhalt noch einmal praxisnäher zu formulieren: Der Intelligenzquotient ist ein wichtiger Teilfaktor mit Grenzbereichseffekt etwa für die Diagnose einer geistigen oder Lernbehinderung. Von Probanden, die in ihrem Testwert unterhalb einer definierten Grenze liegen — IQ von 60 oder 50 —, wird angenommen, daß sie geistig behindert sind. Je erheblicher der gemessene IQ diese Grenze *unterschreitet*, umso häufiger weisen jene Individuen, die demnach als geistig behindert gelten, zusätzliche Defizite wie Sinnesdefekte auf (vgl. Liepmann u. Mitarb., S. 163 ff. dieses Bandes). Für praktische Zwekke, etwa die Zuweisung von Kindern zu Grundschul-, Bildungsschwachen- oder Geistigbehindertenklassen, ist deshalb der IQ-Schwellen- oder Grenzwert ein brauchbares, aber nicht ein voll zureichendes Selektionsprinzip. Wenn er als Mindestwert für die Anforderungen des jeweils höheren Schultyps ermittelt wird, ist er durch einen Grenzwertbereich aufzustocken. Außerdem finden sich unter den Kindern mit unterdurchschnittlichen Intelligenzquotienten auch solche, die wegen anderer Behinderungen einer speziellen Form der Sondererziehung bedürfen. Sie müssen mit zusätzlichen Tests oder Untersuchungsmethoden identifiziert werden.

Komplexer ist die Beziehung zwischen Skalenmeßwerten und psychischen Behinderungen oder Krankheiten bei anderen Instrumenten, etwa dem Neurotizismus-Score Eysencks. Im Bereich der hohen Neurotizismus-Werte häufen sich verschiedene — nicht nur neurotische — Krankheiten, allerdings ohne daß ein so eindeutiger Norm- oder Schwellenwertbereich wie beim Intelligenztest bestünde. Deshalb sind derartige Skalen eher geeignet, Moderatorvariable oder Risikofaktoren zu messen, denn als Indikator beeinträchtigter seelischer Gesundheit bzw. als Meßverfahren für die abhängige Variable zu dienen. Für die psychiatrische Epidemiologie erscheint vorerst die Entwicklung und Anwendung solcher Meßinstrumente fruchtbar, die bekannte Krankheits-Syndrome oder präzise definierte Verhaltensdimensionen messen und die, wenn irgend möglich, an diesen Phänomenen extern validierbar sind. Sie erlauben eine sinnvolle Interpretation der Meßwerte und ihrer Beziehungen mit anderen Variablen, und die gefundenen Ergebnisse haben wenigstens grundsätzlich Aussicht, von praktischem Nutzen zu sein.

Von hoher Bedeutung für die Auswertbarkeit und Interpretierbarkeit der Ergebnisse ist die Anwendung geeigneter und praktikabler Verfahren der Statistik. Sie fürfen nicht erst zur Auswahl gelangen, wenn die erhobenen Daten vorliegen; sie müssen vielmehr, was schon aus den Ausführungen zur Beziehung zwischen Skalenqualtität und möglichen Rechenoperationen hervorgeht, wesentlicher Bestandteil der Versuchsplanung sein. Die Zusammenarbeit mit dem Biostatistiker sollte deshalb vor allem umfangreiche oder komplizierte Projekte vom Beginn der Planung bis zum Abschluß der Auswertung begleiten.

Die Darstellung statistischer Verfahren und ihres Anwendungsbereichs ist nicht Gegenstand dieser Einführung. Einige Wege, die sich durch multivariate Verfahren wie die Konfigurationsfrequenzanalyse eröffnen, und einige Verfahren der robusten Statistik, die das in den Sozialwissenschaften häufig auftretende Problem nicht normal verteilter Daten auf vereinfachte Weise lösen helfen, werden in den Beiträgen von Rey und Gasser dargestellt.

2.3 Falldefinition und -identifikation

2.3.1 *Unterschiedliche Bedeutung des Begriffs „Fall"*

Der Begriff „Fall" hat in der Epidemiologie vornehmlich drei Bedeutungen; er bezeichnet einmal das Individuum, das eine bestimmte Krankheit oder eine vergleichbare Merkmalsgruppe aufweist im Unterschied zu all jenen, die sie nicht aufweisen. Diese Definition sollte in der Regel bei Untersuchungen zugrundeliegen, die sich mit der „wahren Morbidität" (Incidenz, Prävalenz etc.) befassen. Zum anderen wird der Begriff „Fall" in administrativer Bedeutung gebraucht. Da Krankheit in unterschiedlichen administrativen Systemen verschiedene Bedeutung haben kann, etwa „Krankheit mit Arbeitsunfähigkeit" oder „in Behandlung befindlich", ist es notwendig, den Definitionsmerkmalen des „Falles" in verschiedenen Statistiken, etwa der gesetzlichen Krankenversicherung, der Krankenhaus- oder auch der Krankmeldungsstatistik von Betrieben, sorgfältige Beachtung zu schenken.

Ganz allgemein bezeichnet „Fall" schließlich diejenige Person, die wegen irgendeiner Krankheit der Hilfe bedarf oder bereits Hilfe erhält, im Unterschied zu den Gesunden oder leicht Erkrankten, die keiner Hilfe bedürfen. Die letztgenannte Definition hat eine enge Beziehung zur Bestimmung des Bedarfs an medizinischen, sozialen und pädagogischen Einrichtungen für Kranke und Behinderte. Die Ermittlung der einer Behandlung oder anderweitigen Versorgung bedürftigen „Fälle" ist unter den aufgezählten Aufgaben der Epidemiologie eine der wichtigsten. Wegen dieser hohen praktischen Bedeutung der Behandlungs- oder Hilfsbedürftigkeit eines Kranken beeinflußt diese oft die Auswahl oder Definition der Kriterien für die Fallidentifikation auch bei Morbiditätsuntersuchungen. Das ist unbedenklich, wenn sich die Untersuchung auf schwere oder risikoreiche Krankheitsbilder beschränkt oder eine Dimension der Schwere in das diagnostische Expertenrating einbezieht. Weitere Gründe für die häufige Anwendung einer bedarfsbezogenen Falldefinition besonders in psychologischen Morbiditäts-Surveys sind:

1. Es ist nicht besonders sinnvoll, die Häufigkeit nicht hilfsbedürftiger, leichter Normalabweichungen oder Krisen in der Bevölkerung mit außerordentlichem Aufwand und geringer Zuverlässigkeit zu ermitteln, wenn keine praktischen Konsequenzen aus dem Ergebnis abzuleiten sind.
2. Ein beträchtlicher Teil der leichteren psychiatrischen Krankheitsbilder ist nicht scharf von anderen oder vom Übergang zur Gesundheit abgegrenzt.

Dennoch ist ein solches Vorgehen nur für die Bedarfsermittlung vertretbar und wegen des möglichen Übergangs leichter in schwere, hilfsbedürftige Zustände und dieser wiederum in Besserung oder Heilung auch für differenziertere Fragestellungen nicht ausreichend. Bei der Untersuchung kleinerer Bevölkerungseinheiten (z.B. Samsø-Studie, Nielsen u. Mitarb., 1965; Lundby-Studie, Essen-Möller, 1956, bzw. Hagnell u. Mitarb., 1975) und von Populationen, die durch ein Screening oder durch natürliche Ausleseprozesse (Klientel der Praktischen Ärzte) angereichert sind, ist deshalb die Ermittlung aller Individuen mit Krankheitsmerkmalen und zusätzlich des Anteils Versorgungsbedürftiger möglich und zweckmäßig. Dies geschah beispielsweise in den Praxisuntersuchungen von Dilling und Mitarbeitern und Zintl und Mitarbeitern (s.S. 135 ff. und 111 ff. dieses Bandes). Wenn die Einschätzung nach Kategorie oder Art der benötigten Versorgung möglich und einigermaßen zuverlässig ist, dann läßt sich eine Morbiditätsuntersuchung mit der praktisch eminent bedeutsamen Bedarfsanalyse (z.B. Strömgren, 1973; Nielsen u. Mitarb., 1965, 1977) verbinden.

„Falldefinition". Wenn Untersuchungsergebnisse, die auf Fallzahlen oder -raten basieren, zuverlässig und vergleichbar sein sollen, dann ist eine exakte Falldefinition die erste unerläßliche Bedingung epidemiologischer Forschung. Sie ist keineswegs immer erfüllt worden (vgl. Cooper u. Morgan, 1977). Auf der Ebene ausschließlich krankheitsbezogener Falldefinition bereiten solche Krankheiten, die einen qualitativen Unterschied zur Gesundheit und zu anderen Krankheiten aufweisen, kaum Definitionsprobleme.

Eine progressive Paralyse oder ein Delirium tremens ist entweder vorhanden oder nicht, auch wenn die Diagnose in Grenzfällen Schwierigkeiten bereiten mag. Minderbegabung und Neurosen – um diese Beispiele wieder aufzugreifen – gehen jedoch fließend in Normalität oder psychische Gesundheit über. Man kann, der ICD folgend, Minderbegabung und Schwachsinnsgrade in Meßbereichen der Intelligenz definieren, wenn das Meßinstrument, ein Intelligenztest, bekannt und bei der in Frage kommenden Bevölkerung geeicht ist und in allen Meßbereichen präzise mißt. Bei Extremwerten, etwa unterhalb eines IQ von 40 wird allerdings, wie Liepmann und Mitarbeiter (s.S. 164 f. dieses Bandes) zeigen, die Meßgenauigkeit rasch unzureichend. So ist dieser Maßstab für Zwecke internationaler diagnostischer Verständigung mit Ausnahme des unteren Grenzbereichs, der allerdings einige praktische Wichtigkeit hat, grundsätzlich brauchbar.

Vollzieht man den Schritt zur bedürfnisbezogenen Falldefinition, so ist daran zu erinnern, daß Meßergebnisse eines Intelligenztests als einziges Fallkriterium nicht ausreichen. Wenn die Falldefinition etwa die Indikation zu sonderpädagogischen Maßnahmen enthalten soll, dann sind zusätzliche Merkmale für die bedürfnisbezogene Fallidentifikation erforderlich. Sie müssen zunächst an den Anspruchniveaus der entsprechenden Einrichtungen (einer Gesellschaft), etwa der Elementar- und der Sonderschulen, und den dafür gültigen Anforderungsniveaus und Beurteilungsmaßstäben orientiert werden.

Auch darin liegt ein Schwellenproblem, das Veränderungen der Fallraten, soweit sie bedarfsbezogen definiert sind, bzw. des Bedarfs an Sonderpädagogik durch Hebungen oder Senkungen des Anspruchsniveaus der jeweiligen Einrichtungstypen zur Folge haben kann. Die Unsicherheit in der Zuordnung verschwindet, wo invariable Anspruch- oder Meßniveaus, beispielsweise valide Testverfahren oder die Fähigkeit, sich selbständig an- und auszukleiden, seine Blasen- und Mastdarmfunktion zu kontrollieren etc., als hinreichende Fallidentifikationsmerkmale Verwendung finden können. Dies und die Unterschiedlichkeit von Schulsystemen und sonderpädagogischen Einrichtungen sind Gründe, weshalb die Raten schwerer Schwachsinnszustände und sinngemäß die Raten für andere schwere Störungen aus epidemiologischen Surveys in verschiedenen Kulturen eher miteinander verglichen werden können als etwa die Raten von Subnormalität bzw. Minderbegabung, soweit sie nicht durch kulturunabhängige Testwerte definiert sind. Weitaus größer sind die Schwierigkeiten des Vergleichens allerdings bei Neurosen oder Persönlichkeitsstörungen, für die kein umfassendes praxisbezogenes Meßinstrument zur Verfügung steht, auch wenn ihre Definition von Kulturvariablen freigehalten werden könnte.

Wann immer die Beziehungen zwischen Krankheitsmerkmalen und Versorgungsbedürfnissen geprüft werden sollen, müssen die Variablenbereiche voneinander unabhängig definiert und gemessen werden. Das ist beispielsweise der Fall bei der Frage nach dem Anteil verschiedener Faktoren wie Intelligenz, soziale Anpassung und motorische Geschicklichkeit an der Gesamtvarianz der geistigen Behinderung, letztere definiert nach den Bedürfnissen für bestimmte sonderpädagogische Maßnahmen. Es ist auch der Fall bei der Frage nach den Beziehungen zwischen Krankheitsmerkmalen, Verlauf und Behandlungsbedürftigkeit oder Behinderungsrisiko chronischer Krankheiten, etwa der Schizophrenie.

Davon unabhängig sollten, der Kontrollierbarkeit beteiligter Variabler und der Interpretierbarkeit gefundener Beziehungen wegen, „reine" Krankheitsvariable einerseits und alle direkt umweltbezogenen Variablen andererseits, wie soziale Behinderung usw., soweit wie möglich gegeneinander abgegrenzt und unabhängig voneinander gemessen werden. Die Entwicklung dafür geeigneter standardisierter Meßverfahren in der Psychiatrie, wie des „Present State Examination" (Wing, 1970) und der „Social Adjustment Scale" (Paykel u. Mitarb., 1971), war beispielsweise die Voraussetzung zur wissenschaftlichen Evaluation von Rehabilitationsverfahren (Häfner, 1976) (s. auch die Übersicht über Meßinstrumente sozialer Anpassung bei Weissman, 1975).

2.3.2 Allgemeine Anforderungen an die Falldefinition

Die Anforderungen an eine zureichende Falldefinition, die Fletcher und Oldham (zit. n. Cooper u. Morgan, 1977) in drei Voraussetzungen fassen, geben eine Zusammenfassung der wesentlichsten Feststellungen:

1. Sie muß adäquat für die geplante Untersuchung sein.
   Darunter ist wohl zu verstehen, daß sie für die Fragestellung relevant ist und ihre Merkmale mit den Mitteln des Projekts objektiv zuverlässig faßbar sind: Wenn die Diagnose einer senilen Demenz auf die Entnahme eines Hirnzylinders gestützt wird, so kann sie wohl objektiv, aber aus ethischen Gründen nicht praktikabel sein. Wenn eine Neurose durch unbewußte Vorgänge, etwa eine weibliche Hysterie durch einen phallisch abgewehrten Oedipuskonflikt, definiert würde, dann wäre ihre Feststellung nicht durch beobacht- und objektivierbare Merkmale, sondern nur durch Deutungen möglich, die der Zuverlässigkeit weitgehend entbehren (Kendell, 1975).

2. Die Definition muß so präzise sein, daß dem Untersucher klar ist, welche Merkmale vorhanden sein müssen oder nicht vorhanden sein dürfen, um einen Fall positiv zu identifizieren.
3. Für alle Krankheitszustände, die fließend in den gesunden Bereich übergehen, ist die Festlegung einer Grenze oder Schwelle für die Kategorisierung als Fall aus operationalen Gründen nötig.

2.3.3 Enge und weite Diagnosendefinition

Das dritte der genannten Kriterien ist am Beispiel des „Cut-Off"-Punktes auf der Intelligenzskala als Zuordnung für Grade geistiger Behinderung in seiner Beziehung zu bedürfnisbezogenen Merkmalen bereits angesprochen worden. Zu einer Graduierung nach Schwere oder auf einer vergleichbaren Krankheitsdimension kann, vor allem bei analytischen oder experimentellen Studien über eine bestimmte Krankheit, eine Graduierung nach der diagnostischen Sicherheit hinzutreten. Das ist am häufigsten in Form einer Unterscheidung enger und weiter Falldefinitionen geschehen, die bei Schizophrenie an das Vorhandensein oder Fehlen von Symptomen ersten Ranges (Schneider, 1950) oder an ihre Zahl geknüpft werden können. Mit der engen Definition werden andere Krankheitsbilder, die im Randbereich nicht scharf abgrenzbar sind, mit höherer Wahrscheinlichkeit ausgeschlossen und der Anteil „reiner" Fälle in der Untersuchungsgruppe erhöht. Dieses Verfahren hat sich in der psychophysiologischen, psychopharmakologischen und vor allem in der epidemiologischen Zwillingsforschung (Kringlen, 1967; Zerbin-Rüdin, 1971) bewährt. Im letztgenannten Fall käme man natürlich zu relativ hohen Konkordanzraten, wenn man von einer diagnostisch „eng" definierten Gruppe kranker Zwillinge ausginge und die Zwillingspartner anders, nämlich nach „weiten" Kriterien diagnostizierte und als konkordante Fälle zuordnete. Der wichtigste Grund dafür ist, daß das Ausgangssample auf solche Weise ein Maximum an „echten positiven Fällen" aufweist, die bei Erblichkeit eine hohe Krankheitswahrscheinlichkeit haben, während das Partnersample vermutlich zusätzlich einen gewissen Anteil falscher positiver Fälle enthält. Trotz der Problematik eines solchen Verfahrens kann es, etwa unter der Hypothese heterozygote Merkmalsträger mitzuermitteln, bei korrekter Beschränkung der Interpretation auf die gegebenen Voraussetzungen, vertretbar sein.

Tabelle 3. Konkordanzraten von Zwillingen mit Schizophrenie

Ausgangsdiagnose	Diagnose der Zwillingspartner	
Eng	Eng	Weit
EZ	25%	38%
ZZ	8%	12%

Quelle: Kringlen (1967).

Geht man dagegen von Fällen mit „weiter" Definition aus, dann sind in der Regel die Konkordanzraten für „eng", aber auch die für „weit" diagnostizierte Zwillingspartner relativ niedriger, weil vermutlich ein höherer Anteil „falscher positiver" Fälle im Ausgangssample enthalten ist.

Bei Surveys, die der Feststellung der psychischen Gesamtmorbidität dienen, kommt der operationalen Begrenzung der Falldefinition — wer ist psychisch krank und wer nicht — ein hoher Einfluß auf die Ergebnisse zu. Die unzureichende oder nicht interpretierbare Beziehung von Fallkategorien, die durch „Cut-off-Punkte" auf klinisch nicht validen Skalen gebildet wurden, zur klinischen Wirklichkeit wurde bereits angeschnitten. Wenn die Falldefinition auf der Basis klinischer Begriffe formuliert werden soll, steht der Untersucher vor der Entscheidung, welche Diagnosegruppen er der Gesamtkategorie „psychisch krank" zuordnen will. Dahinter verbergen sich Fragen danach, ob eine Herzinsuffizienz mit Verwirrtheitszuständen, ein Asthma bronchiale, ein seltener Alkoholexzess und ein Fall von „allgemeiner Nervosität" ohne sonstige Befunde zu den psychischen Krankheiten zählen. Weiter ist festzulegen, welcher Mindest-Anspruch von Strenge der Diagnose und Schwere der Störung für die Falldefinition erfüllt werden muß.

Kessel (1960) hat die Größenordnung des Einflusses einer engen und einer weiten Auslegung der Definition „psychisch krank" auf die Prävalenzraten anhand einer Untersuchung von 1000 Konsultationsfällen in Allgemeinpraxen dargestellt.

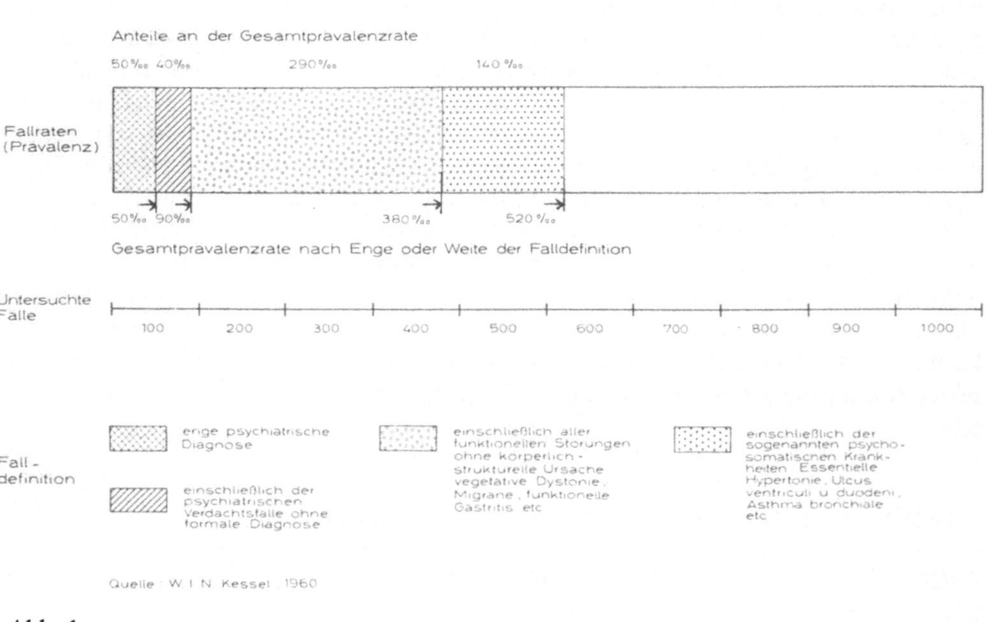

Abb. 1

Die Bedeutung der Anforderungen an die Falldefinition in der Psychiatrie könnte kaum eindrucksvoller exemplifiziert werden.

2.3.4 Die Einschätzung der Behandlungsbedürftigkeit

Zu zählen, wieviele Individuen welcher Kategorie der Versorgung bedürfen, ist eine zentrale Frage psychiatrischer Epidemiologie. Bei einer kleinen Anzahl von Krankheitszuständen fallen Falldefinition und Feststellung der Behandlungsbedürftigkeit zusammen. Die Diagnose Alkoholdelir oder akute Manie sagt meist zugleich aus, daß und welche Form (stationär) von Behandlung nötig ist. Die Diagnosen Anfallsleiden, chronischer Alkoholismus und manifeste endogene Depression begründen nur ein allgemeines Behandlungsbedürfnis, das für Planungszwecke noch einer Spezifizierung bedarf. Die Diagnose Neurose oder Persönlichkeitsstörung sagt über Behandlungserfordernisse für sich allein genommen so gut wie nichts aus.

Meßmethoden, die eine Einschätzung des Bedarfs an bestimmten Maßnahmen — etwa der Sonderpädagogik oder der Dauerpflege — erlauben, sind bisher nur für wenige, meist uni- oder oligodimensionale und stabile Defektzustände wie geistige Behinderung oder senile Demenz (Pflegebedürftigkeitsskala von Bergener u. Mitarb., 1975) vorhanden. An der überragenden Mehrzahl psychischer Krankheitszustände ist das Behandlungsbedürfnis nur durch ein Expertenurteil zu ermitteln.

Der Vorteil dieses Verfahrens liegt in seiner Praxisnähe, denn das Behandlungsbedürfnis wird von den jeweils gegenwärtigen Behandlungsmöglichkeiten mitbestimmt. Die Mängel des Verfahrens liegen einmal in den teilweise unterschiedlichen Meinungen von Psychiatern über die Art der erforderlichen Behandlung, im Extrembeispiel, ob Psychoanalyse, Gruppentherapie, Verhaltenstherapie, hormonelle oder operative Verminderung der Libido oder gar nichts bei Exhibitionismus wirksam sei. In den Grenzbereichen, etwa bei leichten Neurosen, Persönlichkeitsstörungen oder, wie schon dargelegt, bei Kriminalität, sind naturgemäß auch die Auffassungen, ob überhaupt Behandlungsbedürftigkeit vorliegt, geteilt.

Unterschiedlich ist außerdem die Beurteilung der Behandlungsbedürfnisse zwischen Experten, also Psychiatern einerseits und Allgemeinärzten andererseits (vgl. Dilling u. Mitarb., Zintl u. Mitarb., S. 109 ff. in diesem Band).

Aus diesen Gründen ist es bei fokusierten Untersuchungen, etwa zur Ermittlung des Bedarfs an Behandlungseinrichtungen für eine Krankheitsgruppe — z.B. chronische Alkoholiker —, erforderlich, die Behandlungsverfahren, ihre Indikation und die Fallkriterien,

Tabelle 4. Pflegeintensität und Spezialisierung von Einrichtungen der psychiatrischen Versorgung

	Intensität →			
Pflegeform und Einrichtung	kann selbst oder in Familie leben	Tagesstätte sonst zuhause	offenes Heim (Selbst- oder Teilselbstversorgung)	Pflegeheim (Vollversorgung Überwachung)
Behandlungsform	ambulant u. teilstationär		stationär: Allgemeinstation Intensivstation	
Behandlungseinrichtung	Hausarzt	Facharzt	Allgemein-Krankenhaus	Fachklinik
	← Spezialisierung		← Spezialisierung	

die eine Indikation erfüllen, vorher genau zu definieren. Bei Untersuchungen mit weiten Krankheitsspektren — beispielsweise Bedarfsermittlung für Behandlungs- und Pflegeeinrichtungen für psychogeriatrische Kranke — ist es unumgänglich, Bedarfskategorien zu bilden. Sie werden meist nach Intensität und Spezialisierung der notwendigen ärztlichen Krankenhaus- oder Heimversorgung eingeteilt.

In der Regel gibt schon die Einteilung in die Bedarfskategorien — keine; hausärztliche; fachärztliche; Krankenhaus- und Heimbedürftigkeit — eine Orientierung für Planungsfragen, zumal wenn ein beträchtlicher Anteil von Krankenhausinsassen unter veränderten Bedingungen als nicht mehr krankenhausbedürftig eingeschätzt wird (s. Bericht der Sachverständigenkommission Psychiatrie, 1975).

Die Entwicklung von alternativen Versorgungseinrichtungen wie Tageskliniken, Übergangs- und Wohnheimen hatte nämlich erhebliche Rückwirkungen auf die Funktion psychiatrischer Krankenhäuser und damit auf die Kriterien der Krankenhausbedürftigkeit.

2.3.5 *Die Feststellung der Diagnose (Fallidentifikation)*

Die Idealforderung an eine Fallidentifikationsmethode wäre, daß sie objektiv, quantitativ gültig, trennscharf und zuverlässig sein sollte. Im Regelfall erfolgt die Diagnose eher als Zuordnung zu qualitativ definierten Kategorien durch das Expertenurteil.Die psychiatrische Epidemiologie ist naturgemäß reich an Versuchen, dieses Verfahren zu objektivieren und zu quantifizieren. In der klassischen Testtheorie kommt der Untersuchung von Gültigkeit (Validität) einerseits, Trennschärfe und Zuverlässigkeit (Reliabilität) andererseits bei solchen Methoden, die den Kriterien der Objektivität und der Quantifizierbarkeit genügen, große Bedeutung zu. Gültig ist ein Verfahren zur Feststellung einer Diagnose, wenn es mißt, was es messen soll. Im Idealfall wird die Gültigkeit an einem Außenkriterium geprüft: etwa eine auskultierte Herzverbreiterung durch den Röntgenbefund, die Röntgendiagnose von Tumoren an Obduktionsbefunden, die Gültigkeit eines Intelligenztests an Schulleistungen oder an einem anderen, bereits standardisierten Test.

Der Psychiatrie stehen wenig natürliche externe Validierungskriterien, wie Obduktions-, Operations- oder Röntgenbefunde, zur Verfügung. Das Expertenurteil bzw. die im Interview ermittelte Diagnose muß deshalb immer noch als häufigstes Außenkriterium für die Validierung von Meßmethoden herhalten. Da die Zuverlässigkeit der diagnostischen Zuordnung in der Psychiatrie teilweise unbefriedigend ist und die Gültigkeit eines Verfahrens grundsätzlich nicht höher sein kann als seine Zuverlässigkeit, wird dieser Weg vielfach kritisiert. Die Verläßlichkeit dieses Verfahrens ist jedoch unterschiedlich zu beurteilen; sie hängt von dem jeweils empirisch überprüfbaren Grad der Zuverlässigkeit der Expertenurteile ab.

Wegen der Schwierigkeiten, manche psychiatrischen Krankheiten und Verhaltensabweichungen durch einheitliche Ursachen zu begründen oder nur präzise und trennscharf zu definieren und sie auf einfachen Maßstäben zu messen, wie das Körpergewicht oder den Winkel passiver Beweglichkeit bei einer Ankylose (Gelenkversteifung), wird häufig darauf verzichtet, die Gültigkeit eines Meßverfahrens direkt auf eine reale Krankheit oder Diagnose zu beziehen. An ihre Stelle tritt ein theoretisch begründetes oder/und operational definiertes Konstrukt. Es muß aber in adäquatem Zusammenhang mit Fragestellung, Meßvariablen und Design einer Studie stehen, um überhaupt eine Interpretation der gefundenen überzufälligen Beziehungen zu erlauben. Spitzer und Fleiss (1974) gehen in ihrer Studie zur Zuverlässigkeit psychiatrischer Diagnosen soweit, Diagnosen grundsätzlich als Konstrukte zu behandeln. Gültigkeit ist in diesem Bezug nur noch als „Nützlichkeit eines Systems — etwa der Klassifikation von Krankheiten — für seine verschiedenen Zwecke" definiert. Konstruktvalidität wird in erster Linie an internen Kriterien geprüft. Unter dem Gesichtspunkt der Nützlichkeit oder praktischen Bedeutung bleibt jedoch die Forderung zur externen Validierung mindestens im weiteren Forschungsfortschritt bestehen. Der beste Weg für die Beweisführung ist dabei die Formulierung von Voraussagen (Predictive validity) auf der Basis der getroffenen Annahmen und ihre Überprüfung im Rahmen prospektiver Studien. Genau besehen sind eine Reihe von Diagnosen in der Medizin als Krankheitskonstrukte zu verstehen, die aus beobachtbaren und beschreibbaren gemeinsamen Erscheinungsbildern (Syndromen und Merkmalsclustern) einerseits, gemeinsamen Verlaufs- und anderen Merkmalen andererseits gebildet wurden. Die begrenzte, in vieler Hinsicht unbefriedigende Zuverlässigkeit psychiatrischer Diagnosen ist oft und manchmal überpointiert formuliert worden (beispielsweise bei Szaz, 1960, der daraus den unzutreffenden Schluß zog, es gebe in Wirklichkeit keine psychischen Krankheiten; Spitzer u. Fleiss, 1974; Zubin, 1967; Beck u. Mitarb., 1962). Beck hat 1962 den Versuch unternommen, die Verteilung der Fehler in der Diagnosenzuordnung auf die wichtigsten Quellen zu schätzen. Er kommt zur Annahme, daß 62,5% zu Lasten der Nomenklatur, 32,5% zu Lasten des Diagnostikers und 5% zu Lasten des Patienten gehen. Diese Aussage gilt naturgemäß nur für die Situation um 1960.

Tatsächlich wirft die psychiatrische Klassifikation bis in die jüngste Zeit große Schwierigkeiten auf. Bis in die frühen Siebzigerjahre waren nationale oder lokale Diagnosenschemata, oft mit mehreren Varianten und mit unzulänglichen Verbesserungen (Häfner u. Kisker, 1964), in Gebrauch (Kendell, 1975). Sie enthielten teilweise unzureichende Definitionen oder Merkmalskataloge, und einige, wie das Diagn. u. Stat. Manual der APA, verwendeten auch nicht beobachtbare, sondern deutungsbedürftige „unbewußte" Vorgänge mit sehr niedriger Beurteilerübereinstimmung als Zuordnungskriterien. Die praktischen Folgen mangelhafter Eindeutigkeit haben Jakubaschk und Werner (1975) in der unterschiedlichen Übereinstimmung von Psychiatern hinsichtlich der dem diagnostischen Prozeß zugrunde gelegten Diagnosenkonzepte oder Merkmalskombinationen festgestellt.

Es soll auch nicht verschwiegen werden, daß einige prominente Psychiater die Überzeugung der Mehrheit, es gebe eine Reihe von unterscheidbaren psychischen Krankheiten, nicht teilen. Menninger (1963) nimmt beispielsweise einen radikal antiklassifikatorischen Standpunkt ein, der nur die Beschreibung des Verhaltens eines Individuums im Zusammenhang von Lebensgeschichte, aktueller Situation, individueller Reaktion und Abwehrformation zuläßt. Darauf lassen sich Kategorien von Fällen als Grundlage für Voraussagen und regelhafte Behandlungsmaßnahmen ebenso wenig gründen wie epidemiologische Forschungsprojekte.

Konsequenter und im Ergebnis der Menningerschen Auffassung vergleichbar, verfuhren Szaz (1960) und — in früheren Veröffentlichungen — Keupp (1972). Sie knüpften vereinfachend an die Interaktionstheorie des Soziologen Scheff (1960) an und meinten, psychiatrische Diagnosen seien im wesentlichen Etiketten, vergeben von denjenigen, die von der Gesellschaft oder ihrer dominierenden Kultur den Auftrag zur Kontrolle abweichenden Verhaltens übertragen bekamen. Etikettierung aber kann Verstärkung und Fixierung ablehnender Reaktionen der Gesellschaft und als Folge davon Verstärkung des abnormen Verhaltens beim betroffenen Individuum bewirken. Krankheitskarriere wird so als weitgehend auswegloser Lernprozess im gegenseitigen Verstärkersystem der Interaktion zwischen dem abweichenden Individuum und der ablehnenden Gesellschaft einschließlich ihrer Kontroll- und Etikettierungsinstitution Psychiatrie verstanden.

Die zugrundeliegenden Untersuchungen von Scheff befaßten sich nicht eigentlich mit der Entstehung von Diagnosen, soweit diese krankhafte Abweichungen oder Zustände bezeichnen. Scheff spricht in diesem Zusammenhang auch von „residualen" Abweichungen, die keine klar definierten Normübertretungen darstellen. Er ging vielmehr von der Frage nach dem sozialen Sichtbarwerden abweichenden Verhaltens — in der Psychiatrie: Laienüberweisung, Inanspruchnahme von Einrichtungen — und nach der Verfestigung von Verhaltensmustern aus. Er hat mit seinem Ansatz und seinen Untersuchungen wesentliche heuristische Voraussetzungen zur Aufklärung sekundärer psychischer Veränderungen, etwa bei chronisch Schizophrenen, und zur Erklärung von Patientenkarrieren beigetragen.

Obwohl die Unterscheidung in manchen Bereichen erhebliche Schwierigkeiten bereitet, müssen zwei Ebenen grundsätzlich getrennt werden: Die Ebene des Ursprungs von Krankheiten oder — in der Sprache Scheffs — die Ebene residualer Abweichungen einerseits und die Ebene der Entstehung abweichenden Verhaltens als Folge von sozialen Interaktionsprozessen andererseits. Krankheitsbedingte Devianz kann, was sich an den Karrieren Schizophrener und Schwachsinniger zeigen ließ, — soweit sie „sozial sichtbar" wird — durchaus den Anstoß zu negativen sozialen Reaktionen geben. Welches abweichende Verhalten — ausgedrückt in psychiatrischen Diagnosekategorien — allein aus Lernprozessen sozialer Interaktion hervorgeht, ist eine offene Frage der Forschung. Andererseits wäre es absurd anzunehmen, alle Formen abweichenden Verhaltens seien Ergebnis gesellschaftlicher Reaktionen. Ein großer Teil psychischer Krankheiten — beispielsweise die meisten Depressionen — wird unabhängig davon, ob ihre Ursache bekannt ist — in der Regel auch nach der Etikettierung nicht mit einer negativen gesellschaftlichen Reaktion beantwortet. Es gibt überdies Hinweise darauf, daß die Bereitschaft zu negativen Reaktionen auf Verhalten, das als psychisch krank etikettiert wird, in einzelnen Gesellschaften zurückgeht. Es ist anzunehmen, daß dadurch interaktionsbedingte Verhaltensweisen oder Sekundärveränderungen, nicht aber primäre Morbidität, an Häufigkeit abnehmen.

Die Bedeutung positiver sozialer Verstärker, die in der Verhaltenstherapie eine ausschlaggebende Rolle spielen, ist in der Interaktionstheorie bisher nicht zureichend rezipiert worden. In der Entstehung von Drogenabhängigkeit und Alkoholismus spielen beispielsweise die positive Bewertung dieser abweichenden Verhaltensmuster, ihre Belohnung durch Gruppenintegration — nur teilweise im Rahmen einer Subkultur — eine ausschlaggebende Rolle (WHO-Report: Epidemiology of Drug Dependence, 1973). Die Brücke zur Lerntheorie ist auch im Hinblick auf die Frage noch zu schlagen, unter welchen Bedingungen negative soziale Reaktionen abweichendes Verhalten verstärken oder auslöschen können.

2.3.6 Die Grundlagen psychiatrischer Diagnosen

Historisch gesehen ist die gegenwärtige psychiatrische Nomenklatur relativ jung. Sie geht auf Kahlbaum und Kraepelin zurück. Die Gegenposition Hoches — er warf Kraepelin vor, daß eine trübe Flüssigkeit durch Umgießen von einem Glas ins andere nicht klarer werde — ging zwar mit der Annahme des „Würzburger Diagnosenschemas" durch die Deutsche Gesellschaft für Nervenheilkunde unter. Sie fand jedoch eine Fortsetzung in den immer wieder auftauchenden Spekulationen um die Einheitspsychose (Conrad, 1958) oder das „neuro-psychiatrische Gesamtsyndrom" (Wieck, 1974). Die Neigung, unscharfe Grenzbereiche zwischen Diagnosen durch Zwischenbegriffe als neue Krankheiten zu konstituieren — etwa die „schizoaffektiven Psychosen", die „endoreaktiven" oder „endomorphen Dys-thymien" (Weitbrecht, 1973) —, ist bis in die Gegenwart nicht überwunden. Kendell ver-gleicht sie bissig mit der Annahme eines „Tuberculoplasmas" als „Krankheit" zwischen Tuberkulose und Neoplasma bei einem Patienten, der über Husten und blutigen Auswurf klagt und eine unscharfe Röntgenverschattung in Hilusnähe aufweist.

Ein hervorstechender Grund dieser Uneinigkeit hinsichtlich der Diagnosenklassifika-tion liegt zweifellos in der geringen Übereinstimmung der Psychiater hinsichtlich mancher Grundannahmen ihrer Krankheitslehre (Kendell, 1975), und diese wiederum hat mit der immer noch spärlichen empirisch-wissenschaftlichen Orientierung zu tun: Eine einiger-maßen valide und allgemein akzeptable Diagnosenklassifikation muß grundsätzlich vor-handenes Wissen maximal aufnehmen, auch wenn es auf verschiedenen Ebenen gewonnen worden ist; auf vorwiegend theoretisch begründete Konstrukte und nur lokal verbreitete Einteilungskriterien muß sie jedoch radikal verzichten. Die achte und neunte Revision des psychiatrischen Teils der ICD — auch wenn sie noch manchen Ballast enthalten, der beispielsweise zu mehreren Überschneidungen von Diagnosenkategorien führte — kom-men diesem Ziel erheblich näher als alle nationalen System psychiatrischer Nomenklatur.

Die Kritik am System psychiatrischer Diagnosen und an der teilweise unzureichenden Zuverlässigkeit diagnostischer Urteile ist bis in die Gegenwart hinein häufig zu undifferen-ziert und meist in Unkenntnis der Komplexität dieses Problems, das übrigens in den Nach-bargebieten der Medizin durchaus Parallelen aufweist, formuliert worden (Dörner, 1972).

2.3.7 Probleme der Klassifikation

Medizinische Klassifikationssysteme sind nicht, wie manche Bibliothekskataloge, aus der systematischen Einteilung von Krankheiten in logische Klassen hervorgegangen. Sie sind weder umfassend — die Restkategorie der unbekannten oder nicht zuordenbaren Krank-heiten ist groß —, noch in allen Teilen exklusiv. Ihre Diagnosenkategorien überschneiden sich nicht selten. Ihr Ursprung ist weitgehend unsystematisch: Die Beschreibung regel-haft wiederkehrender Merkmalskombinationen mit charakteristischem Verlauf, die Ent-deckung von Organbefunden als Grundlage einer Vielfalt von Funktionsstörungen und der Nachweis eines Erregers sind Beispiele, auf welchen Wegen es zur Entstehung, Ver-einheitlichung oder Differenzierung von Diagnosen kam. Im Laufe der Zeit ist dieses viel-fältige und überaus heterogene medizinische Wissen unter wiederholten Ordnungsbemü-hungen zu komplexen Diagnosenschemata zusammengewachsen. Eine gewaltsame Ordnung im Sinne einer logisch umfassenden Klassifikation ist auch deshalb unmöglich, weil sie zum Verlust praktisch unersetzlicher Informationen, die in den heterogenen Krankheitsvorstel-lungen stecken, führen würde.

Die Beispiele haben bereits deutlich gemacht, wie unterschiedlich die Ebenen sind, auf denen Diagnosen bzw. Krankheitskonstrukte angesiedelt sind. Auch der Kochsche Bazillus als einheitliche Noxe der Krankheit „Tuberkulose" steht hinter unterschiedlichen Organ-manifestationen und Verlaufsformen, die großenteils einmal als eigenständige Krankheiten — vom Lungenspitzenkatarrh über die Phthise bis zur chronischen Meningitis — angesehen worden waren.

Natürlich kann auch ein einheitliches Krankheitsgeschehen vielfältige Grundlagen haben. Eine Serie generalisierter Krampfanfälle kann beispielsweise auf Hypoglykämie, auf Alkoholentzug beim Trinker, auf eine Hirnverletzung, auf die Spirochaeta pallida bei progressiver Paralyse oder auf eine centrencephale Epilepsie zurückgehen. Diese Vielschichtigkeit des realen Krankheitsgeschehens, die vermutlich in weiten Bereichen der Psychiatrie noch unzureichend aufgeklärt ist, schafft große Probleme für eine Kategorisierung der Diagnosen.

Für wissenschaftliche, insbesondere epidemiologische Zwecke müssen die untersuchten Diagnosenkategorien einige Grundforderungen erfüllen: Sie sollen präzise, umfassend und exklusiv sein, d.h. sie müssen als Grundlage zuverlässigen Diagnostizierens klar definiert sein, möglichst alle Fälle der bezeichneten Krankheit und möglichst keinen Fall, der eine andere oder keine Krankheit hat, umfassen. Diese Forderungen sind kaum zu erfüllen, wenn in einem Ordnungssystem einzelne Diagnosen gleichzeitig auf mehreren Kategorisierungsebenen vertreten sind — etwa ein pseudotetanischer Anfall nach Partnerkonflikt unter „situative Reaktion" (307) nach Anlaß, als „Konversionssyndrom" (300.1) nach Neurosenstruktur oder als „psychogene Hyperventilation" (305.2) nach dem betroffenen Organsystem. Die Versuche, dieses Dilemma zu lösen, sind zahlreich (s. Kendell, 1975). Ein Vorschlag, der keinen Verlust an klinischer Information bringt, ist die triaxiale — inzwischen fünfaxiale — Klassifikation für die Kinderpsychiatrie von Rutter und Mitarbeitern (1969, 1975) (I. Klinisch-psychiatrisches Syndrom, II. Spezifische Entwicklungsverzögerungen, III. Intelligenz, IV. Somatische Bedingungen, V. Abnorme psycho-soziale Bedingungen). Mit der getrennten Dokumentation dieser Ebenen werden eine beträchtliche Zahl vieldeutiger Hauptdiagnosen vermieden. Auch wenn noch viele Fragen offen bleiben, wäre dies ein Schritt der Verbesserung. Vorerst ist noch nicht abzusehen, ob sich dieser Vorschlag in der Kinderpsychiatrie durchsetzt und ob er sich schließlich auf die gesamte Psychiatrie auswirken wird; immerhin zeigt die Mannheimer Fallregisterstudie von Klug und Mitarbeitern (s.S. 195 ff. dieses Bandes) zur Übergangswahrscheinlichkeit psychiatrischer Diagosen, daß einige in der ICD gut definierte Diagnosenkategorien gegenüber den entmutigenden Ergebnissen der Fünfziger- und Sechzigerjahre in der Praxis eine befriedigende Stabilität aufweisen.

In der Darstellung der Vielschichtigkeit von Krankheiten = Diagnosekonstrukten haben wir zunächst die Schwierigkeiten, ein brauchbares Diagnosenschema zu gewinnen, in den Vordergrund gestellt. Darüber darf nicht übersehen werden, daß die Entdeckung von Parallel-Befunden oder Ursachen, die mit den zunächst deskriptiv formulierten Krankheitsbildern verbunden sind, eine wesentliche Verbesserung von Validität und Zuverlässigkeit der Diagnosen brachte. Gegenüber den besonders vielgestaltigen, aber monoätiologischen oder den erscheinungsbildlich einheitlichen, aber polyätiologischen Krankheiten Tuberkulose und „cerebraler Anfall" gibt es ideale Beispiele einfacher Zuordnungen: Das Mongolismussyndrom erwies sich durch eine Trisomie oder ein Translokationssyndrom der kleinen Chromosomen verursacht, dem generalisierten Krampfanfall entspricht im EEG ein unverkennbares Muster steiler Wellen mit hohem Potential, unabhängig von der Ursache. Das bedeutet, daß in diesen Fällen nach einer deskriptiven Diagnose valide Untersuchungsmethoden auf anderer Ebene zur Verfügung stehen, die meist zu einer beträchtlichen Erhöhung der Zuverlässigkeit führen, zumal wenn sie objektiv sind und den Beurteilungsfehler der Untersucher ausschalten.

Es zählt zu den tragischen Entwicklungen dieses Faches, daß die Psychiatrie den größten Teil der auf solche Weise geklärten und damit relativ zuverlässig diagnostizierbaren Krankheiten an ihre Schwesterdisziplinen abgegeben hat. So liegt die Versorgung der Chromosomen- und Enzymanomalien, der Perniciosa-Psychosen, der luischen Erkrankungen des Zentralnervensystems, der Hirntumoren und Hirngefäßerkrankungen, der Avitaminosen und chronischen Vergiftungen, zumindest soweit sie erfolgreich behandelbar sind, großenteils nicht mehr in psychiatrischen Händen. Was der Psychiatrie verblieb, ist stark angereichert durch „Krankheiten ohne nachgewiesene Begleitbefunde oder ohne bekannte Ursachen" und – hier besteht ein Zusammenhang – ohne kausale oder pathophysiologisch geklärte Behandlungsmöglichkeiten. Mit der Bürde einer solchen Diagnosenselektion belastet, trifft die Psychiatrie der Vorwurf unbefriedigender Zuverlässigkeit ihrer Diagnosen sachlich teilweise zu Recht, aber keineswegs gerecht. Überdies hat diese einseitige Selektion der Krankheiten, die der psychiatrischen Verantwortung belassen wurden, vermutlich schwerwiegende praktische Konsequenzen für die psychiatrischen Krankenhäuser und selbst für die Rekrutierung und Einstellung der Psychiater selbst gehabt.

Das alte Problem der Krankheitseinheiten – sie waren in der Medizin des letzten Jahrhunderts auf Organbefunde oder Erreger orientiert und gewannen bei Kraepelin (1909) die Bedeutung von Syndrom-Verlaufseinheiten – kann auch heute nicht über Bord geworfen werden. Die Forderung, eine Diagnose an ein einheitliches Geschehen zu knüpfen, das Voraussagen und Interventionen (Behandlung) erlaubt, sei es auf psychologischer, physiologischer oder auf einer anderen Ebene, ist ein selbstverständliches Ziel. Eine einheitliche Ätiologie ist eher ein Glücksfall als die Regel. Innerhalb und außerhalb der Psychiatrie müssen polyätiologische und polymorphe Krankheiten akzeptiert werden. Die meisten Krankheitskonstrukte der Psychiatrie sind, wie deutlich wurde, großenteils deskriptiv definiert, weil vorerst keine diagnosenrelevanten Befunde auf einer anderen als der Erscheinungsbild- und Verlaufsebene bekannt sind. Dies gilt vor allem für endogene Psychosen, Neurosen und Persönlichkeitsstörungen. Damit gewinnt die epidemiologische Analyse, welche Querschnittsmerkmale zuverlässig faßbar und charakteristisch sind und welche schließlich prädiktiven Wert im natürlichen Verlauf aufweisen, große Bedeutung für eine präzise und vergleichbare Definition (International Pilot Study of Schizophrenia, 1976). Für das zuverlässige Diagnostizieren gewinnt die Wahrnehmungsschulung, das identische Verständnis des standardisierten Beurteilungskatalogs und seine regelhafte und erschöpfende Anwendung durch Interviewertraining ausschlaggebende Bedeutung (Wing u. Mitarb., 1974).

In der Praxis haben epidemiologische Forschungsprojekte meist einen von zwei Schwerpunkten: Entweder sie legen das Schwergewicht auf eine präzise Definition und zuverlässige Identifizierung und gegebenenfalls auch auf eine Graduierung eines oder weniger Krankheitsbilder. Dies ist besonders bei experimentellen, evaluativen oder ätiologischen Fragestellungen, aber auch bei Untersuchungen zum natürlichen Verlauf oder zum Versorgungsbedarf einzelner Krankheiten der Fall. Im vorliegenden Band entspricht diesem Modell vor allem die Untersuchung von Geistigbehinderten in Mannheim (Liepmann u. Mitarb.). Oder sie zielen auf eine umfassende Feststellung psychischer Morbidität ab. Dann ist nach dem gegenwärtigen Stand unseres Wissens die Experteneinschätzung oder die Anwendung von standardisierten Verfahren, die darauf gründen, der einzig praktikable und in seinen Ergebnissen sinnvoll interpretierbare Weg. Die Erhebungen an der Klientel von Allgemeinpraxen durch Zintl und Mitarbeitern in Mannheim bzw. Dilling und Mitarbeitern in Oberbayern mit dem Goldberg-Cooper-Interview folgen dieser Linie.

Ein bedeutsamer Versuch, Schwierigkeiten der Zuordnung zu komplexen Diagnosen zu vermeiden, ist schließlich in der Identifikation von klar definierbaren Einzelsymptomen zu sehen. Naturgemäß sind einige Probleme wie Trennschärfe, Erfassung und Graduierung von Intensität auf dieser Ebene leichter lösbar. Sinnvoll sind jedoch nur solche Symptome, die praktisch relevant sind, entweder weil sie gezielt behandelbar sind, weil sie als Indikatoren oder Prädiktoren von Krankheiten bzw. vergleichbaren komplexen Störungen dienen können oder weil sie selbst bereits eine krankheitsähnliche Kategorie von Fällen konstituieren. So haben beispielsweise die Erhebungen von Agras und Mitarbeitern (1969, 1972) über Häufigkeit, Alters- und Geschlechtsverteilung verschiedener Phobien in der Bevölkerung oder die Untersuchungen von Shepherd und Mitarbeitern (1971) und Rutter und Mitarbeitern (1966) über die Häufigkeit bestimmter Verhaltensmerkmale wie Einnässen, Nägelkauen etc. an Kindern verschiedener Altersstufen sehr aufschlußreiche Ergebnisse gebracht. Schließlich ist in diesem Zusammenhang zu berücksichtigen, daß bestimmte Symptome unter der Normalbevölkerung so häufig sind, beispielsweise Gewitterängste nach den Befunden von Agras und Mitarbeitern oder Magenbeschwerden bei Mädchen im Pubertäts- bis Nachpubertätsalter (Shepherd u. Mitarb., 1971), daß sie nicht als Krankheitsmerkmal angesehen werden können. In diesem Zusammenhang wird auch die schwierige Aufgabe der Epidemiologie deutlich, an und neben den klinischen Krankheitsvorstellungen die Trennung von charakteristischen Merkmalen und nicht krankheitsspezifischen oder gar ubiquitären Symptomen und Beschwerden weiterzutreiben.

2.3.8 Hierarchische Prinzipien einzelner psychiatrischer Diagnosen

Das Kapitel über Diagnosen in der Psychiatrie kann nicht abgeschlossen werden ohne Hinweis auf die Tatsache, daß wichtige Krankheitskonstrukte mindestens im Querschnittsbild nicht gleichwertig nebeneinander, sondern in hierarchischer Beziehung zueinander stehen. Die Diagnose einer exogenen Psychose schließt beispielsweise das Bestehen endogen-psychotischer und neurotischer Symptome, die Diagnose einer endogenen Psychose das Bestehen neurotischer Verhaltensweisen ein. Nach diesem Entscheidungsprinzip verfahren auch Computerprogramme für psychiatrische Diagnosen, beispielsweise Diagno (Spitzer u. Endicott, 1968, 1969) und Catego (Wing u. Mitarb., 1974). Im begrenzten Umfang beeinflußt ein hierarchisches Prinzip auch die Zuordnung zur Diagnosengruppe der Schizophrenien (ICD 295) gegenüber den endogen depressiven und manischen Erkrankungen (ICD 296). Wenn einmal Symptome ersten Ranges die Diagnose einer Schizophrenie ausgelöst haben, werden depressive oder manische Symptome dieser Krankheit zugeordnet. Selbst im weiteren Verlauf werden sie in der Regel als schizophrene Depression o.dgl. und nicht als neue Erkrankung aus dem Kreis der uni- oder bipolaren affektiven Psychosen diagnostiziert. Das bedeutet, daß die Wahrscheinlichkeit des Übergangs einer affektiven Psychose zur Schizophrenie im langfristigen Verlauf allein aus Gründen der Diagnosenhierarchie wesentlich höher ist als der umgekehrte Fall, der Übergang einer Schizophreniediagnose in diejenige einer affektiven Psychose. Das schlägt sich in den Ergebnissen vieler klinischer Verlaufsstudien (etwa Huber u. Mitarb., 1976) nieder, meist ohne ausdrücklich Berücksichtigung zu finden.

Eine solche logische Beziehung von Diagnosen untereinander, die sich auf Übergangswahrscheinlichkeiten auswirken muß, sagt selbstverständlich über die tatsächliche Beziehung der vermutlich zugrundeliegenden Krankheiten zueinander nicht viel aus. Geht man nur von der vereinfachenden Annahme aus, daß beide Krankheitsgruppen unabhängig voneinander existierten, dann läge die Erwartungswahrscheinlichkeit, daß ein Individuum im Laufe seines Lebens an beiden Leiden erkrankte, in einer Größenordnung von 1:100.000 bezogen auf die Gesamtbevölkerung. Bezieht man diese Definition auf alle einmal Erkrankten, so könnte ungefähr jeder 50. bis 100. Schizophrene zusätzlich eine affektive Psychose haben oder entwickeln. Sicher wäre diese Fehlerquelle für Morbiditätsstudien tolerabel, nicht aber für therapeutische Entscheidungen.

2.3.9 *Zuverlässigkeit von Diagnosen und ihre praktischen Folgen für die epidemiologische Forschung*

Bringt man schließlich die Ergebnisse der Zuverlässigkeitsuntersuchungen, wie es Spitzer und Fleiss (1974) und Kendell (1975) getan haben, auf einen vereinfachenden Nenner, so bleibt, daß bei präziser Definition die meisten „organischen" Diagnosen, geistige Behinderung verschiedenen Grades und die Diagnose Schizophrenie durch Routinetests (Intelligenz) oder von gut trainierten Untersuchern mit hinreichender Übereinstimmung gestellt werden. Soweit Daten über diese Diagnosen unter einigermaßen standardisierten Voraussetzungen gesammelt werden — etwa in Krankenhausstatistiken, Fallregistern etc. —, ist ihre epidemiologische Analyse und Verarbeitung in der Regel vertretbar. Dies gilt, wie die „International Pilot Study of Schizophrenia" der WHO zeigte, unter gewissen Voraussetzungen sogar für den internationalen Vergleich von Schizophreniedaten. Wenn allerdings die nationalen Schemata in ihren Kriterien für die betreffenden Diagnosen erheblich voneinander abweichen, dann führt dies auch zu erheblichen Unterschieden in den Prävalenzraten, wie das US-UK Projekt (Cooper u. Mitarb., 1972) zeigte. Natürlich sind Primärerhebungen, die im gleichen Setting mit denselben trainierten Untersuchern und mit standardisierten Verfahren durchgeführt werden, grundsätzlich zuverlässiger.

Für Diagnosen aus der Gruppe der affektiven Psychosen, der Neurosen und Persönlichkeitsstörungen sind großenteils über die ICD hinausgehende präzisierende Definitionen und besondere Beurteilungs- oder Meßverfahren erforderlich, die die klinische Routine übersteigen. Ein Teil dieser Diagnosen ist durch verbesserte Dokumentationssysteme, z.B. AMP-System, und Interviewertraining mit befriedigender Zuverlässigkeit zuordenbar. Es verbleibt ein beachtlicher Rest vor allem leichterer psychischer Störungen, deren Zuordnung zu differenzieren großenteils noch nicht zuverlässig möglich ist. Hier ist auch die Frage nach trennscharfen Unterscheidungen bestimmter Erscheinungsbild-Verlaufseinheiten = Diagnosen noch nicht immer befriedigend beantwortet. Die Unterkategorisierung der dreistelligen Diagnosekategorien 300, 301 und 305 könnte man sich, von einigen zuverlässig diagnostizierbaren Ausnahmen wie Zwangsneurosen und dissoziale Persönlichkeit abgesehen, auch anders vorstellen. Um dieser Schwierigkeit zu entgehen, verzichten die meisten epidemiologischen Untersuchungen auf eine Untergruppierung dieser dreistelligen Diagnosen und fassen die ähnlichen und schwer unterscheidbaren Kategorien 300, 301, 305 und 307 zusammen oder bilden — was problematischer ist — eine Restkategorie, die alle Fälle umfaßt, die nicht den Schwachsinnsformen, den organischen und endogenen Syndromen zugeordnet werden können. Diese Unterschiede erklären manche Ungereimtheiten bei Ergebnisvergleichen.

2.4 Datenerhebung in der Epidemiologie

Epidemiologische Untersuchungen werden entweder als Primärerhebungen durchgeführt. In diesem Fall werden die Daten durch den Untersucher oder seine Mitarbeiter selbst erhoben. Oder sie werden als Sekundärerhebungen an Daten durchgeführt, die bereits vorliegen und meist zu anderen als wissenschaftlichen Zwecken gesammelt wurden. Der Vorteil von Primärdaten liegt in der Möglichkeit ihrer überprüfbaren und erschöpfenden Erhebung durch kontrollierbare Erheber und standardisierte Meßmethoden in einheitlichem Setting. Diese Voraussetzungen sind bei Sekundärdaten, die meist von zahlreichen Personen mehr oder weniger anweisungsgerecht in unterschiedlichen Situationen dokumentiert werden, so gut wie nie vollzählig erfüllt. Hypothesengeleitete analytische Untersuchungen an begrenzten Fallzahlen, vor allem Kreuzvergleichs-, prospektive und Interventionsstudien, werden deshalb in der Regel als Primärerhebungen angelegt.

2.4.1 Anreicherung von Daten für Primärerhebungen

Der Nachteil von Primärerhebungen ist, daß sie aufwendig sind und deshalb kaum je als Totalerhebungen an großen Bevölkerungszahlen durchgeführt werden können. Aus diesem Grunde ist bei Projekten, die Fälle zur Direktuntersuchung aus einer größeren Population benötigen, vor allem wenn die Verbreitung relativ seltener Merkmale ermittelt werden soll (z.B. Morbiditätsstudien), die Anwendung arbeitssparender Reduktionsverfahren erforderlich. Wenn die Merkmalshäufigkeit eine ausreichende Zahl von Untersuchungsfällen erwarten läßt, kann eine Stichprobe gezogen werden. Jedes Individuum der Grundgesamtheit sollte die gleiche Chance haben, in die Stichprobe zu gelangen, so daß diese die Verteilung der Merkmale in der Grundgesamtheit mit schätzbarer Fehlerrate widerspiegelt. Bei seltenen Merkmalen kann ein vorgeschaltetes Siebverfahren zur Anreicherung der Untersuchungsgruppe mit Merkmalsträgern führen, deren Verteilung damit gegenüber der Gesamtheit in der Regel verändert wird. Wenn es gelingt, mit Hilfe eines Siebverfahrens praktisch alle Merkmalsträger in der untersuchten Bevölkerung zu erfassen, werden Verteilung und Häufigkeitsrelation zur Grundgesamtheit unverzerrt erhalten. Davon konnten wir beispielsweise bei der Ermittlung von Tötungshandlungen Geisteskranker und Geistesschwacher über Kriminalämter, Staatsanwaltschaften und psychiatrische Krankenhäuser der Bundesrepublik ausgehen (Böker u. Häfner, 1973). Ähnliche Voraussetzungen liegen bei einigen schweren Krankheiten vor. Hier kann die Inanspruchnahme aller in Frage kommender Versorgungsdienste einer definierten Bevölkerung — ausgehend von der Vermutung, daß sie an 100% herankommt — ein Screening ersetzen.

Eine Totalerhebung von Merkmalsträgern durch ein Screeningverfahren — in den beiden Beispielen ist sie einer Sekundärerhebung gleichzusetzen — ist nur selten möglich, hat aber einen erheblichen praktischen und wissenschaftlichen Nutzen. Die ermittelten Morbiditätszahlen können beispielsweise direkt in Raten je Bevölkerungseinheit umgerechnet werden. Kumulative psychiatrische Fallregister haben neben anderen Zielen auch dies: fortlaufend aus einer definierten Bevölkerung möglichst alle psychiatrischen Fälle zu ermitteln, um sie zur intensiveren Untersuchung oder für die Bildung unverzerrter Stichproben vorzuhalten. Die Untersuchungen von Wing und Mitarbeitern (1964) über Verlaufsprognosen Schizophrener an einem bevölkerungsbezogenen Sample Entlassener oder die Auswahl einer repräsentativen Stichprobe nicht-hospitalisierter, arbeitsloser Personen mit schizophrenen Restzuständen für eine evaluative Rehabilitationsstude (Wing u. Mitarb., 1972) sind Beispiele dafür.

2.4.2 Sekundärerhebungen

Die Sekundäranalyse statistischer Daten, etwa von Mortalitätsstatistiken, ist ein klassisches Forschungsfeld der Epidemiologie. Die Zuverlässigkeit solcher Daten ist sehr unterschiedlich, weshalb ein globales Urteil über die Güte immer problematisch ist. Die wichtigste Voraussetzung unbeschränkter epidemiologischer Verwendbarkeit von Statistiken ist, daß die adäquate Grundgesamtheit bekannt und die Merkmalsträger vollständig erfaßt sind. In der deutschen Bevölkerungsstatistik ist diese Bedingung für demographische Daten wie Alter, Geschlecht und Personenstand erfüllt. Schwieriger ist es bei der Haushaltsgröße und vollends beim Krankenstand. Das statistische Bundesamt ergänzt deshalb seine Zensusdaten durch eine repräsentative Mikrozensusuntersuchung mit intesiverer Erhebung von Haushalts- und Morbiditätsmerkmalen.

In der Mortalitätsstatistik ist zwar der Bezug zur adäquaten Grundgesamtheit gewährleistet, die Vollständigkeit und Zuverlässigkeit der Erfassung der Todesursachen ist jedoch unterschiedlich. Kann man davon ausgehen, daß Verkehrstodesfälle zu fast 100% erfaßt werden, so liegt die Dunkelziffer bei Selbstmord relativ hoch. Das schließt Untersuchungen über Zusammenhänge von Selbstmordraten mit einigen anderen Variablen bei einigermaßen konstanten Dokumentationsbedingungen nicht aus. Das Absinken der Selbstmordziffern, vor allem während der Kriegsjahre, und der Anstieg während der Wirtschaftskrise 1929/32 (Häfner, 1974) geben wahrscheinlich eine zutreffende Assoziation wieder. Der Vergleich über verschiedene Dokumentationssysteme hinweg, etwa zwischen Ländern, ist dagegen fragwürdig. Am unzuverlässigsten sind Todesursachenraten, die auf schwierig feststellbaren oder trennunscharfen Diagnosen beruhen, etwa ,,Altersschwäche", oder die aus ärztlich schlecht versorgten Ländern stammen.

Auf Sekundärerhebungen aus psychiatrischen Einrichtungen (Inanspruchnahme Surveys, Krankenhausstatistiken usw.) wird weiter unten eingegangen werden. Statistiken mit sozialen oder sozialrechtlichen Merkmalen (z.B. Arbeitslosen-, Erwerbslosen-,Krankenstandsstatistiken) sind häufig auf eine Teilpopulation bezogen, deren Zusammensetzung hinsichtlich wichtiger demographischer Merkmale nicht immer exakt bekannt ist.

Arbeitslosenquoten sind beispielsweise in der Bundesrepublik auf die berufstätige Bevölkerung, in anderen Ländern auf die Gesamtzahl der Berufsfähigen bezogen. Nicht selten entstehen dem Epidemiologen Probleme mit dem Nenner selbst bei Morbiditätsstudien in gut definierten Bevölkerungen, etwa wegen Veränderungen im Zeitverlauf der Untersuchung durch Todesfälle oder Migration. Weil die Zensusdaten nur alle 5 Jahre neu erhoben werden, erfolgt in der Zwischenzeit eine Fortschreibung der Bevölkerungszahl. Das Statistische Bundesamt errechnet beispielsweise die mittlere jährliche Durchschnittsbevölkerung aus dem arithmetischen Mittel der fortgeschriebenen monatlichen Bevölkerungszahlen. Bei starken Veränderungen ist das geometrische Mittel der adäquatere Wert. Zuweilen ist der Nenner, etwa wenn es um die Umweltabhängigkeit von Krankheitsepisoden und damit auch um die Risikozeit je Individuum geht, nicht mehr alleine durch eine Personenzahl auszudrücken. Es wird dann notwendig, die unterschiedliche Expositionszeit in den Nenner einzubeziehen, was beispielsweise durch Probandenjahre (Reid, 1966) – das Produkt aus Risikobevölkerung und Expositionsjahren auf Individualbasis ermittelt – geschehen kann.

Kaum eine Fehlerquelle ist in den epidemiologischen Veröffentlichungen so oft anzutreffen wie der Vergleich von Daten oder Raten mit verschiedenen, nicht vergleichbaren Bezugseinheiten (Nenner). Häufige Beispiele sind die Zahl der Fälle, die von der Zahl der Diagnosen verschieden ist, wenn mehr als eine Diagnose im Einzelfall gegeben wurde, oder die Aussage: 10% der Familien einer Kleinstadt stellen 50% der Sonderschulkinder – weil einmal von Familien, das andere Mal von Kindern ohne Berücksichtigung der Anzahl schulpflichtiger Kinder je Familie ausgegangen wird (Beispiel von Pflanz, 1973) –, und schließlich: Bei Geschwisterreihenuntersuchungen müssen Anzahl und Altersaufbau der verschiedenen Geschwisterränge berücksichtigt werden.

Die Verwendung von Sekundärdaten ist ein unverzichtbarer Bestandteil epidemiologischer Forschung. Viele Studien mit Primärerhebungen gehen von Sekundärdaten aus. Gründliche epidemiologische Kenntnis und ein großes Stück Wissen über das Zustandekommen der Daten sind jedoch Voraussetzung für die Beurteilung ihrer wissenschaftlichen Verwendbarkeit und ihrer Qualität.

2.4.3 Feldstudien und Inanspruchnahmeuntersuchungen

Morbiditätsstudien sind im Idealfall als Primärerhebungen an der Gesamtbevölkerung durchzuführen. Dies ist jedoch nicht nur ein aufwendiges Unterfangen, das durch Stichprobenuntersuchungen und andere Reduktionsverfahren nur dann vereinfacht werden kann, wenn die Größe der untersuchten Gruppe den erwarteten Merkmalshäufigkeiten entspricht. Es hat überdies mit den Mühen und Schwierigkeiten des Aufsuchens der zu Untersuchenden, des Eindringens in ihre Privatsphäre, mit Verweigerungen und mit einem stets wechselnden Setting zu rechnen. Zudem ist es selbst auf skandinavischen Inseln nicht möglich, die untersuchte Bevölkerung während längerer Risikoperioden wirklich konstant zu halten. Der hohe Aufwand einer Feldstudie ist deshalb nur sinnvoll, wenn die erhofften Ergebnisse nicht auf einfachere Weise in ausreichender wissenschaftlicher Qualität gewonnen werden können. Anders sind kleine, meist analytische Feldstudien zu beurteilen, die bestimmte Hypothesen an leicht zugänglichen Samples mit begrenzter Zahl prüfen.

2.4.4 Erhebungen an der Klientel von Allgemeinärzten (Primärärzten)

Um rascher zu Daten oder Indikatoren der psychiatrischen Morbidität zu gelangen, bietet sich die Untersuchung der „Klienten" ärztlicher Allgemeinpraxen an. Voraussetzung hierfür ist, daß die einbezogenen ärztlichen Dienste die Bevölkerung insoweit voll versorgen. Das bedeutet nicht, daß nur die Ärzte, die in der untersuchten Region ansässig sind, einbezogen werden, sondern alle, die sie versorgen. Die Klientel praktischer Ärzte kommt vermutlich der Repräsentativität nahe, wo eine volle Deckung der Behandlungskosten für die gesamte Bevölkerung und eine hohe Dichte von Primärärzten oder analoger Einrichtungen (Polikliniken) besteht. Nach Shepherd und Mitarbeitern (1966) sind in England rund 95% der Bevölkerung bei einem praktischen Arzt eingeschrieben und rund 60% der Registrierten konsultieren ihn auch während eines Jahres. Für die Bundesrepublik sind vergleichbare Zahlen vorerst nicht bekannt, weil es kein personenbezogenes Registrierverfahren und nur sektorielle Statistiken gibt. Dennoch kann auf der Basis der erwähnten Vermutung eine Primärerhebung an der Klientel einer ausreichenden und repräsentativen Anzahl von Allgemeinpraxen wichtige Daten über die Verteilung der psychiatrischen Gesamtmorbidität liefern. Dies zeigen die parallel durchgeführten Untersuchungen von Zintl und Mitarbeitern in Mannheim und Dilling und Mitarbeitern in Südostbayern.

Wiederum ist bei der Verallgemeinerung der Ergebnisse zu berücksichtigen, daß seltene und schwere Leiden wahrscheinlich unvollständig erfaßt wurden, die einen wegen zu geringer Wahrscheinlichkeit, in die Untersuchungsgruppe zu gelangen, die anderen wegen der direkten Inanspruchnahme von Krankenhäusern und anderen Spezialeinrichtungen. Die „massenhaft auftretenden Erkrankungen", und das ist ein zentraler Aspekt psychiatrischer Epidemiologie, sind aber durch Allgemeinpraxis-Studien ziemlich vollständig zu

Tabelle 5. Verteilung der psychiatrischen Hauptdiagnosen in 18 ärztlichen Allgemeinpraxen Südostbayerns (nach Beurteilung durch den prakt. Arzt und durch den Psychiater des Projekts) [a]

ICD	Diagnose	Interviewstichprobe	
		laut praktischem Arzt %	laut Forschungspsychiater %
290-299	Psychosen	23,9	28,4
290, 292, 293, 294	Organische Psychosyndrome; psychische Alterserkrankungen	12,8	17,0
291	Alkoholpsychosen	0,3	
295	Schizophrenie	2,2	1,6
296, 297	Affektive Psychosen	5,6	6,0
298, 299	Reaktive Psychosen	3,0	3,8
300-309	Neurosen, Persönlichkeitsstörungen und andere nicht psychotisch psychische Störungen	67,8	66,1
300	Neurosen	45,4	30,5
301, 302	Persönlichkeitsstörungen, Sexualabweichungen	1,9	3,3
303, 304	Alkoholismus, Drogenabhängigkeit	5,9	6,6
305	Psychosomatische Störungen	3,9	11,0
306, 307, 308, 309	Andere, nicht psychotische Störungen	10,7	14,7
310-315	Oligophrenien	0,5	1,4
316	Psychiatrisch unklare Fälle	7,8	4,1
950-959	Selbstmordversuch	–	–
	Insgesamt	100,0	100,0
Zahl der Fälle		359	364

[a] Nach Dilling, Weyerer u. Enders.

40

erfassen. Der Schwerpunkt verallgemeinerungsfähiger Aussagen dieser Studien liegt deshalb im Bereich der häufigen und kleineren psychischen Erkrankungen, der leichten Depressionen, Neurosen und der reaktiven Syndrome sowie der organischen Psychosyndrome im Alter.

2.4.5 Erhebungen in Psychiatrischen Einrichtungen

2.4.5.1 Kumulative psychiatrische Fallregister

Im Gegensatz zu den Allgemeinpraxis-Studien liegt der Schwerpunkt der Fallregisterstudien auf den schweren psychischen Erkrankungen, insbesondere den großen Psychosen. Fallregister registrieren die Kontakte mit allen psychiatrischen Einrichtungen, die eine Bevölkerung versorgen. Sie verfügen deshalb, wie schon erwähnt, mindestens nach mehrjährigem erfolgreichem Sammeln über Basisdaten von nahezu allen psychisch schwer Erkrankten der Region. Sie liefern damit Voraussetzungen für die Errechnung entsprechender Incidenz- und Prävalenzraten, für die Ermittlung von Veränderungen über Zeit und Ort (Verlaufsdaten, Wiedererkrankungsraten etc.), vor allem aber Daten für die Funktionsanalyse der Psychiatrischen Dienste und Einrichtungen (Operationale Studien).

Einer ihrer Nachteile liegt in der Datensammlung durch zahlreiche Psychiater oft unterschiedlicher Herkunft, die oft nur langsam auf gemeinsame Diagnosenkriterien hingeführt werden können.

Tabelle 6. Behandlungsincidenz und -prävalenz einzelner Fallregister und ad-hoc-Surveys

	Erstkonsultationen für alle psychischen Leiden je 1.000 Einwohner pro Jahr	Gesamtheit aller während eines Jahres psychiatrisch bzw. psychotherapeutisch Behandelten je 1.000 Einwohner
Camberwell (London) (1965)[a]	11,90	20,51
Nottingham (England) (1967)[a]	11,26	19,64
Mannheim (1965)[b]	10,74	
Aberdeen (Schottland) (1965)	9,21	17,75
Baltimore (Ohio), weiße Einwohner (1963)[a]	8,42	19,98
Lundby (Südschweden) (1957)	7,48	
Südostbayern (1973)[c]	7,62	ca. 15[d]

[a] Wing, L., Wing, J.K., Hailey, A., Bahn, A.K., Smith, H.E., Baldwin, J.A.: The use of psychiatric services in three urban areas: an international case register study. Soc. Psychiat. 2, 158 (1967).

[b] Häfner, H., Reimann, H.: Spatial distribution of mental disorders in Mannheim 1965. In: Hare, E.H., Wing, J.K. (eds.): Psychiatric Epidemiology. London: Oxford University Press 1970.

[c] Dilling, H., Weyerer, S.: Zur Behandlungsinzidenz und -prävalenz in drei Kreisen Oberbayerns. Projekt der Sachverständigen-Kommission zur Erarbeitung der Enquête über die Lage der Psychiatrie in der Bundesrepublik Deutschland. Bundesdrucksache 7/4201, 361 (1975).

[d] Hochrechnung nach den Ergebnissen von Dilling, a.a.O.

2.4.5.2 Ad-hoc-Inanspruchnahme – Surveys

Selbstverständlich können Morbiditätssurveys auf der Basis von Inanspruchnahmepopulationen auch ad hoc durchgeführt werden. Sie haben dann den gleichen Forderungen von Vollständigkeit der Erfassung zu genügen, die für Fallregister erhoben wurden. Ihre Aussagen sind umso eher verallgemeinerungsfähig, je dichter das Netz der einbezogenen Versorgungseinrichtungen und damit die Quote der ermittelten Fälle ist. Wenn Morbidität an geistiger Behinderung oder Alkoholismus erfaßt werden soll, genügt es nicht, die psychiatrischen Dienste zu untersuchen; dann müssen auch soziale und sonderpädagogische Einrichtungen, Heime, Beratungsstellen, Sonderschulen für Geistigbehinderte und Bildungsschwache einbezogen werden. Wenn Alterskranke mit psychischen Störungen ermittelt werden sollen, kommen besonders der Altersheimsektor und die Krankenhausabteilungen für Innere Medizin hinzu (vgl. Häfner u. Mitarb., 1969; Reimann u. Mitarb., 1972). Damit wird allerdings das Problem uneinheitlicher Fallidentifizierung aufgeworfen, das beim Fallregister durch das psychiatrische Expertenurteil einigermaßen gelöst ist. Auch hier ist eine differenzierte Beurteilung erforderlich, denn die Intelligenzmessung oder -schätzung durch Lehrer und die Diagnose chronischer Alkoholismus durch Sozialarbeiter sind möglicherweise in ihrer Zuverlässigkeit vergleichbar.

2.4.5.3 Inanspruchnahmedaten von Einrichtungen und Sektoren der psychiatrischen Versorgung (Medizinalstatistiken)

Schließlich stellt sich die Frage nach dem epidemiologischen Wert der Statistiken von Krankenhäusern oder ambulanten Einrichtungen. Wenn sie für eine große Bevölkerung – etwa landes- oder bundeseinheitlich – gesammelt werden, ist ihre Bedeutung für die Versorgungsplanung groß. Vor allem die Verteilung der Versorgungslast und die Zusammensetzung der Inanspruchnahmepopulation von ambulanten gegenüber halbstationären und stationären Versorgungssektoren und gegenüber dem Heimsektor sind von größtem Interesse für die Analyse und Voraussage von versorgungsimmanenten Bedarfsverschiebungen. Wenn zusätzlich Institutionsvariable wie Personal- und Kostenfaktoren berücksichtigt werden, dann sind operationale Analysen als Voraussetzungen wichtiger gesundheitspolitischer Entscheidungen, etwa zum Bedarf an Betten, Heimplätzen usw., möglich. Die Ermittlungen der Sachverständigen-Kommission Psychiatrie der Bundesregierung und die darauf gründenden Empfehlungen (a.a.O.) sind ein Beispiel hierfür. Dennoch sind solche Untersuchungen nicht einheitlich epidemiologisch, sie müßten dann von einer annähernd vollständigen Erfassung von Merkmalsträgern aus einer definierten Bevölkerung ausgehen. Eine der Voraussetzungen dafür wäre, daß alle in Frage kommenden Versorgungseinrichtungen, etwa eines Landes, in die Dokumentation einbezogen würden. Sie trifft derzeit auf keine Medizinalstatistik der Bundesrepublik zu. Werden jedoch Merkmale vollständig und für eine definierte Bevölkerung fallbezogen erfaßt, etwa „Aufnahme in ein psychiatrisches Krankenhaus", dann lassen sich unter Berücksichtigung von Trends selbstverständlich epidemiologische Fragen, etwa nach der Erwartungswahrscheinlichkeit, in ein psychiatrisches Krankenhaus aufgenommen zu werden, beantworten.

Inanspruchnahmeuntersuchungen einzelner Einrichtungen, es sei denn, sie hätten ein Versorgungsmonopol für eine größere Bevölkerungszahl, die häufig als epidemiologische Studien ausgegeben werden, liefern keine verallgemeinerungsfähigen Ergebnisse. Neben der Selbstdarstellung der Einrichtung, ihrer Funktion und Klientel, können sie jedoch hypothesengenerative Hinweise auf Morbiditäts- oder Inanspruchnahmefaktoren geben.

Tabelle 7. Erwartung, bis zu bestimmten Altersstufen in ein psychiatrisches
Krankenhaus aufgenommen zu werden, für die Bevölkerung von England
und Wales

Alter	Männer %	Frauen %
1	0,00	0,00
10	0,07	0,04
20	0,75	0,84
30	2,58	3,34
40	4,44	6,09
50	6,09	8,38
60	7,53	10,32
70	8,85	12,21
80	10,04	14,06
90	10,76	15,48
100	11,02	16,56

Quelle: Department of Health and Social Security: Psychiatric Hospitals
in England and Wales. HMSO, London 1972.

2.4.6 Ökologische Untersuchungen

Diejenigen epidemiologischen Untersuchungen, die den Zusammenhang zwischen geo-
graphisch definierbaren Umweltvariablen, den sogenannten Gebietsmerkmalen, und psychiatrischer Morbidität zum Gegenstand haben, werden oft als ökologische bezeichnet. Unter
diese Kategorie fallen beispielsweise die klassischen Suicidstudien Durkheims und das
Chicago- und Detroitprojekt von Faris und Dunham (1939) bzw. Dunham (1965).

Die Ebenen, auf denen Gebietsmerkmale definiert und ermittelt werden, sind von aus-
schlaggebender Bedeutung für die möglichen Formen ihrer Inbeziehungsetzung mit Variablen der psychischen Gesundheit. Eine klare und in weiten Bereichen brauchbare Einteilung von Gebietsmerkmalen wurde von Lazarsfeld und Menzel (1971) gegeben. Wir
folgen ihr in unserer Darstellung:

1. Analytische Variable:
   Sie beruhen auf Daten, die an Individuen, etwa den Einwohnern eines definierten Gebietes, gewonnen wurden. Sie werden durch mathematische Operationen (Berechnung
   von Raten, Bevölkerungsanteilen, Mittelwerten: etwa Säuglingssterblichkeit, Anteil
   der Arbeitslosen oder der Ausländer usw.) zu Indikatoren von Eigenschaften eines Gebietes, die in der Regel im Rahmen von Konstrukten zu definieren sind.
2. Strukturelle Variable:
   Sie beruhen nicht auf Merkmalen der einzelnen Individuen sondern auf solchen, die
   Beziehungen der Individuen untereinander ausdrücken. Wie die analytischen Variablen
   werden sie durch mathematische Operationen in Gebietsmerkmale umgesetzt. Beispiele sind Anzahl und Art sozialer Kontakte, der Anteil so ermittelter isoliert lebender
   Personen und soziometrische oder Interaktionsdaten einer gegebenen Bevölkerung etc.

Beide, analytische und strukturelle Gebietsmerkmale sind also qualitativ und aus der
Aggregierung von Eigenschaften hervorgegangen, die entweder Individuen oder Beziehun-

gen von Individuen untereinander zukommen. Sie sind deshalb im Gegensatz zur nachfolgenden Kategorie keine geographischen Merkmale im eigentlichen Sinne, sondern Charakteristika der Bevölkerung des untersuchten Gebietes. Dieser Sachverhalt wirkt sich auch auf die prüfbaren ökologischen Hypothesen aus. Wenn, um ein Beispiel zu nennen, der Zusammenhang zwischen sozialer Isolierung und Selbstmordrisiko untersucht werden soll, ist von primär bevölkerungsbezogenen Gebietsmerkmalen auszugehen — anders bei der Frage nach dem Zusammenhang von Bauweise oder Lärmbelästigung und Wohlbefinden.

3. Globale Variable
   sind Merkmale, die echte Charakteristika des untersuchten Gebietes und nicht diejenigen seiner Einwohner darstellen. Sie können quantitativer oder qualitativer Natur sein. Als Beispiele lassen sich Standard oder Dichte der Wohnbebauuung, Lärmbelästigung, Luftverunreinigung oder Stadtrandlage nennen.

2.5 Methodenprobleme

2.5.1 Die Inbeziehungsetzung von Aggregatdaten, Individualdaten und globalen Gebietsmerkmalen

Gebietsmerkmale werden bei psychiatrisch ökologischen Untersuchungen in der Regel als unabhängige Variable mit abhängigen Variablen aus dem Bereich der psychischen Gesundheit von Personen in Beziehung gesetzt. Diese Individualeigenschaften können selbst wiederum auf verschiedenen Ebenen definiert und gewonnen werden. Ihre Erhebungs- und Organisationsebene bestimmt, ob und wie sie mit anderen Variablen, etwa mit Gebietsmerkmalen unterschiedlicher Art, in Beziehung gebracht und ob die gefundenen Zusammenhänge interpretiert werden können. Wir müssen deshalb auch eine kurze Klassifikation von Individualeigenschaften vermitteln.

1. *„Absolute" Eigenschaften* von Individuen sind beispielsweise demographische Merkmale wie Alter und Geschlecht oder soziale Merkmale wie Berufsstatus, Stellung im Beruf und Einkommen, aber auch Diagnosen und normbezogene Meßwerte von Testinstrumenten (etwa IQ). Von absoluten Individualeigenschaften geht im Regelfall die Variablenbildung im Bereich von Morbidität bzw. psychischer Gesundheit aus.

2. *Relationale Eigenschaften*
   a) Beziehungseigenschaften im engeren Sinne sind Kennzeichnungen eines Individuums aufgrund seiner Beziehung zu anderen Individuen, beispielsweise: „X" unterhält Ehe- und Freundschaftsbeziehungen zu Personen, die der Arbeiterschicht angehören; „Y" wird von einer großen Zahl anderer als Ratgeber in Lebensproblemen gewählt etc.
   b) Kontextuelle Eigenschaften kennzeichnen das Individuum durch die Eigenschaft von Kollektiven, denen es zugehört; beispielsweise: „X" gehört ethnisch und kulturell der Puertorikanischen Volksgruppe oder einer bestimmten sozialen Randgruppe zu; „Y" ist Mitglied der „Anonymen Alkoholiker" etc.
   c) Komparative Eigenschaften kennzeichnen ein Individuum durch den Vergleich eines ihm zukommenden Merkmals mit den entsprechenden Durchschnittswerten oder Normen des Kollektivs, dem es zugehört; beispielsweise: „X" hat ein Einkommen, das unter dem Durchschnitt aller Einkommen oder das unter dem definierten Existenz-

minimum des Kollektivs liegt, oder „Y" weist, verglichen mit der Vorstrafenzahl oder der IQ-Verteilung des untersuchten Kollektivs, einen Prozentrang von 10 auf.

Die Ebenen der Bildung individueller und kollektiver Merkmale müssen bereits bei der Aggregierung zu Variablen und bei ihrer Inbeziehungsetzung Berücksichtigung finden. Absolute Eigenschaften von Individuen können zu analytischen Merkmalen von Kollektiven aggregiert werden. Die in der Epidemiologie am häufigsten benutzten Variablen — Morbiditätsraten, Bevölkerungsanteile von Arbeitern, Hausbesitzern, Geschiedenen usw. und Altersschichtung — kommen auf diesem Wege zustande. Den relationalen Individualmerkmalen oder Beziehungseigenschaften stehen dagegen die strukturellen Merkmale von Kollektiven gegenüber.

Ein Vorteil der Inbeziehungsetzung von aggregierten Kollektivvariablen mit analytischen Gebietsmerkmalen ist, abgesehen von der gemeinsamen Ebene, auf der sie zustande kamen, die in der Regel gegebene Möglichkeit, Korrelationen sowohl auf Aggregatebene, als auch „fallbezogen", d.h. auf der Individualdatenebene zu berechnen. Ein Nachteil ist hingegen, daß aggregierte Individualdaten nur eine quasi atomistische Charakteristik von Kollektiven geben, denn die Untersuchungseinheit ist hier grundsätzlich das Individuum. Ein solches Vorgehen eignet sich in erster Linie für fallbezogene Fragestellungen, die in der Medizin — Krankheiten sind zumeist Eigenschaften von Individuen — und in der Psychologie dominieren. Die soziologische Dimension wird hingegen stark verkürzt, denn zwischenmenschliche Beziehungen, die beispielsweise die soziale Schicht konstituieren, bleiben in der Regel außer Betracht. Diesem Nachteil wurde beispielsweise versucht dadurch abzuhelfen, daß Beziehungsmerkmale wie Kontakte, Freundschaften, eheliche Partnerwahl, zur Beschreibung des sozialen Netzwerks in die Untersuchung einbezogen wurden.

Wenn ein Übergang aus der Korrelation von Aggregaten (Kollektiven) auf Individualkorrelationen notwendig ist, muß gesichert bleiben, daß die individuellen Äquivalente der Kollektivmerkmale logisch möglich und empirisch sinnvoll sind. So haben beispielsweise Mittelwerte und Proportionen individuelle Äquivalente, nicht aber Standardabweichungen oder gar Korrelationen (Boudon, 1963; Hummell, 1972).

Die Inbeziehungsetzung von Variablen, die auf unterschiedlichen logischen Ebenen liegen, etwa die Korrelation von globalen Gebietsmerkmalen mit Kollektivdaten auf der Basis struktureller oder Beziehungseigenschaften, führt nicht zu gültigen und adäquat interpretierbaren Ergebnissen. Auch wenn die Variablen grundsätzlich verschiedenen Bezugsrahmen entstammen — etwa bei der Korrelation der steigenden Mandarineneinfuhr mit dem Geburtenrückgang in England vor dem ersten Weltkrieg — ist ein Inbetrachtziehen der Zusammenhänge — der Schluß auf eine antikonzeptionelle Wirkung von Mandarinen — sinnlos.

2.5.2 Die sogenannten „Aggregatfehlschlüsse"

Ein Sonderfall von Fehlermöglichkeit bei der Überprüfung von Zusammenhängen zwischen Kollektiv- und Individualdaten ist der „ökologische Fehlschluß". Er tritt nach Scheuch (1966, 1967) dann ein, „wenn die Einheit, auf die sich der Zusammenhang bezieht, kleiner ist als die Zähl- oder Beobachtungseinheit". Ein Beispiel ist eine gegen die Erwartung hohe Schizophrenieprävalenz in einer Bevölkerung mit hohem durchschnittlichen Berufsstatus (vgl. Stein, London, 1957). Der Grund dazu ist, daß kleine Raten in großen Kollektiven einen hohen Grad an Unbestimmtheit aufweisen, zumal je größer Streuung und Grenzwert sind. Mit anderen Worten: Eine Bevölkerung mit hohem durchschnittlichen Berufsstatus kann über einen Anteil an Personen von niedrigstem Status (eine gute Wohnregion über ein paar Heime für chronisch Kranke oder psychisch Behinderte) verfügen.

Der ökologische Fehlschluß erfolgt also meist dann, wenn Kollektivbeobachtungen als Ersatz für Individualbeobachtungen verwendet werden. Die unzureichende Berücksichtigung der dargestellten Grundsätze bringt noch weitere typische Irrtumsmöglichkeiten mit sich. Alker (1969) hat beispielsweise zwischen individualistischen, crosslevel, kontextuellen, selektiven und universalistischen Fehlschlüssen unterschieden (vgl. Welz, 1975). Für den Schluß von Kollektiv- auf Individualkorrelationen ist noch grunsätzlich zu bedenken: Auch bei optimalen Voraussetzungen — ökologische Variablen sind als analytische Merkmale Aggregate „absoluter" Eigenschaften von Individuen — ist eine direkte Kausalbeziehung oder totale Kovarianz, wie sie der Schluß auf Individualkorrelationen voraussetzen würde, unmöglich.

Die zuverlässige Prüfung solcher ökologischer Fragestellungen, die auf Individuen bezogen sind, und das gilt für die wichtigen Variablenbereiche Mortalität, Morbidität, psychische Gesundheit und abweichendes Verhalten sehr weitgehend, erfordert Lösungen für das Problem der unterschiedlichen Merkmals- und Organisationsebenen. Ein hilfreicher, aber mitunter aufwendiger Weg ist die Mehrebenenanalyse (Hummel, 1972; Welz, 1975). Sie erfordert die Erhebung der Daten und eine adäquate Variablenbildung auf mehreren Ebenen, etwa auf der Basis größerer und kleinerer Kollektive bis zum Individuum, als Voraussetzung einer in Schritten über die verschiedenen Organisationsebenen zu ziehenden statistischen Auswertung (vgl. Welz et al., s.S. 81 ff. dieses Bandes).

2.5.3 Historische Entwicklung der Typisierung von Gebietseinheiten

Ein Weg, der über interessante historische Stationen ökologischer Forschung führte, besteht im Versuch einer praktikablen Typisierung von Gebietseinheiten mit Hilfe ökologischer Charakteristika. Ein entscheidender Mangel der klassischen psychiatrisch-ökologischen Untersuchungen bestand nämlich darin, daß die untersuchten Gebietseinheiten, wie Gemeinden, Stadtviertel oder statistische Bezirke, hinsichtlich der relevanten ökologischen Variablen — sie waren meist als Kollektivmerkmale den Zensusdaten, der Gebäudestatistik und vergleichbaren Statistiken entnommen und nicht primär erhoben worden — nicht homogen waren.

Faris und Dunham (1939) hatten sich mit der Annahme von „natural areas" beholfen, die in der amerikanischen Stadtsoziologie (Park u. Burgess, 1925) im Zeitalter der maximalen Einwanderersegregation entstanden war. Selbst unter der Voraussetzung einheitlicher Gebiete und Wohnbevölkerungen entstanden große Schwierigkeiten, weil sich homogene Wohngebiete kaum jemals mit den statistischen Bezirken deckten.

Amerikanische Stadtsoziologen konnten mit dem Versuch der Angleichung statistischer Bezirke an die natürlichen Wohngebiete in Chicago eine quasi politische Problemlösung anstoßen. Auf dieser Basis haben Levy und Rowitz (1973) die Studie von Faris und Dunham redupliziert und — bei abgeschwächten Unterschieden — die meisten Zusammenhänge zwischen psychiatrischen Krankenhausaufnahmen und ökologischen Variablen wiedergefunden. Allerdings machten die Veränderungen, die im Laufe der Zeit, nicht zuletzt durch eine aktive Integrationspolitik eingetreten waren, die Bemühungen rasch zunichte. In

Detroit hat Dunham (1965), aus Anlaß der Überprüfung der Selektionshypothese für Schizophreniemorbidität, gefunden, daß die Vermischung der Bevölkerung und die Heterogenität der Wohngebiete deutlich vorangeschritten waren.

Ein anderer Weg verbesserter Nutzung ökologischer Sekundäranalysen führt von den großen zu immer kleineren statistischen Gebietseinheiten oder Kollektiven. Er entspricht eigentlich dem klassischen, schon bei den Cholerauntersuchungen verwandten Modell der Epidemiologie: fortschreitende Verkleinerung der Untersuchungseinheiten. Die Aggregierung der statistischen oder Gebietseinheiten kann dann auf verschiedenen Wegen erfolgen, die grundsätzlich alle zu dem Ziel hoher interner Übereinstimmungen und signifikanter Unterschiede untereinander hinsichtlich der ökologischen Untersuchungsvariablen führen müssen.

Moschel und Häberle (s.S. 59 ff.) gingen beispielsweise den konsequenten Weg einer fortschreitenden Analyse von Korrelationen zwischen Daten abweichenden Verhaltens und ökologischen Variablen auf der Basis von Gebietseinheiten abnehmender Größe von Stadtteilen bis „Blöcken". Verfahren der Clusteranalyse erlaubten dann die Summenbildung auf der Basis gemeinsamer Merkmalsproportionen — z.B. Arbeiteranteil, Wohnstandard etc. — und damit die „künstliche" Konstruktion insoweit homogener Gebiete auf verschiedenen Organisationsebenen.

2.5.4 Analyse von Kontexteffekten

Daneben gewinnen Versuche zur Bestimmung und Analyse der Kontexteffekte an Bedeutung. Sie erfordern die systematische Entwicklung von Indikatoren sozialer Kontexte – bezogen etwa auf Gebietseinheiten oder Kollektive – und die Analyse ihrer Bedeutung für individuelles Verhalten. In dem von Blau (1961) formulierten Modell der strukturellen Effekte werden beispielsweise mindestens drei Variable miteinander verknüpft.

1. Zwei *explikative* Variable, eine davon individuell (z.B. „geschieden"), die andere kollektiv (z.B. „Anteil der Geschiedenen am Kollektiv").
2. Eine *abhängige* Variable, etwa Selbstmord.

Ziel ist die Bestimmung des jeweiligen Anteils, den die explikativen Variablen zur Varianzerklärung leisten.

Damit ist zugleich ein vorsichtiges Modell von Kausalverknüpfungen zugrunde gelegt, ein Vorgehen, das in der ökologischen Forschung von besonderer Bedeutung ist. Eine ganze Generation von Soziologen hatte nämlich gehofft, vermittels ökologischer Untersuchungen wesentliche Erkenntnisse zur Verursachung von Verhaltensabweichungen und psychischen Erkrankungen zu gewinnen. Den Großen unter ihnen, etwa W. Dunham, waren die grundsätzlichen Hindernisse auf diesem Weg frühzeitig klar geworden. Dennoch hat sich in der jüngsten Zeit die Mehrzahl der an Verhaltensabweichungen interessierten Soziologen enttäuscht von ökologischen Projekten abgewandt und hinsichtlich der Kausalitätshypothese aussichtsreicher scheinenden Bereichen, etwa der „Life Event"- oder der Streßforschung zugewandt. All solche Bevorzugungswellen wissenschaftlicher Modelle, die mitunter ohne ausreichende kritische Berücksichtigung der Aussagemöglichkeiten und Grenzen einer Theorie oder eines empirischen Ansatzes ablaufen, führen nicht nur zu Fortschritten des Wissens, sondern auch zu verlorenen Investitionen an Ideen, Zeit und Mitteln. Ökologische Forschung jedenfalls hat — sinnvoll und kritisch betrieben — in der

Psychiatrie nach wie vor einen bedeutsamen Stellenwert, der allerdings kaum im Bereich der Erforschung von Krankheitsursachen liegt.

2.5.5 Typen des Designs epidemiologischer Untersuchungen

Susser (1973) nennt als einfachste Konstruktion einer epidemiologischen Untersuchung die Fallstudie. Als „Fall" können ein Krankenhaus, ein Volksstamm oder eine Schulklasse gemeint sein. Ihr Vorteil ist, daß die vorhandenen Merkmalsträger oder die Beziehungen der Individuen untereinander und die inhärenten Charakteristika des Systems intensiv und im Idealfall annähernd vollständig beobachtet werden können. Ihr Nachteil ist die subjektive Verzerrung der Beobachtungen und die fehlende Verallgemeinerungsfähigkeit der Ergebnisse wegen der großen Vielfalt untersuchbarer „Fälle".

Das in der psychiatrisch-epidemiologischen und besonders in der ökologischen Forschung am häufigsten angewandte Verfahren ist die Survey-Methode. Sie besteht in der Erhebung der hypothetisch formulierten Variablen an einer ausreichend großen und zureichend isolierbaren Bevölkerung mit dem Ziel, die Beziehung zweier oder mehrerer dieser Variablen untereinander zu analysieren. Daher sind repräsentative Stichproben oder Vorauswahlverfahren erforderlich, wenn eine Vollerhebung undurchführbar ist. Der erste Auswertungsschritt des Survey-Verfahrens besteht darin, die gefundenen Fallsummen (Zähler) in Beziehung zu setzen mit der Bevölkerung, aus der sie stammen (Nenner), oder mit denjenigen Merkmalssummen derselben Bevölkerung, deren Einfluß als Verteilungsvariable o.dgl. geprüft werden soll. Da Krankheitszustände im Kontext familiärer, sozialer, biologischer und genetischer Charakteristika oder Determinanten existieren, weist die Survey-Methode häufig über die medizinischen Untersuchungseinheiten, Erhebungsmethoden und ihren Bezugsrahmen hinaus in andere Wissenschaftsbereiche (Susser, 1973). Dies bereits in der Planung der Studie angemessen zu berücksichtigen, ist Voraussetzung der Interpretierbarkeit der Ergebnisse.

Den Zielbereich des epidemiologischen Surveys formuliert Susser im Hinblick auf die beiden logischen Ebenen der Auswertbarkeit epidemiologischer Untersuchungen:

1. *Deskriptiv:* Verständnis eines ausgewählten Problems, seiner Natur und seiner Größe, ob es überhaupt existiert und wenn, wo und unter welchen Individuen es zu finden ist.
2. *Erklärend oder analytisch:* Vergleich verschiedener Populationen oder Teilpopulationen in Beziehung zur Umgebung. Veränderungen in Zeitinvervallen, Variationen unter veränderten Bedingungen.
   Aufdeckung von Determinanten.

Susser unterscheidet demzufolge zwischen einem deskriptiven und einem analytischen Survey. Der letztere hat den Vergleich von Ähnlichkeiten oder Verschiedenheiten von Populationen oder Teilen daraus in Vergangenheit, Gegenwart und erwarteter — extrapolierbarer — Zukunft zum Ziel. Dazu ist ein Verfahren erforderlich, das eine klar formulierte Hypothese prüfen läßt. Dies geschieht durch Auswahl, Definition und Isolierung von Bedingungen und durch Beobachtungen, die eine Feststellung des Vorhandenseins oder Fehlens der vermuteten Determinanten oder Kontextvariablen erlauben. In der Regel ist dazu ein retrospektiver Erhebungsanteil oder eine Wiederholung der Erhebung in einheitlichem Zeitabstand erforderlich.

Kreuzvergleichsstudien. Die Survey-Methode erlaubt keine direkte Kontrolle über die Variablen, die Gegenstand der Untersuchung sind. Soweit sie ein Zeitintervall umfaßt — retrospektiv oder prospektiv —, kann sie meist nur die Entwicklung der natürlichen oder sozialen Umwelt in Zusammenhang mit dem Ablauf der Krankheit und den Veränderungen der Individuen beobachten und erklären (Susser, 1973). Für detaillierte oder vertiefte Fragestellungen ist es notwendig, eine kleine Zahl von Untersuchungsvariablen zu isolieren und die Störvariablen möglichst vollständig zu kontrollieren.

Die einfachste Lösung dafür ist die Kreuzvergleichsstudie oder Fallkontrollstudie, die sowohl als Querschnittsuntersuchung als auch retrospektiv oder prospektiv angelegt sein kann.

Das grundlegende Prinzip besteht in der Auswahl einer Untersuchungsgruppe, meist Personen mit einer bestimmten Krankheit, und einer Kontrollgruppe von solchen, die diese Krankheit nicht haben. Die Verallgemeinerungsfähigkeit der Ergebnisse wächst, wenn es gelingt, beispielsweise durch ein regionales Fallregister, die Untersuchungsgruppe repräsentativ zusammenzusetzen. Die Zuordnung der Kontrollpersonen erfolgt, je nach Fragestellung, durch eine Zufallsauswahl oder durch Parallelisieren. Das letztere Verfahren hat die Ausschaltung des Einflusses jeder zwischen Fall- und Kontrollgruppe parallelisierten Variablen, beispielsweise Alter, Geschlecht, Intelligenz, Berufsstatus usw., auf die Beziehungen der Untersuchungsvariablen zur Folge. Natürlich entstehen bei der Fallauswahl, beim Ziehen der Kontrollstichprobe und beim Parallelisieren eine Reihe praktischer und methodischer Probleme, die unter Hinweis auf die breite Literatur zu diesem Thema (z.B. Pflanz, 1973) hier nicht weiter erörtert werden sollen.

Es gilt als üblich, die relativ leicht durchzuführenden Fallkontrollstudien, vor allem wenn es sich um Querschnittsuntersuchungen handelt, einem epidemiologischen Survey als Vorbereitungsschritt vorzuordnen. Diese Auffassung ist theoretisch nur unzureichend begründbar. Fallkontrollstudien dienen, anders als ein Survey, der Beschreibung oder Erklärung von Beziehungen zwischen wenigen Variablen unter standardisierbaren Versuchsbedingungen und sorgfältiger Kontrolle anderer Einflußvariabler. Ihr Zielbereich ist ebenso die kliniknahe Forschung wie die Prüfung von Teilproblemen aus Survey-Ergebnissen. Variationsmöglichkeiten des Designs, insbesondere der kontrollierten Variablen und ihre Reproduzierbarkeit, machen sie zu einem wichtigen Instrument der Forschung.

Retrospektive Untersuchungen. Aus der Vielfalt der unter diesem Titel geführten Forschungsansätze ist die am häufigsten angewandte Form, die retrospektive Fallkontrollstudie, erwähnenswert. Sie beginnt in der Regel mit einer Gruppe — repräsentativ oder „typisch" ausgewählt — von Fällen einer manifesten psychischen Krankheit oder Störung, der eine, meist parallelisierte, Kontrollgruppe ohne dieses Merkmal an die Seite gestellt wird. Dieser Ansatz geht damit von der abhängigen Variablen und auch vom Zeitpunkt der bereits eingetretenen Folgen aus und sucht durch Erhebungen in der Vergangenheit vermutete Einflußfaktoren zu ermitteln, hinsichtlich derer sich Fall- und Kontrollgruppe überzufällig unterscheiden. Wenn auch aus solchen Unterschieden — beispielsweise Ereignisse und Erfahrungen, denen die Erkrankten häufiger als die Gesundgebliebenen ausgesetzt waren — Hinweise auf Determinanten zu entnehmen sind, so bleiben doch erhebliche Mängel: Nur selten können sich retrospektive Untersuchungen objektiver Daten bedienen, die in der Fall- und der Kontrollgruppe unter vergleichbaren Bedingungen und erschöpfend gesammelt worden waren. Geburtsgewicht und -größe, Intelligenzquotient bei Einschulung, Schulzeugnisse, Lehrerurteil sind ein paar Daten, deren Aufzählung von zuverlässigen zu weniger zuverlässigen fortschreitet. In der Regel aber sind solche Untersuchungen auf Erinnerungen von Probanden und Bezugspersonen angewiesen, und hier liegt eine kaum tolerable Fehlerquelle.

Prospektive Studien. Reine Longitudinalstuden, die prospektiv angelegt sind, d.h. Untersuchungen ein und derselben Gruppe von Individuen mit gleichen Erhebungs- und Meßmethoden an mindestens zwei aufeinanderfolgenden Zeitpunkten, sind nur für wenige Fragestellungen — etwa zum natürlichen Verlauf und zu bestimmten Risiken einer Erbbelastung oder einer Krankheit (Mortalität, Behinderung) — sinnvoll. Ergiebiger für breitere Fragenbereiche sind prospektive Kohortenstudien mit einer adäquat zusammengesetzten Kontrollgruppe. Sie gehen nach Susser (1973) in der Regel von den unabhängigen Variablen aus: Eine Gruppe von Fällen, die einer bestimmten Belastung oder einer Risikoperiode ausgesetzt war — beispielsweise US-Soldaten in Vietnam (Robins, 1975) oder Heroinabhängige, die mindestens ein Jahr Gefängnisstrafe und ein Jahr Entlassung auf Probe (Vaillant, 1969) erfahren hatten —, werden mit einer Kontrollgruppe verglichen, die nach den wichtigsten Eingangsvariablen parallelisiert ist. Repräsentativität ist bei diesem Design von untergeordneter Bedeutung und wegen der begrenzten Zahl Exponierter für die meisten Belastungsvariablen nicht herstellbar.

Die abhängige Variable ist das Erkrankungsrisiko oder im Beispiel: Drogenabhängigkeit bzw. Rückfall in Heroinmißbrauch. Die Basishypothese lautet: Die definierte Belastung der Exponierten trägt zur Manifestation der Krankheit oder der angenommenen Verhaltensvariablen überzufällig bei, welche bei der Kontrollgruppe nicht Exponierter nicht oder kaum auftreten sollten.

Natürlich sind solch aufwendige Untersuchungen, die oft über ein mehrjähriges Intervall geführt werden müssen, nur sinnvoll, wenn die positiven Fälle in einem erträglichen Verhältnis zu den Untersuchten stehen. Prospektive Studien bedürfen aus diesem Grunde eines Anreicherungsverfahrens, wenn die Krankheitserwartung niedrig ist. Sie stellen deshalb auch die klassische Methode der High-Risk-Gruppen-Untersuchungen dar, beispielsweise an Kindern zweier schizophrener Eltern (Garmezy, 1974) oder an Kindern gesund gebliebener monozygoter Zwillingspartner von Schizophrenen (Fischer, 1973).

Interventionsstudien. Die zuletzt zu besprechende Gruppe von Forschungsdesigns in der Epidemiologie nimmt für sich in Anspruch, das einzige Verfahren zur Ermittlung ätiologischer Faktoren zu stellen. Diese Annahme ist eine Verabsolutierung eines grundsätzlich richtigen Sachverhalts unter einer verengten Interpretation kausaler Beziehungen.

Das Modell, das der Interventionsstudie zugrunde liegt, ist das Experiment. Der Mensch als Untersuchungsobjekt auferlegt dem Wissenschaftler jedoch enge Grenzen experimenteller Intervention. Sie sind durch ethische Normen markiert und verbieten ernste Gefährdung der Gesundheit — etwa durch experimentell unterlassene Behandlung — und Eingriffe in die Selbstbestimmung oder Freiheit des Individuums. Ziel von Interventionsstudien ist jedenfalls, alle Bedingungen so gut wie möglich zu kontrollieren und einige, vermutlich ausschlaggebende Ereignisse durch direkte Intervention in die kontrollierte Situation einzuführen und danach die Folgen zu messen. Beispiele sind die aktive Immunisierung und die Messung ihres Einflusses auf das spezifische Morbiditäts- und Mortalitätsrisiko der immunisierten Individuen und der Bevölkerung als Ganzes. Ein Beispiel ist auch die kontrollierte therapeutische Intervention, etwa die konstante Gabe von Depotneuroleptika im Vergleich mit einem oralen Standardmedikament. Das bedeutet, daß sich anspruchsvolle klinische Therapieprüfungen und andere evaluative Studien des Interventionsdesigns bedienen.

Experimentelle Studien in der Epidemiologie sind in der Regel prospektiv. Die Intervention liegt zwischen zwei standardisierten Untersuchungsabschnitten. Deshalb gelten für sie auch die genannten Bedingungen für die Auswahl von Untersuchungs- und Vergleichsgruppen und für ihre Parallelisierung.

Ein Sonderfall eines experimentellen Designs liegt vor, wenn eine ausreichende Zahl von Menschen durch solche ungeplante gleichartige und gleichschwere oder nach Schwere graduierbare Ereignisse getroffen wird (Naturexperiment), die als unabhängige Variable von hohem Interesse sind. Als Beispiel mögen die Vergleiche zwischen früh adoptierten und bei den biologischen Eltern aufgewachsenen Kindern Schizophrener (Rosenthal u. Kety, 1968; Wender u. Schulsinger, 1977), die Vergleiche zwischen einer Gruppe von Konzentrationslagerhäftlingen und einer Kontrollgruppe und zwischen Bomberpiloten und Bodenpersonal der Royal Air Force dienen. Manchmal muß in solchen Studien auf wesentliche Teile des experimentellen Designs verzichtet werden: So ist bei unvorhersehbaren „Naturexperimenten" eine Untersuchung mit identischen Methoden vor dem Ereignis unmöglich. Die Beurteilung des Gesundheitszustands vor dem Ereignis ist dann auf einen retrospektiven Untersuchungsteil angewiesen. Im Hinblick auf den außergewöhnlichen Wert solcher einmaliger Beobachtungen sollte jedoch die Bedeutung des Mangels aus den realen Gegebenheiten der Studie her eingeschätzt und nicht pauschal abewertet werden.

Ein Vorteil, den Interventionsstudien gegenüber den meisten Surveys aufweisen und der für die wissenschaftliche Beweisführung von hoher Bedeutung ist, entfällt bei den „Naturexperimenten" weitgehend: Interventionsstudien sind, wenn auch unter einigem Aufwand, in der Regel reproduzierbar.

Mit diesem Überblick der wichtigsten Methoden epidemiologischer Forschung konnte nicht mehr als eine Orientierungshilfe für denjenigen gegeben werden, der sich diesem Arbeitsgebiet zuwenden will. Der ganze Bereich operationaler Studien, die der Untersuchung des Erfolgs, der Wirksamkeit und Wirtschaftlichkeit von Einrichtungen der psychiatrischen Versorung dienen, wurde hier nicht abgehandelt, allenfalls an einigen Stellen gestreift. Er ist auch nicht Thema der Forschungsbeiträge, die in diesem Band veröffentlicht wurden, und bedarf einer gesonderten Darstellung.

2.6 Schluß

Eine kurze Einführung in die psychiatrische Epidemiologie, die der Darstellung einzelner und nicht immer zusammenhängender Forschungsergebnisse vorausgeht, kann nicht mehr geben, als eine historische Einführung, eine Darstellung methodischer und praktischer Grundlagen und eine Problemsammlung. Das wichtigste Ziel, das sie verfolgte, und dies scheint mir auch die wichtigste Voraussetzung überhaupt beim Einstieg in Lesen und Arbeiten auf dem Gebiet der psychiatrischen Epidemiologie, ist eine Einführung in das epidemiologische Denken in der Psychiatrie. Wie bedeutsam dies auch für den Kliniker ist, haben Cooper und Shepherd (1973) in einem Zitat von Spence (1954) hervorgehoben: „Hauptaufgabe (des klinischen Forschers) ist es, Krankheitsphänomene in eine zeitliche und quantitative Beziehung zueinander zu bringen. Auf diese Weise erkennt er den durchschnittlichen und natürlichen Verlauf einer Erkrankung. Seine nächste Aufgabe besteht darin, Abweichungen von diesem Verlauf festzustellen und Beziehungen zwischen diesen Abweichungen und ätiologischen Faktoren oder Therapieformen zu finden. Wenn möglich, benutzt er die Statistik, um diese Abweichungen auszudrücken. Er verwendet statistische Regeln auch, um Größe und Umfang seiner Untersuchungen zu planen. Untersucht er eine Erkrankung, die in ihrem Verlauf wenig variiert, kann er die Anzahl seiner Beispiele begrenzen. Auf diese Weise gelingt es, Krankheit als eine Folge von vorhersagbaren Ereignissen zu fassen und die so gewonnenen Ergebnisse zur Grundlage, und zwar zur eindeutigen Grundlage der sinnvollen Interpretation des der Krankheit zugrundeliegenden Prozesses im lebenden Patienten zu machen."

Literatur

Agras, S., Sylvester, D., Oliveau, D.: The epidemiology of common fears and phobias. Compr. Psychiat. **10**, 151-156 (1969)

Agras, W.S., Chapin, N., Oliveau, D.C.: The natural history of phobia: Course of prognosis. Arch. gen. Psychiat. **26**, 315-317 (1972)

Alker, H.R.: A Typology of Ecological Fallacies. In: Dogan, M., Rokkan, S. (eds.): Quantitative Ecological Analysis in the Social Sciences, 1. Ed. Cambridge, Mass.: Maple Press Company 1969

Beck, A.T., Ward, C.H., Mendelson, M., Mock, J.E., Erbaugh, J.K.: Reliability of psychiatric diagnoses: 2. A study of consistency of clinical judgments and ratings. Amer. J. Psychiat. **119**, 351-357 (1962)

Bergener, M., Behrends, K., Zimmermann, R.: Entwicklung und Anwendung einer Pflegebedürftigkeitsskala. Social Psychiatry **10**, 39-50 (1975)

Bericht über die Lage der Psychiatrie in der Bundesrepublik Deutschland – Zur psychiatrischen und psychotherapeutisch/psychosomatischen Versorgung der Bevölkerung Unterrichtung durch die Bundesregierung. Deutscher Bundestag, 7. Wahlperiode, Drs. 7/4200, 7/4201, Bonn 1975

Blau, P.M.: Structural effect. Amer. sociol. Rev. **26**, 178-193 (1961)

Böker, W., Häfner, H.: Gewalttaten Geistesgestörter. Eine psychiatrisch-epidemiologische Untersuchung in der Bundesrepublik Deutschland. Berlin-Heidelberg-New York: Springer 1973

Boudon, R.: Propriétés individuelles et propriétés collectives; un problème d'analyse écologique. Rev. franç. Sociol. **4**, 275-299 (1963)

Brown, G.W., Bhrolchain, M.N., Harris, T.O.: Social class and psychiatric disturbance among women in an urban population. Sociology **9**, 225-254 (1975)

Brugger, C.: Versuch einer Geisteskrankenzählung in Thüringen. Z. ges. Neurol. Psychiat. **133**, 352-390 (1931)

Brugger, C.: Psychiatrische Ergebnisse einer medizinischen, anthropologischen und soziologischen Bevölkerungsunersuchung. Z. ges. Neurol. Psychiat. **146**, 489-524 (1933)

Brugger, C.: Psychiatrische Bestandsaufnahme im Gebiet eines medizinisch-anthropologischen Zensus in der Nähe von Rosenheim. Z. ges. Neurol. Psychiat. **160**, 189-207 (1938)

Chadwick, E.: Report on the Sanitary Condition of the Labouring Population of Great Britain. Reprinted 1965. Edinburgh: Edinburgh University Press 1965

Cobb, S.: Meditations on psychosomatic medicine. Paper presented at the symposium on current state and future trends in psychosomatic medicine. Dartmouth College, Hannover, N.H., October 1972

Conrad, K.: Die beginnende Schizophrenie. Stuttgart: Thieme 1958

Cooper, J.E., Kendell, R.E., Gurland, B.J., Sharpe, L., Copeland, J.R.M., Simon, M.:
Psychiatric Diagnosis in New York and London. Maudsley Monograph No. 20.
London: Oxford University Press 1972
Cooper, B., Morgan, H.G.: Epidemiologische Psychiatrie. Fortschritte der Sozialpsych-
iatrie 3. München-Wien-Baltimore: Urban u. Schwarzenberg 1977
Cooper, B., Shepherd, M.: Epidemiology and Abnormal Psychology. In: Eysenck, H.J.
(Ed.): Handbook of Abnormal Psychology, 2. Ed. London: Pitman 1973
Copeland, J.R.M., Kelleher, M.J., Gourlay, A.J., Smith, A.M.R.: Influence of psychiatric
training, medical qualification, and paramedical training on the rating of abnormal
behaviour. Psychol. Med. 5, 89-95 (1975)
Dieterich, R.: Psychodiagnostik. München-Basel: Reichardt 1973
Dörner, K.: Entstehung und Wirkung psychiatrischer Diagnosen. Sozpsych. Infos. 7,
3-22 (1972)
Dohrenwend, B.P., Dohrenwend, B.S.: Social Status and Psychological Disorder: A
Causal Inquiry. New York: John Wiley and Sons 1969
Dunham, H.W.: Community and Schizophrenia: An Epidemiological Analysis. Detroit:
Wayne State University Press 1965
Durkheim, E.: Le Suicide, 1. Ed. Paris 1897. 3 Ed.: Paris: Presses universitaires de France
1960
Esquirol, E.: Des maladies mentales. In: Baillière, J.B.: Libraire de l'Academie Royale de
Médecine, Vol. 2, p. 723. Paris 1838.
Essen-Möller, E.: Psychiatrische Untersuchungen an einer Serie von Zwillingen. Acta
psychiat. scand. Suppl. 23 (1941a)
Essen-Möller, E.: Individual traits and morbidity in a Swedish rural population. Acta
psychiat. neurol. scand. Suppl. 100 (1956)
Faris, R.E.L., Dunham, H.W.: Mental Disorders in Urban Areas: An Ecological Study of
Schizophrenia and Other Psychoses. Chicago: University of Chicago Press 1939
Farr, W.: Report on the mortality of cholera in England in 1848-49. London: H.M.S.O.
1852
Fischer, G.H.: Einführung in die Theorie psychologischer Tests: Grundlagen und Anwen-
dungen. Vollst. Neufassung d. Buches: Psychologische Testtheorie, 1968. Bern-Stuttgart-
Wien: Huber 1974
Fischer, M.: Genetic and Environmental Factors in Schizophrenia. A Study of Schizo-
phrenic Twins and Their Families. Kopenhagen: Munksgaard 1973
Fremming, K.H.: The expectation of mental infirmity in a sample of the Danish popula-
tion. Occasional Papers on Eugenics, No. 7. London: Cassell 1951
Frost, W.H.: Public Health and Preventive Medicine, Vol. 2. London: Nelson 1927
Garmezy, N.: Children at risk: The search for the antecedents of schizophrenia. Part I:
Conceptual models and research methods. NIMH Schizophrenia Bull. 8, 14-90 (1974)
Garmezy, N.: Children at risk: The search for the antecedents of schizophrenia. Part II:
Ongoing research programs, issues, and intervention. NIMH Schizophrenia Bull. 9,
55-125 (1974)
Goldberg, D.P., Cooper, B., Eastwood, M.R., Kedward, H.B., Shepherd, M.: A standard-
ized psychiatric interview for use in community surveys. Brit. J. prev. soc. Med. 24,
18-23 (1970)
Goldhamer, H., Marshall, A.: Psychosis and Civilisation. Glencoe/Ill.: Free Press 1953
Graunt, J.: Natural and Political Observations Made upon the Bills of Mortality. London:
T. Roycraft 1662. Reprinted: Baltimore: Johns Hopkins Press 1939
Griesinger, W.: Die Pathologie und Therapie psychischer Krankheiten. (Nachdruck der
Ausgabe Stuttgart 1867.) Amsterdam: Bonset 1964
Gruenberg, E.M.: Epidemiology. In: Stevens, H.A., Heber, R. (Eds.): Mental Retardation:
A Review of Research. Chicago-London: Unviersity of Chicago Press 1964
Häfner, H.: Der Einfluß von Umweltfaktoren auf das Erkrankungsrisiko für Schizophrenie.
Nervenarzt 42, 557-568 (1971)

Häfner, H.: Der Einfluß von Umweltfaktoren auf die seelische Gesundheit. Ergebnisse, Möglichkeiten und Grenzen der Forschung. Psychiatria clin. 7, 199-225 (1974)

Häfner, H.: Rehabilitation Schizophrener. Wissensstand, Folgerungen für die Praxis und für eine Theorie der Schizophrenie. In: Huber, G. (Hrsg.): Therapie, Rehabilitation und Prävention schizophrener Erkrankungen. Stuttgart-New York: Schattauer 1976

Häfner, H., Kisker, K.P.: Ein psychiatrisch-klinisches Diagnosenschema. Nervenarzt 35, 34-38 (1964)

Häfner, H., Reimann, H., Immich, H., Martini, H.: Inzidenz seelischer Erkrankungen in Mannheim 1965. Social Psychiatry 4, 126-135 (1969)

Hagnell, O.: A prospective Study of the Incidence of Mental Disorder. Scandinavian University Books. Stockholm: Norstedts-Bonniers 1966

Hagnell, O., Öjesjö, L.: Lundby, 15-25 years after. Vortrag auf dem W.P.A. Symposium „Social Causes of Mental Disorders", Opatija/Jugoslawien, Sept. 1975

Helgason, T.: Epidemiology of mental disorders in Iceland. Acta psychiat. scand., Suppl. 173 (1964)

Hollingshead, A., Redlich, F.C.: Social Class and Mental Illness. New York: John Wiley and Sons 1958

Huber, G., Gross, G., Schüttler, R.: Konsequenzen der Verlaufsuntersuchungen für Therapie und Rehabilitation der Schizophrenien. In: Huber, G. (Hrsg.): Therapie, Rehabilitation und Prävention schizophrener Erkrankungen. Stuttgart-New York: Schattauer 1976

Hummell, H.J.: Probleme der Mehrebenenanalyse, 1. Aufl. Stuttgart: Teubner 1972

Jakubaschk, J., Werner, J.: Die Abgrenzbarkeit psychiatrischer Diagnosen. Nervenarzt 46, 76-84 (1975)

Kallmann, F.J.: Heredity in Health and Mental Disorder. New York: Norton 1953

Keupp, H. (Hrsg.): Der Krankheitsmythos in der Psychopathologie. München: Urban u. Schwarzenberg 1972

Kendell, R.E.: The Role of Diagnosis in Psychiatry. Oxford-London-Edinburgh-Melbourne: Blackwell Scientific Publications 1975

Kessel, W.I.N.: Psychiatric morbidity in a London general practice. Brit. J. prev. soc. Med. 14, 16-22 (1960)

Kleiner, R.J., Tuckman, J.: Discrepancy between aspiration and achievement as a predictor of schizophrenia. Behav. Sci. 7, 443-447 (1962)

Kohn, M.L.: Class and Conformity: A Study in Values. Homewood/Ill.: Dorsey Press 1969

Kohn, M.L.: Class, family, and schizophrenia: A reformulation. Social Forces 50, 295-304 (1972)

Kraepelin, E.: Vergleichende Psychiatrie. Cbl. Nervenheilk. Psychiat. 27, 433-437; 468-469 (1904)

Kraepelin, E.: Psychiatrie, Bd. I, 8. Aufl. Leipzig: Barth 1909

Krauth, J., Lienert, G.A.: Die Konfigurationsfrequenzanalyse und ihre Anwendung in Psychologie und Medizin. Freiburg-München: Karl Alber 1973

Kringlen, E.: Heredity and Environment in the Functional Psychoses. An Epidemiological-clinical Twin Study. Oslo: Universitetsforlaget 1967

Kristof, W.: Untersuchungen zur Theorie psychologischen Messens. Meisenheim am Glan: Hain 1969

Langner, T.S.: A twenty-two item screening score of psychiatric symptoms indicating impairment. J. Health hum. Behav. 3, 269-276 (1962)

Lazarsfeld, P.H., Menzel, H.: On the Relation between Individual and Collective Properties. In: Etzioni, A. (Ed.): Complex Organizations, 1. Ed. New York: Holt, Rinehard and Winston 1961

Leavell, H.R., Clark, E.G.: Textbook of Preventive Medicine. New York: McGraw-Hill 1953

Leighton, D.C., Harding, J.S., Macklin, D.B., MacMillan, A.M., Leighton, A.H.: The Character of Danger. Psychiatric Symptoms in Selected Communities. The Stirling

County Study of Psychiatric Disorder and Sociocultural Environment, Vol. III. New York: Basic Books 1963

Levy, L., Rowitz, L.: The Ecology of Mental Disorders in Chicago. New York: Behavioral Publications 1973

Lewis, A.J.: Health as a social concept. Brit. J. Sociol. 4, 109-124 (1953)

Lewis, E.I.: Report on an investigation into the incidence of mental deficiency in six areas, 1925-1927. Report of the Mental Deficiency Committee, Part IV. London: HMSO 1929

Luxenburger, H.: Vorläufiger Bericht über psychiatrische Serienuntersuchungen an Zwillingen. Z. ges. Neurol. Psychiat. 116, 297-326 (1928)

MacMahon, B., Pugh, T.F.: Epidemiology. Principles and Methods. Boston: Little, Brown and Co. 1970

Maudsley, H.: Is insanity on the increase? Brit. med. J. 36-39 (1872)

Mechanic, D.: Response factors in illness: The study of illness behavior. Social Psychiatry 1, 11-20 (1966)

Mechanic, D.: Medical Sociology. A Selective View. New York: The Free Press 1968

Mechanic, D.: Problems and prospects in psychiatric epidemiology. In: Hare, E.H., Wing, J.K. (Eds.): Psychiatric Epidemiology. London: Oxford University Press 1970

Mechanic, D.: Social class and schizophrenia: Some requirements for a plausible theory of social influence. Social Forces 50, 305-309 (1972)

Mechanic, D.: Psychiatrische Versorgung und Sozialpolitik. Medizin und Sozialwissenschaften, Bd. 2 . Keupp, H., Pflanz, M., Siegrist, J. (Hrsg.). München-Berlin-Wien: Urban und Schwarzenberg 1975

Mechanic, D., Volkart, E.H.: Stress, illness behavior and the sick-role. Amer. soc. Rev. 26, 51-58 (1961)

Mende, W., Poppele, M., Speer, F., Wiederholt, I.: Praxis der Sozialtherapie im Rahmen des neuen Maßregelsystems — Beispiele, Schwierigkeiten, Chancen. Vortrag gehalten auf dem Kongress der Deutschen Gesellschaft für Psychiatrie und Nervenheilkunde, Düsseldorf, 26.-27.11.1976

Menninger, K.: The Vital Balance. The Life Process in Mental Health and Illness. New York: Viking Press 1963

Miller, P.McC., Ingham, J.G.: Friends, confidants and symptoms. Social Psychiatry 11, 51-58 (1976)

Morris, J.N.: Uses of Epidemiology. Edinburgh: Livingstone 1957

Nealey, V.G., Taber, M., Nealey, S.M.: How accurate are client reports? Administration in Mental Health 3, 186-192 (1976)

Nielsen, J., Juel-Nielsen, N., Strömgren, E.: A five-year survey of a psychiatric service in a geographically delimited rural population given easy access to this service. Comprehens. Psychiat. 6, 139-165 (1965)

Ødegard, Ø.: Emigration and insanity. Acta psychiat. scand., Suppl. 4 (1932)

Ødegard, Ø.: Epidemiologie der Psychosen. Nervenarzt 42, 569-575 (1971)

Ødegard, Ø.: Epidemiology of the psychoses. In: Kisker, K.P., Meyer, J.-E., Müller, M., Strömgren, E. (Hrsg.): Psychiatrie der Gegenwart, Bd. II/1, 2. Aufl. Berlin-Heidelberg-New York: Springer 1972

Park, R.E., Burgess, E.W.: The City. Chicago: University Press 1925

Paykel, E.S., Weissman, M.M., Prusoff, B.A.: Dimensions of social adjustment. J. nerv. ment. Dis. 152, 158-172 (1971)

Pflanz, M.: Allgemeine Epidemiologie. Aufgaben, Technik, Methoden. Stuttgart: Thieme 1973

Reichardt, M.: Allgemeine und spezielle Psychiatrie, 2. neubearb. Aufl. d. Leitfadens zur psychiatrischen Klinik. Jena: Fischer 1918

Reid, D.D.: Epidemiologische Methoden in der psychiatrischen Forschung. Übersetzt u. hrsg. von K.P. Kisker. Stuttgart: Thieme 1966

Reimann, H., Häfner, H.: Psychische Erkrankungen alter Menschen in Mannheim — Eine Untersuchung der „Konsultations-Inzidenz". Social Psychiatry 7, 53-69 (1972)

Rey, E.-R., Klug, J., Welz, R.: The application of Lienert's configuration frequency analysis in psychiatric epidemiology. Social Psychiatry 13, 53-60 (1978)
Riley, M.W.: In: Sociological Research, a Case Approach, p. 642-739. New York: Harcourt, Brace and World 1963
Robins, L.N., Lewis, R.G.: The role of the antisocial family in school completion and delinquency: A three-generation study. Sociol. Quart. 7, 500-514 (1966)
Robins, L.: The social setting as a factor in the risk of narcotic addiction and its prognosis. Paper presented at the WPA Symposium on Social Causes of Psychiatric Disorders, Opatija/Jugoslawien, 16-18. September 1975
Rosenthal, D., Kety, S.S.(Eds.): Transmission of Schizophrenia. London-New York: Pergamon 1968
Rüdin, E.: Studien über Vererbung und Entstehung geistiger Störungen. I. Zur Vererbung und Entstehung der Dementia praecox. Monograph. Neurol. Psychiat. Berlin: Springer 1916
Rutter, M., Graham, P.: Psychiatric disorder in 10- and 11-year-old children. Proc. roy. Soc. Med. 59, 382-387 (1966)
Rutter, M., Lebovici, S., Eisenberg, L., Sneznevskij, A.V., Sadoun, R., Brooke, E., Lin, T.-Y.: A tri-axial classification of mental disorders in childhood. J. Child Psychol. Psychiat. 10, 41-61 (1969)
Rutter, M., Schaffer, D., Shepherd, M.: A multi-axial classification of child psychiatric disorders: An evaluation of a proposal. Genf: World Health Organization 1975
Rutter, M., Shaffer, D., Sturge, C.: A guide to a multi-axial classification scheme for psychiatric disorders in childhood and adolescence. London: Department of Child and Adolescent Psychiatry 1975
Rutter, M., Shaffer, D., Sturge, C.: Multiaxiales Klassifikationsschema für psychiatrische Erkrankungen im Kindes- und Jugendalter. Deutsche Bearbeitung von Remschmidt, H., Schmidt, M. unter Mitarbeit von Klicpera, C. Stuttgart-Bern: Huber 1977
Scheff, T.J.: The role of the mentally ill and the dynamics of mental disorder: A research framework. Sociometry 26, 436-453 (1963)
Scheuch, E.K.: Cross-national Comparison Using Aggregate Data. Some Substantive and Methodological Problems. In: Merrit, R.L., Rokkan, S. (eds.): Comparing Nations. The Use of Quantitative Data in Cross-National Research. New Haven-London: Yale University Press 1966
Scheuch, E.K.: Entwicklungsrichtungen bei der Analyse sozialwissenschaftlicher Daten. In: König, R.(Hrsg.): Handbuch der empirischen Sozialforschung, Bd. 1. Stuttgart: Enke 1967
Schmidt, M.H.: Verhaltensstörungen bei Kindern mit sehr hoher Intelligenz. Bern-Stuttgart-Wien: Huber 1977
Schneider, K.: Klinische Psychopathologie. III. Aufl. Stuttgart: Thieme 1950
Schulsinger, F.: Genetic research and schizophrenia. Paper presented at the APA Meeting, Chicago, February 1977
Shepherd, M., Cooper, B., Brown, A.C., Kalton, G.W.: Psychiatric Illness in General Practice. London: Oxford University Press 1966
Shepherd, M., Oppenheim, B., Mitchell, S.: Childhood Behaviour and Mental Health. London: University of London Press 1971
Snow, J.: On Cholera (Reprint v. Snow, J.: On the Mode of Communication of Cholera, 1855) 2nd Ed. New York: The Commenwealth Fund 1936
Spence, J.: Lecture on the scientific basis of medicine, 1951/52-1945/55. London: British Press Graduate Medical Federation 1954
Spitzer, R.L., Endicott, J.: Diagno: A computer program for psychiatric diagnosis utilising the differential diagnostic procedure. Arch. gen. Psychiat. 18, 746-756 (1968)
Spitzer, R.L., Endicott, J.: Diagno II: Further developments in a computer program for psychiatric diagnosis. Amer. J. Psychiat. 125, Jan. Suppl. 12-20 (1969)
Spitzer, R.L., Fleiss, J.L.: A re-analysis of the reliability of psychiatric diagnosis. Brit. J. Psychiat. 125, 341-457 (1974)

Srole, L., Langner, T.S., Michael, S.T., Opler, M.K., Rennie, T.A.C.: Mental Health in the Metropolis: The Midtown Manhattan Study. New York: McGraw Hill 1962

Stein, L.: „Social class" gradient in schizophrenia. In: Brit. J. prev. soc. Med. 11, 181-195 (1957)

Strömgren, E.: Epidemiological basis for planning. In: Wing, J.K., Häfner, H. (Eds.): Roots of Evaluation. The Epidemiological Basis for Planning Psychiatric Services. London-New York-Toronto: Oxford University Press 1973

Susser, M.: Causal Thinking in the Health Sciences. Concepts and Strategies in Epidemiology. London-New York-Toronto: Oxford University Press 1973

Szaz, T.S.: The myth of mental illness. Amer. Psychologist 15, 113-118 (1960)

Tarrier, N., Vaughn, C., Lader, M.H., Leff, J.P.: Bodily reactions to people and events in schizophrenia. Amer. J. Psychiat. (1978, in press)

Tienari, P.: Psychiatric illnesses in identical twins. Acta psychiat. scand., Suppl. 171 (1963)

Trute, B., Segal, S.P.: Census tract predictors and the social integration of sheltered care residents. Social Psychiatry 11, 153-161 (1976)

Tuke, D.H.: Insanity in Ancient and Modern Life, with Chapter on its Prevention. London: MacMillan 1878

Vaillant, G.E.: The Natural History of Urban Narcotic Drug Addiction—Some Determinants. In: Steinberg, H. (Ed.): The Scientific Basis of Drug Dependence. London: Churchill 1969

Virchow, R.: Die Not im Spessart. Mitteilungen über die in Oberschlesien herrschende Typhus-Epidemie. Erstausgabe 1852. Darmstadt: Wissenschaftliche Buchgesellschaft 1968

Weissman, M.M.: The assessment of social adjustment. A review of techniques. Arch. gen. Psychiat. 32, 357-365 (1975)

Weitbrecht, H.J.: Psychiatrie im Grundriss, 3. neubearb. Aufl. Berlin-Heidelberg-New York: Springer 1973

Welz, R.: Probleme der Verwendung von Kollektiv- und Individualdaten im Rahmen der psychiatrisch-epidemiologischen Forschung. Social Psychiatry 10, 189-198 (1975)

Wieck, H.H.: Lehrbuch der Psychiatrie. Stuttgart: Schattauer 1974

Wing, J.K.: A Standard Form of Psychiatric Present State Examination. In: Hare, E.H., Wing, J.K. (Eds.): Psychiatric Epidemiology. London: Oxford University Press 1970

Wing, J.K.: Ideengeschichte der psychiatrischen Epidemiologie. Vortrag auf dem Europäischen Symposion für Sozialpsychiatrie, Mannheim, 28.-30.3.1977

Wing, J.K., Brown, G.W.: Institutionalism and Schizophrenia. A Comparative Study of Three Mental Hospitals 1960-1968. Cambridge: University Press 1970

Wing, J.K., Cooper, J.E., Sartorius, N.: The Measurement and Classification of Psychiatric Symptoms. Cambridge: University Press 1974

Wing, J.K., Monck, E.M., Brown, G.W., Carstairs, G.M.: Morbidity in the community of schizophrenic patients discharged from London mental hospitals in 1959. Brit. J. Psychiat. 110, 10-21 (1964)

Wing, L., Wing, J.K., Stevens, B., Griffiths, D.: An Epidemiological and Experimental Evaluation of Industrial Rehabilitation of Chronic Patients in the Community. In: Wing, J.K., Hailey, A.M. (Eds.): Evaluating a Community Psychiatric Service. The Camberwell Register. London: Oxford University Press 1972.

World Health Organization: The International Pilot Study of Schizophrenia, Vol. 1. Genf: World Health Organization 1973

World Health Organization: The Epidemiology of Drug Dependence. Report on a Conference, London, 25-29 September 1972. Kopenhagen: EURO 5436 IV, 1973

Zerbin-Rüdin, E.: Das Anlage-Umwelt Problem bei der Entstehung der Schizophrenien. Nervenarzt 42, 613-622 (1971)

Zetterberg, H.L.: Theorie, Forschung und Praxis in der Soziologie. In: König, R. (Hrsg.): Handbuch der empirischen Sozialforschung, Band I. Stuttgart: Enke 1967

Zubin, J.: Classification of the Behavior Disorders. In: Farnsworth, P.R., McNemar, O. (Eds.): Annual Review of Psychology, pp. 373-406. Palo Alto/Calif.: Annual Reviews 1967

Ökologische Untersuchungen zu Selbstmord
und Selbstmordversuch

Selbstmord und seine sozialräumlichen Bedingungen in Mannheim

G. MOSCHEL und H. HÄBERLE

1. Einleitung

Ökologische Studien psychischer Störungen oder kriminellen Verhaltens versuchen eine Antwort auf die Frage nach den Bedingungen, unter denen Morbidität oder Kriminalität entsteht, zu geben, indem sie die räumliche (geographische) Verteilung der Morbidität oder Kriminalität in Gebieten beschreiben und/oder die Art der Verteilung aus der Eigenart der Gebiete erklären. Daraus folgt, daß sich die Aussagen der Ökologie immer auf Gebiete und nie auf Individuen beziehen.

Zur Erfassung der räumlichen Bedingungen eines Gebietes verwenden ökologische Untersuchungen meist die zur Verfügung stehenden sozialstatistischen Daten zur Bevölkerungsstruktur (Berufsgliederung, Familienstrukturdaten, Wohnstrukturdaten usw.), um zwischen ihnen und dem zu erklärenden Merkmal (abhängige Variable) Zusammenhänge herzustellen.

Nun wissen wir aber spätestens seit Durkheim (1960), auf den sich besonders ökologische Suicidstudien gerne beziehen, daß wir unterscheiden müssen zwischen dem materiellen Substrat der Gesellschaft (der Art, wie sich Gesellschaft in einem physischen Raum darbietet) und den hinter ihm stehenden „sozialen Tatbeständen" (Wertorientierungen, Normensysteme, Interaktionsmuster usw.), von denen Durkheim sagte, sie seien immer „moralischer Natur", das soll heißen, sie besitzen den Charakter des Obligatorischen, soweit sie die Chance der Internalisierung haben (König im Vorwort zu Durkheim, 1961).

Es sind diese „sozialen Tatbestände", die nach Durkheim das menschliche Verhalten lenken und leiten, moderieren und limitieren, sie sind die „force collective", die „tendances de la collectivité qui, en pénétrant les individus, les déterminent à se tuer" (Durkheim, 1960, 336).

Ökologische Studien sensu proprio müßten sich auf die Deskription und Analyse des materiellen Substrats beschränken. Aber die meisten der berühmten ökologischen Studien tun dies nicht; sie versuchen bei der Erklärung der Verteilungsmuster von Morbidität oder Kriminalität aus den morphologischen Daten auf die hinter diesen stehenden „sozialen Tatbestände" im Sinne Durkheims zu schließen. Es erscheint wichtig, sich die Implikationen eines solchen Vorgehens zu verdeutlichen:

Es bedeutet ja nicht nur, daß der ökologische Ansatz im engeren Sinne zugunsten eines soziologischen Bezugsrahmens aufgegeben wird. Mit dem Wechsel des theoretischen Bezugsrahmens vollzieht sich häufig eine Veränderung des methodischen Stellenwertes der Aussage. Nachgewiesene ökologische Zusammenhänge, also Assoziationen zwischen gebietsbezogenen Kollektivdaten, werden von ihrer heuristischen auf eine erklärende Ebene transformiert. Es ist dann nicht mehr von Kollektivkorrelationen zwischen Morbiditäts-raten und Prozentanteilen von Arbeitern an der Gesamtbevölkerung die Rede, sondern vom Zusammenhang zwischen Morbidität und Sozialschicht.

Dieser Schritt erscheint besonders dann nahezuliegen, wenn demographische Variable als soziale Indikatoren verwendet werden, die sich dann in einen soziologischen Kontext einbauen lassen. Aber man sollte eben auch hierbei nicht den „Indikator-Charakter" der unabhängigen Variablen vernachlässigen und nicht vergessen, daß die Hintergrundvariablen unbekannt und eben nur „indiziert" sind. Gerade ihre Kenntnis wäre aber für die vorzu-nehmende Erklärung notwendig.

Wir haben uns trotzdem dazu entschlossen, bei der Durchführung der Untersuchung den skizzierten Weg einzuschlagen: Nach der erfolgten ökologischen Verteilung der Selbst-morde auf das Stadtgebiet von Mannheim werden Zusammenhänge zwischen Suicidraten und Gebietsmerkmalen dargestellt; sie werden dann wiederum im Hinblick auf die mög-licherweise hinter ihnen stehenden sozialen Tatbestände analysiert.

Dabei sollte aber ganz deutlich bleiben, daß der zweite Schritt von den gefundenen Zusammenhängen zur erklärenden Analyse teilweise spekulativ ist.

2. Methodenprobleme

2.1 Darstellungen des Untersuchungsmaterials

Die nachfolgend berechneten Ergebnisse und Tendenzen beruhen auf Informationen über polizeilich registrierte Selbstmorde[1]. Für die Untersuchung wurden aus der von der Polizei geführten Kartei alle Selbsttötungen der Jahre 1968 bis 1972 erhoben[2]. Die nach Ausscheidung aller nicht identifizierten Fälle verbleibenden Suicidenten verteilen sich nach Anzahl und Rate pro 100.000 der Wohnbevölkerung über 15 Jahre — kein Suicident war jünger als 15 Jahre — wie folgt auf die fünf Jahre des Untersuchungszeitraums:

Tabelle 1. Zahl der Suicide und Suicidraten pro 100.000 der Wohnbevölkerung über 15 Jahre in Mannheim 1968-1972 (nach der polizeilichen Statistik)

	1968	1969	1970	1971	1972	Gesamt
Anzahl	83	74	94	65	77	393
Rate	31,9	27,9	35,0	24,3	28,8	29,6

---

[1] Es wird allgemein anerkannt, daß Selbstmordraten „unterberichtet" sind. Die Selbst-mordrate variiert: a) mit der Zuverlässigkeit der Datenerhebung (Qualität der Untersu-chung von Todesursachen; Anwendung der Begriffe „zufällig" und „absichtlich"); b) mit der Gültigkeit der Daten [Unvollständigkeit der Daten aufgrund von Sanktionen und Rücksichtnahme auf Opfer und Hinterbliebene (Barraclough, 1973; Braun, 1971; McCarthy u. Walsh, 1966, 1975)]. Nach einer Untersuchung von Dublin (1963) liegt in den Vereinigten Staaten die wahre Selbstmordziffer um 1/4 bis 1/3 über den offizi-ellen Angaben. Da andererseits Felduntersuchungen aus verständlichen Gründen nahezu undurchführbar sind, bleiben Sekundärstatistiken mit ihren Fehlerquellen die wichtigste Basis wissenschaftlicher Untersuchungen.

[2] Wir sind dem Präsidenten der Mannheimer Polizei und seinen Mitarbeitern für ihre außerordentliche Hilfsbereitschaft zu großem Dank verpflichtet.

Da die absolute Zahl der Suicide des Jahres 1970 von den anderen Jahreszahlen abweicht, wurde der Ratenberechnung der Mittelwert der Suicide der fünf Jahre zugrundegelegt, um von den jährlichen Schwankungen unabhängige Aussagen zu erhalten[3].

Die für die ökologische Beschreibung der städtischen Gebiete erforderlichen detaillierten Bevölkerungsstrukturdaten konnten den Daten der Volkszählung von 1970 entnommen werden (Amt für Stadtforschung, Statistik und Wahlen 1972, 1973a, b).

Zur Beschreibung wurden die folgenden Bevölkerungsstrukturdaten ausgewählt:

Anteil der Verwitweten an der Wohnbevölkerung 1970.

Anteil der über 65jährigen Männer an der Wohnbevölkerung 1970.

Anteil der Rentner an der Wohnbevölkerung 1970.

Anteil der über 65jährigen Frauen an der Wohnbevölkerung 1970.

Anteil der weiblichen Einpersonenhaushalte an den Privathaushalten 1970.

Anteil der Geschiedenen an der Wohnbevölkerung 1970.

Anteil der Wohngebäude mit 3 Wohnungen an den Wohngebäuden 1968[4].

Anteil der Wohngebäude mit 1 Wohnung an den Wohngebäuden 1968[4].

Wohndichte, Personen pro ha bebaute Wohnfläche 1968.

Anteil der Arbeiter an den Erwerbstätigen 1970.

Anteil derer mit Hochschulabschluß an der Wohnbevölkerung 1970.

Anteil der Selbständigen und freiberuflich Tätigen an den Erwerbstätigen 1970.

Anteil der Ausländer an der Wohnbevölkerung 1970.

Anteil der Verheirateten an der Wohnbevölkerung 1970.

Anteil der Ledigen an der Wohnbevölkerung 1970.

Anteil der Delinquenten pro 1.000 14-21jährige 1968-1972[5].

Fluktuationsquote, Verhältnis Tag-/Nachtbevölkerung (= [Wohnbevölkerung − Erwerbstätige + Beschäftigte]/Wohnbevölkerung)[6].

Anteil der nicht erwerbstätigen Frauen an der 15-65jährigen weiblichen Wohnbevölkerung 1970.

---

[3] Im Bericht der Sachverständigenkommission „Zur Lage der Psychiatrie in der Bundesrepublik Deutschland" wird darauf hingewiesen, daß die Suicidziffer in der Bundesrepublik eine Größenordnung erreicht habe, die der Zahl der Verkehrsopfer nahekomme, es wird für die BRD eine Selbstmordziffer von 21,0 pro 100.000 Einwohner im Jahr 1971 berechnet (S. 279). In Mannheim sterben mehr Menschen durch Freitod als infolge von Straßenverkehrsunfällen:

Ausgewählte Todesursachen in Mannheim

Todesursachen	1969		1970		1971		1972	
	f	%	f	%	f	%	f	%
Selbstmord	74	2,0	94	2,6	65	1,8	77	2,2
Kfz-Unfälle	70	1,8	58	1,6	45	1,2	57	1,6
Tuberkulose	27	0,7	31	0,9	25	0,7	27	0,8
Mord	8	0,2	11	0,3	9	0,2	11	0,3
alle Todesfälle	3785		3603		3653		3503	

[4] Die Angaben wurden der Gebäude- und Wohnungszählung entnommen.

[5] Die Delinqquenzrate errechnet sich aus der Gesamtheit aller Jugendlichen zwischen 14 und 21 Jahren der Stadt Mannheim, die zwischen 1968 und 1972 wegen Übertretungen, Vergehen und Verbrechen bei der Jugendgerichtshilfe auffällig wurden.

[6] Errechnet auf der Basis der Arbeitsstättenzählung von 1970.

Anteil der erwerbstätigen Frauen an der über 15jährigen weiblichen Wohnbevölkerung
  1970.

Fruchtbarkeitsquote, = Kinder unter 6 Jahren bezogen auf Frauen von 15-45 Jahren 1970.

Anteil der Wohnbebauung, d.h. der bebauten Wohnfläche an der Fläche des Statistischen
  Bezirks 1968[7].

2.2 Probleme der Regionalisierung

Sozialökologische Untersuchungen, die über die Darstellung der Verteilung ihres Unter-
suchungsobjekts (Morbidität, Delinquenz, Suicid, Wählerverhalten usw.) hinausgehend
den sozialen Kontext als Bedingungsgefüge erfassen und analysieren wollen, stehen
vor dem Problem der Gewinnung von Gebietskategorien.

Denn der Versuch, Gesetzmäßigkeiten der Verteilung nachzuweisen und zu erklären,
setzt voraus, daß sich die einzelnen Gebiete (statistische Bezirke) in Kategorien von Merk-
malsgleichen zusammenfassen lassen. Hier boten sich zur Durchführung der Untersuchung
zwei Möglichkeiten an.

Die erste der beiden Vorgehensweisen, die zumindest in formaler Hinsicht der sog.
Zonentheorie (Park u. Mitarb., 1925) verwandt ist, besteht in dem Versuch, urbane oder
metropolitane Gebiete aufzuweisen (Friedrichs, 1975) und die Selbstmordhäufigkeit in
diesen Gebieten zu untersuchen und sie aus der historisch gewachsenen Struktur und aus
ihrer Funktion im Rahmen der Gesamtstadt zu erklären. So läßt sich etwa mit Nellner
(1969) die Stadt Mannheim einteilen in die engere und erweiterte Innenstadt, die Zwischenzone und die Außenzone, die selbst wiederum teils aus verstädterten Dörfern, jüngeren Wohnsiedlungen etc. besteht. Eine solche Vorgehensweise setzt voraus, daß es gelingt,
die ökologischen Gebiete exakt zu begrenzen und die so definierten Untersuchungseinheiten statistisch zu beschreiben. Beide Voraussetzungen werden in den meisten Fällen nur
dann gegeben sein, wenn zwischen ökologischen Gebietsgrenzen und administrativen Gebietsgrenzen Übereinstimmung besteht.

Der zweite Weg, der in der vorliegenden Untersuchung eingeschlagen wird und der
die in ökologischen Studien übliche Vorgehensweise bildet (Sainsbury, 1955; Maris, 1969;
Lester, 1970), versucht, die gegebenen und meist demographisch erfaßten statistischen Bezirke einer Stadt mit Hilfe der abhängigen Variablen, im vorliegenden Fall ist dies die
Suicidrate, in merkmalsgleiche statistische Kategorien zu bringen. Diesem Verfahren
entsprechend wurden für die in Mannheim bestehenden 78 Statistischen Bezirke und Unterbezirke Suicidraten berechnet, von denen eine Rangreihe aufgestellt wurde. Da in 18 Bezirken keine Suicide registriert wurden, ließen sich drei Gebietsgruppen mit je 20 Gebieten und eine Gruppe von 18 Gebieten mit Nullwerten gewinnen[8].

---

[7] Die Angaben über die Art der Bebauung der einzelnen Statistischen Bezirke wurden vom
Stadtplanungsamt der Stadt Mannheim zur Verfügung gestellt.

[8] Die Höhe und das Signifikanzniveau ökologischer Kollektivkorrelationen hängt u.a. vom
Aggregatniveau, d.h. von der Art der zugrundegelegten Gebietseinheiten ab.
  An anderer Stelle haben wir gezeigt, daß die auf dem nächsthöheren Aggregatniveau
gebildeten 41 Statistischen Bezirke hinsichtlich ihrer demographischen Zusammensetzung
heterogen sind. Die innergebietliche Ungleichverteilung von unabhängigen und abhängigen
Variablen bestimmt nicht nur die Korrelationen, sondern bewirkt auch Scheinkorrelatio-

Die Grenzen dieses Verfahrens bestehen in erster Linie in der Übernahme der aus administrativen Erwägungen gebildeten statistischen Bezirke in die ökologische Betrachtung, ohne daß eine Aussage über die Homogenität der Bevölkerungszusammensetzungen gemacht werden kann. Sie ist aber von entscheidendem Einfluß auf die Assoziationen zwischen abhängigen und unabhängigen Variablen, wie wir an anderer Stelle zeigen konnten (Moschel und Häberle, 1977).

2.3 Auswertungsverfahren

Zur Überprüfung der Zusammenhänge zwischen gebietsspezifischen Suicidraten und gebietsbezogenen demographischen und ökologischen Merkmalen wurden beide nach Rängen geordnet und der Grad der Übereinstimmung der Rangfolgen durch Rangkorrelationskoeffizienten gemessen. Die Verwendung nichtparametrischer Verfahren erscheint sowohl wegen des Skalenniveaus der Daten als auch aufgrund der Tatsache, daß keine Normalverteilung der Merkmale vorliegt, angebracht (Lienert, 1973).

In einem zweiten Schritt wurde der Versuch unternommen, die zwischen demographischen Merkmalen und Suicidraten errechneten Assoziationen daraufhin zu überprüfen, was sie messen. Zu diesem Zweck wurden auf der Basis der Interkorrelationen der demographischen Merkmale Variablengruppen gebildet und im Sinne von sozialen Indikatoren zur Interpretation verwendet.

Eine im Anschluß daran durchgeführte Faktorenanalyse sollte die Zahl der Variablen des Untersuchungsbereichs und ihre wechselseitigen Bezüge auf eine möglichst geringe Zahl von Faktoren reduzieren, mit denen sich die Beobachtungen überschaubar beschreiben lassen (Revenstorf, 1976; Nie u. Mitarb., 1975). Die korrelationsstatistische Auswertung erfolgte mit Hilfe der Version 6, die faktorenanalytische Auswertung mit Hilfe der Version 5 des SPSS.

3. Ergebnisse

3.1 Die ökologische Verteilung der Selbstmorde in Mannheim

Tabelle 2 vermittelt einen Überblick über die Verteilung der Selbstmorde in Mannheim.

Nach der oben beschriebenen Einteilung der Statistischen Bezirke in Gebiete mit hohen und niederen Suicidraten (Abb. 1) zeigt sich, daß sowohl die Verteilung der Gebiete mit hohen Raten, als diejenigen mit niederen Raten kein einheitliches Bild liefert. Für den innerstädtischen Bereich und für die Peripherie der Stadt lassen sich Gebiete mit hohen und solche mit niederen Raten bestimmen. Von den 20 Gebieten mit hohen Suicidraten zählen 6 zum innerstädtischen Bereich (4, 5, 6, 15, 17, 18), 9 sind Stadtrandgebiete

---

Fußnote 8 (Fortsetzung)

nen. Aus diesen Erwägungen entschieden wir uns für die Aggregatebene der 78 Statistischen Bezirke und der Unterbezirke, obwohl sich auch diese Einheiten sehr hinsichtlich der Einwohnerzahl, der Bevölkerungsdichte und -zusammensetzung unterscheiden und durch für ökologische Studien neu zu bildende Gebietseinheiten ersetzt werden müßten.

Tabelle 2. Verteilung der Suicidraten auf die 78 Mannheimer Stadtbezirke
(Raten pro 100.000 der über 15jährigen Wohnbevölkerung)

Stadtbezirk		Rate
76	Rheinau-Ost	227,27
42	Neuostheim/Ost	130,71
54	Käfertal/SW	125,78
45	Suebenheim	117,82
52	Käfertal/NO	93,24
18	Schwetzingerstadt/O	85,47
49	Alteichwald	83,50
14	Wohlgelegen/O	70,75
05	Schloßgebiet	65,04
65	Niederfeld	60,37
33	Waldhof/W	57,27
22	Lindenhof-Niederfeld	54,64
74	Rheinau-Mitte	48,50
06	Jungbusch	47,58
17	Schwetzingerstadt/W	46,23
56	Sonnenschein	42,50
15	Oststadt/N	41,76
37	Gartenstadt	41,75
43	Neuhermsheim	39,64
04	Östliche Unterstadt	38,85
46	Hochstätt	36,98
11	Herzogenried	36,57
57	Speckweg östlich der Hessischen Straße	36,44
13	Wohlgelegen/W	35,45
63	Almenhof	34,97
40	Neuostheim/N	32,85
02	Westliche Unterstadt	32,78
08	Neckarstadt/W	31,68
32	Schönau/S	31,52
78	Rheinau/S	29,94
64	Almenhof/Gewerbegebiet	29,36
62	Feudenheim/S	28,51
61	Feudenheim/N	28,27
10	Neckarstadt/O	28,14
47	Friedrichsfeld/O	27,22
66	Neckarau/M	27,10
72	Casterfeld/M	27,10
31	Schönau/N	27,07
19	Lindenhof/W	26,20
68	Neckarau/SO	25,51
50	Käfertal/M	24,84
16	Oststadt/S	24,76
12	Neckarstadt/NO	24,35
59	Wallstadt	22,94
26	Sandhofen/SO	22,22
38	Nördliches Speckweggebiet/W	21,00
39	Südliches Speckweggebiet/W	19,61
53	Käfertal/S	18,63
30	Blumenau/Sandtorf	18,21

Tabelle 2 (Fortsetzung)

Stadtbezirk		Rate
03	Östliche Oberstadt	17,77
07	Mühlau	17,73
34	Waldhof/M	16,99
58	Vogelstang	16,49
35	Waldhof/N	16,07
24	Sandhofen/M	12,34
01	Westliche Oberstadt	11,61
09	Friesenheimer Insel	11,46
44	Seckenheim	10,79
77	Pfingstberg	10,55
23	Sandhofen/W	9,52
21	Lindenhof/O	—
20	Lindenhof/M	—
25	Sandhofen/N	—
27	Sandhofen/NO	—
28	Scharhof	—
29	Kirschgartshausen	—
36	Luzenberg	—
41	Neuostheim/S	—
48	Friedrichsfeld/W	—
51	Käfertal/W	—
55	Käfertal/SO	—
60	Straßenheim	—
67	Neckarau/NO	—
69	Neckarau/S	—
70	Casterfeld/W	—
71	Mallau	—
73	Casterfeld/O	—
75	Rheinau-Hafen	—

(22, 37, 45, 49, 52, 63, 74, 76) und 5 sind der Zwischenzone zuzuordnen (14, 33, 42, 43, 54). Von den Gebieten mit Nullwerten liegen 7 am Stadtrand (28, 29, 48, 60, 69, 70, 75), 11 gehören der Zwischenzone an.

Von ihrer Eigenart her lassen sich die innerstädtischen Gebiete mit hohen Suicidraten mit einer Ausnahme als Wohngebiete sehr verschiedenen Standards darstellen; abgesehen von dem Gebiet 17, das zu 3/4 aus Gewerbe-, Industrie- und Bundesbahngelände besteht, sind alle Bezirke durch hohe und sehr hohe Anteile an Wohnbebauung bestimmt. Auch die Stadtrandgebiete zeichnen sich z.T. durch sehr hohe Hektaranteile an Wohnbebauung aus (22, 56, 63) und da, wo die Wohnbebauung niedriger ist, lassen sich hohe Anteile an Grünflächen und Freiland nachweisen. Anders verhält es sich in den 5 Gebieten, die der Zwischenzone zugeordnet wurden: hier ist die Wohnbebauung z.T. sehr gering, der Durchschnittswert liegt bei 7% der Bodenfläche, aber die Anteile an industriell und gewerblich genutztem Boden sind hoch bzw. sehr hoch. Eine Ausnahme bildet der Bezirk 42 (Neuostheim-Ost) mit einer Wohnbebauung von 1,2% und 73% Freiland.

Von den Gebieten mit Nullwerten sind unter denjenigen in Stadtrandlage 3 dünn besiedelte landwirtschaftlich bestimmte Bezirke (die Anteile für Freiland betragen für den

Suicidraten
für 78 Mannheimer
Statistische Bezirke
(1968 - 1972)
00.00 — 00.00
01.00 — 24.84
24.85 — 36.98
36.99 — 227.27
RHEIN

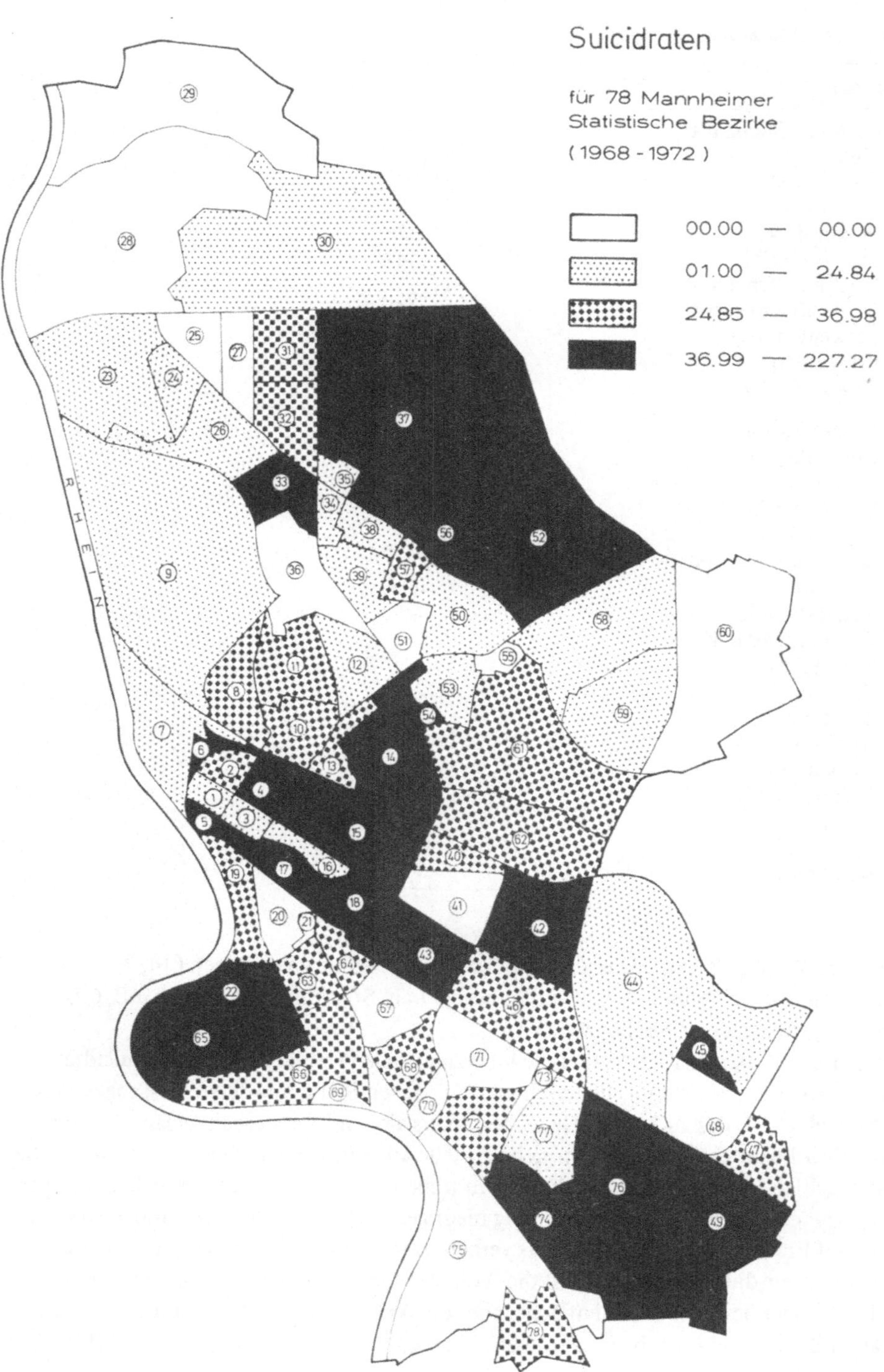

Abb. 1

Bezirk 28 = Scharhof 82%, für den Bezirk 29 = Kirschgartshausen 90%, für den Bezirk 60 = Straßenheim 91%), von den restlichen 4 Bezirken entfallen hohe Anteile der Gebietsfläche auf die Kategorien Freiland und Ödland einerseits, Industrie-, Gewerbe- und Bundesbahnbetriebsgelände andererseits. Die Gebiete mit Nullwerten, die der Zwischenzone angehören, sind ebenfalls entweder durch hohe Anteile an Freiland oder Grünflächen (25, 27, 41) oder an Industrie-, Gewerbe- und Bundesbahngelände (20, 36, 51, 55, 67, 71) gekennzeichnet. Zwei Gebiete fallen allerdings aus dem Rahmen. Es ist dies Casterfeld-West (73) mit 91% Wohnbebauung und Lindenhof-Ost (21), das zu 44% bebaut ist und einen relativ geringen Anteil an Gewerbe- und Bundesbahnbetriebsgelände aufweist.

Nach dieser Darstellung läßt sich zwar für den erweiterten innerstädtischen Bereich eine Häufung von Gebieten mit hohen Suicidraten festhalten, aber eine graduelle Abnahme der Raten zum Stadtrand hin läßt sich nur bei gleichzeitiger Betonung der starken Abweichungen innerhalb der einzelnen Gebietsgruppen konstatieren.

3.2 Zusammenhänge zwischen Gebietsmerkmalen und Suicidraten

Die in der Tradition der Chicago-Schule stehenden ökologischen Untersuchungen errechneten erhöhte Kriminalitäts-, Morbiditäts- und Suicidraten für die Innenstadtbezirke im Vergleich zu den Stadtrandgebieten. Diese Ergebnisse führten im Zusammenhang mit der zonalen Gebietstypisierung und häufig auch vor dem Hintergrund kulturkritischer Vorstellungen, nach denen innerstädtische Bereiche als urban galten und Stadtrandsiedlungen in die Nähe ländlicher Gebiete gerückt wurden, zu Verallgemeinerungen, die im Gegensatz zu den psychohygienisch „gesunden" Stadtrandsiedlungen den innerstädtischen Bereichen per se krankmachende Bedingungen zuschreiben.

Die Art des in Mannheim gefundenen Verteilungsmusters von Selbstmordraten relativiert diese vereinfachende Vorstellung und verstärkt die Vermutung, daß die ökologische Ungleichverteilung nicht nur Ergebnis einer „zonalen" Ausdehnung der Stadt ist, sondern auch im Zusammenhang mit der kommunalen Wohnungspolitik, den Kriegsauswirkungen, der Eingemeindungspolitik und der Bevölkerungsverdichtung in Ballungszentren gesehen werden muß[9]. Die folgende Analyse beschränkt sich auf die Analyse des Zusammenhangs

---

[9] Hierzu einige historische Anmerkungen:
1895 betrug die Stadtgemarkung 2384 ha. Bis 1913 wurden durch Eingemeindungen (Käfertal, Neckarau, Feudenheim, Sandhofen, Rheinau) die Stadtgrenzen ausgedehnt und die Gemarkung um 7528 ha erweitert. Der zweite große Zusammenschluß (Wallstadt, Kirschgartshausen, Sandtorf, Straßenheim, Seckenheim und Friedrichsfeld) erfolgte in den Jahren 1929/30 und brachte eine erneute Verlagerung der Stadtgrenzen und eine Ausdehnung um weitere 3739 ha (Bauleitplan Mannheim Grundlagenkarten, 1964). Zu den Kriegseinwirkungen muß man wissen, daß z.B. die Mannheimer Innenstadt im 2. Weltkrieg zu 65%, die Schwetzingerstadt zu 83%, Lindenhof zu 78% zerstört wurde. In der Bausubstanz drückt sich dies z.B. darin aus, daß der Anteil der Wohngebäude, die nach 1949 errichtet wurden, in den fünf Innenstadtbezirken (1-5) zwischen 32 und 71% aller Wohngebäude variiert, in der Schwetzingerstadt wurden 64%, in Lindenhof 80% der Wohngebäude nach 1949 errichtet.
Mannheim zeichnet sich durch zahlreiche Bebauungsvorhaben in den städtischen Überganszonen aus. Zwischen den Kriegen benstanden die Siedlungen Gartenstadt, Almenhof, Käfertal-Süd, Schönau-Süd, Sonnenschein, Speckweg. Nach 1949 bis zum Untersu-

zwischen ökologischen Verteilungsmuster der Suicidraten und den die Bevölkerung der städtischen Gebiete charakterisierenden Merkmalen.

Tabelle 3. Rangkorrelationen für Selbstmordraten und demographische Merkmale über 78 Statistische Bezirke

Demographische Merkmale	Rang-korrelation	Signifikanz-niveau
1. Verwitwete	.36	.001
2. Über 65j. Männer	.35	.001
3. Rentner	.28	.007
4. Über 65j. Frauen	.29	.004
5. Weibl. Einpersonenhaushalte	.24	.018
6. Geschiedene	.31	.003
7. Wohngebäude mit 3 Wohnungen	−.02	.448
8. Wohngebäude mit 1 Wohnung	−.03	.396
9. Wohndichte	−.06	.316
10. Arbeiter	−.30	.004
11. Hochschulabschluß	.27	.009
12. Selbständige und freie Berufe	.23	.021
13. Ausländer	−.27	.009
14. Verheiratete	−.10	.192
15. Ledige	−.10	.202
16. Delinquenz	.16	.078
17. Fluktuationsquote	−.08	.247
18. Nicht erwerbstätige Frauen	−.06	.305
19. Weibliche Erwerbsquote	−.07	.278
20. Fruchtbarkeit	−.26	.011
21. Wohnbebauung	.23	.022

In Tabelle 3 sind die Korrelationskoeffizienten der Bevölkerungsstrukturdaten und der Suicidraten für die 78 Statistischen Bezirke der Stadt Mannheim zusammengestellt. Zusammenhänge auf dem 0,1%-Niveau bestehen zwischen Suicidraten und hohem Anteil an Verwitweten und an über 65jährigen Männern an der Wohnbevölkerung. Zusammenhänge auf dem 1%-Niveau bestehen fernerhin mit hohen Anteilen an Geschiedenen, an über 65jährigen Frauen, an Rentnern und Personen mit Hochschulabschluß und geringen Anteilen an Arbeitern und an Ausländern. Weniger eng, aber immer noch signifikant sind die Beziehungen zwischen Suicid und niedriger Fruchtbarkeitsziffer, geringer Mobilität,

---

Fußnote 9 (Fortsetzung)

chungszeitraum wurde die Bebauung von Schönau-Nord, des Gebietes zwischen Wald-straße und Speckweg durchgeführt und es entstanden die neuen Wohngebiete Niederfeld, Pfingstweide und Vogelstang.

Alle diese Ereignisse und Maßnahmen führten zu großen Bevölkerungsumschichtungen, die das Bild der ökologischen Verteilung der Bevölkerung bestimmen.

Dies mag dazu geführt haben, daß am Stadtrand liegende Neubaugebiete hinsichtlich des Grades ihrer Urbanisierung mit Innenstadtbezirken vergleichbar sind, während ein-gemeindete Dörfer ihren ländlichen Charakter teilweise noch bewahrt haben und sich durch niedrige Suicidraten auszeichnen.

Tabelle 4. Interkorrelationen von demographischen Merkmalen über 78 Statistische Bezirke

	Verwitwete	Männer 65 J und mehr	Rentner	Frauen 65 J und mehr	Weibliche Einpersonenhaushalte	Geschiedene	Wohngebäude 3 und mehr Wohnungen	Wohngebäude 1 Wohnung	Wohndichte	Arbeiter	Hochschulabschluß	Selbständige	Ausländer	Verheiratete	Ledige	Delinquenz	Fluktuation	Nicht erwerbstätige Frauen	Weibliche Erwerbsquote	Fruchtbarkeit	Wohnbebauung
	1	2	3	4	5	6	7	8	9	10	11	12	13	14	15	16	17	18	19	20	21
1		.89	.84	.82	.81	.51	.28	−.32	.05	−.40	.33	.41	−.31	−.11	−.38	−.07	−.32	−.19	−.23	−.25	.50
2			.85	.81	.74	.46	.14	−.17	−.07	−.53	.49	.56	−.44	−.10	−.36	−.09	−.31	−.11	−.31	−.23	−.45
3				.74	.67	.51	.20	−.26	−.01	−.41	.34	.31	−.46	−.29	−.20	.08	−.37	−.06	−.34	−.10	.46
4					.83	.52	.28	−.30	−.02	−.51	.43	.45	−.30	−.06	−.41	−.13	−.12	−.18	−.25	−.40	.44
5						.62	.48	−.49	.14	−.40	.43	.42	−.16	−.16	−.26	−.21	−.11	−.36	−.03	−.41	.53
6							.52	−.53	.29	−.16	.28	.20	−.02	−.44	.03	.21	−.05	−.35	.08	−.12	.52
7								−.92	.62	−.02	.24	−.08	.15	−.09	−.08	.05	.21	−.37	.31	−.24	.42
8									−.52	.00	−.21	.09	−.10	.14	.06	−.13	−.15	.33	−.22	.15	−.44
9										.31	−.09	−.20	.38	.18	−.23	.16	.48	−.13	.20	−.10	−.09
10											−.73	−.71	.71	.13	.10	.21	.19	.12	.08	.45	−.32
11												.68	−.39	−.06	−.09	−.14	.00	−.12	−.01	−.31	.41
12													−.33	−.05	−.17	−.16	−.07	−.30	.07	−.32	.25
13														.22	−.02	−.09	.43	−.13	.30	.21	−.31
14															−.81	−.25	.34	.30	−.23	−.14	−.46
15																.20	−.17	−.18	.35	.25	.17
16																	−.01	.07	−.01	.22	.16
17																		−.01	.17	−.19	−.43
18																			−.82	.38	−.35
19																				−.27	.11
20																					−.18
21																					

hohen Anteilen an weiblichen Einpersonenhaushalten, Selbständigen und freiberuflich Tätigen, dichter Wohnbebauung und großen Anteilen an Mehrfamilienhaushalten.

3.3 Die korrelationsanalytische Interpretation der Ergebnisse

Die Erklärung der gefundenen Assoziationen zwischen den gebietsbezogenen Bevölkerungsmerkmalen und den Suicidraten hat die Frage zu beantworten, welche Sachverhalte die demographischen Merkmale messen, die mit Suicid korrelieren: Lassen sich diese Merkmale als Indikatoren bestimmter Konstrukte verwenden, die zum Verständnis der Ungleichverteilung des Selbstmords beitragen?

Zur Beantwortung dieser Frage sollen diejenigen demographischen Variablen, die ähnliche oder komplementäre Sachverhalte messen, zu Merkmalsgruppen zusammengefaßt werden. Als Kriterium der Variablenzusammenfassung dienen die Interkorrelationen zwischen den demographischen Gebietsmerkmalen.[10]

Wie anhand der Tabelle 3 gezeigt wurde, besteht eine negative Korrelation zwischen dem Arbeiteranteil und der Suicidrate. Überprüft man nun die Matrix der Interkorrelationen (Tabelle 4) der demographischen Gebietsmerkmale, so findet man hohe positive Korrelationen zwischen dem Arbeiteranteil und dem Ausländeranteil an der Gebietsbevölkerung, während sich zwischen Arbeiteranteil und Anteil an Selbständigen und an Hochschulabsolventen hohe inverse Assoziationen errechnen (Tabelle 5). Gebiete mit hohem Arbeiteranteil besitzen einen hohen Ausländeranteil und niedrige Bevölkerungsanteile an Hochschulabsolventen und an Selbständigen; sie lassen sich als Wohngebiete der unteren Sozialschicht definieren; in solchen Gebieten ist in Mannheim die Suicidrate niedrig.[11]

Tabelle 5. Interkorrelationen von Variablen, die Sozialschicht messen

Gebietsmerkmale	10	11	12	13
10. Arbeiter	—			
11. Hochschulabsolventen	−.73	—		
12. Selbständige	−.71	.68	—	
13. Ausländer	.71	−.39	−.33	—

Die höchste Korrelation, die sich zwischen den Selbstmordraten und den Gebietsvariablen errechnen ließ, war die zwischen Selbstmord und Anteil an Verwitweten. Überprüft man nun die Interkorrelationen mit der Variablen Verwitwete, so ergeben sich hohe

---

[10] Zu dieser Vorgehensweise siehe Opp (1968), der sich auf die Arbeit von Angel: The Moral Integration of American Cities, Chicago 1951, stützt.

[11] Selbstverständlich handelt es sich hierbei nur um sehr grobe Indikatoren der Schichtzuordnung.

Zum Problem der Bedeutung der amtlichen Statistik für Sozialstrukturanalysen sei verwiesen auf: Klassen- und Sozialstruktur der BRD 1950-1970, Bd. II, S. 1-15 und Schäfer (1976).

Zusammenhänge mit den Variablen Anteil an über 65jährigen Männern und Frauen, Geschiedenen, Rentnern und weiblichen Einpersonenhaushalten.

Tabelle 6. Interkorrelationen von Variablen, die soziale Isolierung messen

Gebietsmerkmale	1.	2.	3.	4.	5.	6.
1. Verwitwete	—					
2. Über 65j. Männer	.89	—				
3. Rentner	.84	.85	—			
4. Über 65j. Frauen	.82	.81	.74	—		
5. Weibliche Einpersonen- haushalte	.81	.74	.67	.83	—	
6. Geschiedene	.51	.46	.51	.52	.62	—

Es bietet sich an, die 6 Variablen als Merkmale der Vereinsamung zu betrachten (Tabelle 6). Davon ausgehend kann über die errechneten Ergebnisse gesagt werden, daß Suicide in den Gebieten gehäuft auftreten, die sich durch Phänomene der sozialen Isolation, gemessen durch hohe Bevölkerungsanteile an Verwitweten, Geschiedenen, alten Menschen über 65 Jahren und weiblichen Einpersonenhaushalten auszeichnen.

Ein weiterer Zusammenhang läßt sich, wenn auch nicht mit der gleichen Deutlichkeit, so doch vom Trend her, vermuten, wenn man von der Variablen Fruchtbarkeitsziffer ausgeht. Die Fruchtbarkeitsziffer korreliert erwartungsgemäß negativ mit der Rate der erwerbstätigen Frauen und positiv mit der Rate der Hausfrauen; sie dürfte höher sein in Gebieten, in denen die Wohnbebauung nicht so dicht ist, die Anzahl der Wohngebäude mit 3 und mehr Wohnungen niedrig ist und die Zahl der Einpendler gering ist, also die Relation Tag-/Nachtbevölkerung nicht zu ungunsten der Nachtbevölkerung verschoben ist.

Tabelle 7. Interkorrelationen von Variablen, die familiale
Integration messen

Gebietsmerkmale	18.	19.	20.	21.
18. Hausfrauen	—			
19. Erwerbstätige Frauen	−.82	—		
20. Fruchtbarkeit	.38	−.27	—	
21. Wohnbebauung	−.35	.11	−.18	—

Die signifikante Korrelation zwischen der Fruchtbarkeitsziffer und der Suicidrate läßt die Annahme zu, daß hier eine präventive Bedingung im familialen Bereich gemessen wird, sie soll mit dem Begriff „familialer Status" oder „familiale Integration" bezeichnet werden.

Da sich zwischen der Suicidrate einerseits, Jugenddelinquenz, Bevölkerungsmobilität, Ausländeranteil, — also Merkmalen, die häufig als Bedingung „sozialer Desorganisation" betrachtet werden, — andererseits, keine bzw. negative Korrelationen nachweisen lassen, kann dieses Konstrukt zur Erklärung des allgemeinen Verteilungsmusters für die gesamte Stadt nicht herangezogen werden. Von dieser gesamtstädtischen Aussage abgesehen, gibt

es in Mannheim einige Gebiete, die sich durch hohe Suicid-, Delinquenz- und Morbiditätsraten auszeichnen, wie wir an anderer Stelle gezeigt haben und für die der Nachweis sozialer Desorganisation noch zu erbringen wäre.

Der Versuch, mit Hilfe einer Korrelationsanalyse die errechneten Ergebnisse zu interpretieren, führt zu dem Schluß, daß Gebiete mit niederen im Unterschied zu solchen mit
hohen Suicidraten gekennzeichnet sind durch die Merkmale hohe Bevölkerungsanteile
der „Unterschicht", niedere Bevölkerungsanteile an „sozial Isolierten" und tendentielle
hohe Bevölkerungsanteile an „familial Integrierten".

Die Korrelationsanalyse sollte nicht einen falschen Eindruck erwecken, man habe es
bei den gebildeten drei Variablengruppen mit voneinander unabhängigen Bedingungen der
ökologischen Verteilung der Selbstmorde zu tun. Dies ist nicht der Fall. Tatsächlich bestehen zwischen allen Indikatoren mehr oder weniger enge Assoziationen, wie Abbildung 2
verdeutlichen soll. So sind beispielsweise die Merkmale der sozialen Isolierung nicht schicht-
unabhängig: Zwischen gebietsbezogenen hohen Anteilen an über 65jährigen Männern und
erhöhten gebietsbezogenen Anteilen an Arbeitern an der erwerbstätigen Bevölkerung besteht
eine signifikante negative Korrelation, und umgekehrt korrelieren die Merkmale Rentner und
weibliche Einpersonenhaushalte signifikant positiv mit Anteilen an Selbständigen an der erwerbstätigen Bevölkerung. Damit wird die Vermutung nahegelegt, daß es sich bei dem Phänomen der sozialen Isolierung, das mit erhöhten Suicidraten korreliert, um ein Mittel- und
Oberschichtphänomen handelt.

Auch zwischen den beiden Konstrukten familiale Integration und Sozialschicht bestehen Assoziationen.

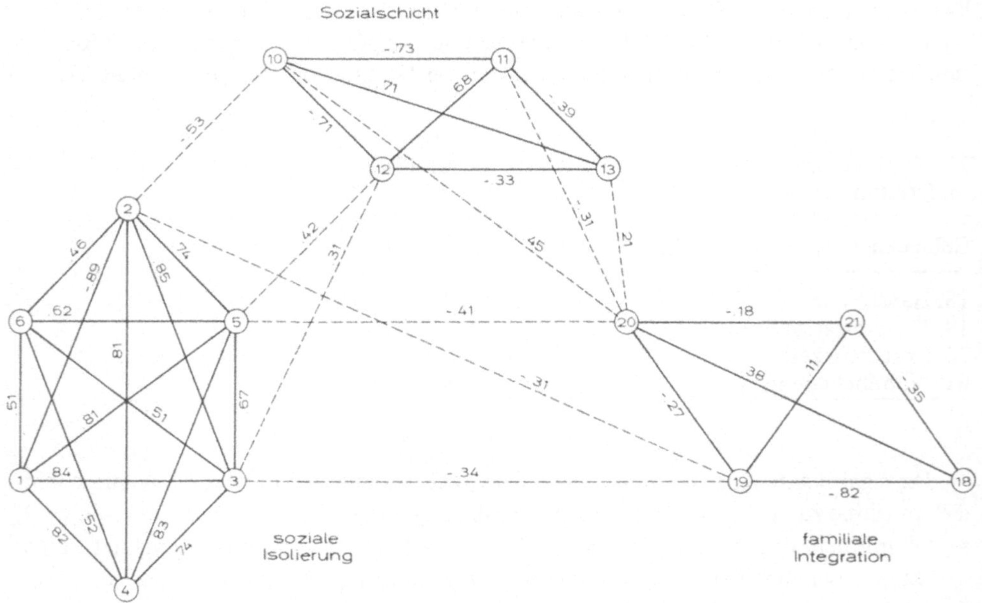

Abb. 2. Interkorrelationen zwischen Sozialschicht, sozialer Isolierung und familialer
Integration

Die Fruchtbarkeitsziffer korreliert positiv mit erhöhten Arbeiter- und Ausländeranteilen, negativ mit einem hohen Anteil an Hochschulabsolventen an der Wohnbevölkerung. Ein spezieller Hinweis auf die Verbindung zwischen sozialer Isolierung und familialer Integration dürfte sich erübrigen.

Eine Beziehung zwischen „sozialer Isolierung" und geringer „familialer Integration" ist in gewisser Weise zu erwarten: Weibliche Einpersonenhaushalte und über 65jährige Frauen korrelieren hoch positiv, folglich besteht auch zwischen nicht erwerbstätigen Frauen und der Fruchtbarkeitsziffer einerseits, den weiblichen Einpersonenhaushalten andererseits eine negative Beziehung.

Die negative Assoziation zwischen der Fruchtbarkeitsziffer und dem Anteil der über 65jährigen Frauen bedarf keines besonderen Hinweises.

3.4 Die faktorenanalytische Interpretation

Nach einem ersten Versuch, mit Hilfe von Variablengruppen zu einer vorläufigen Interpretation der ökologischen Verteilungsmuster von Selbstmord zu gelangen, wurden die Daten der 21 x 21 Rangkorrelationsmatrix einer Faktorenanalyse unterzogen. Sie wurden nach der Prinzipalachsenmethode analysiert; dabei wurden 5 Faktoren extrahiert.

Zur Bestimmung der Anzahl der zu interpretierenden Faktoren wurde ein kombiniertes Kriterium benutzt:

a) Verteilung der Varianzanteile der einzelnen Faktoren; mit möglichst wenigen Faktoren soll ein möglichst großer Anteil der Gesamtvarianz repräsentiert werden.

b) Anzahl der Eigenwerte größer als 1.

c) Interpretierbarkeit.

Vier der Faktoren haben dabei einen Eigenwert über 1, sie erklären 93,6% der Gesamtvarianz. Der fünfte Faktor wird nicht zur Erklärung herangezogen.

Vor Interpretation der errechneten Faktorenstrukturen wurde in jedem Fall nach der Varimax-Methode rotiert mit dem Ziel, das Koordinatensystem so zu lokalisieren, daß es die Variablen möglichst einfach beschreibt. Die inhaltliche Interpretation der Faktoren wurde anhand der jeweils höchst ladenden Variablen eines Faktors vorgenommen, wobei davon ausgegangen werden kann, daß in einem solchen Fall Variable und Faktor hoch miteinander korrelieren, d.h. zu einem großen Teil dasselbe messen. Eine eindeutige Interpretation ist besonders dann gewährleistet, wenn die auf einem Faktor hoch ladenden Variablen auf den anderen Faktoren gering laden. Zur Interpretation sollen in erster Linie Variablen mit Ladungen, die dem Betrag nach größer als .50 sind, herangezogen werden. Lediglich bei Faktor IV wurden auch zwei Variable mit Ladungen zwischen .30 und .50 berücksichtigt.

Faktor I: Soziale Isolation – Überalterung (Anteil an der Gesamtvarianz: 43,2%)

Faktor I hat seine größte Ladung bei solchen Variablen, die eine hohe soziale Isolation in überalterten Wohngebieten repräsentieren. Dieser Faktor zeigt hohe Werte bei Anteilen der Verwitweten (.94), der über 65jährigen Männer (.87), der über 65jährigen Frauen (.82), der Rentner (.85), der weiblichen Einpersonenhaushalte (.80) und der Geschiedenen (.54). Tendentiell zeichnet sich dieser Faktor durch Ladungen aus, die Hinweise auf hohen aggregierten Sozialstatus geben.

Tabelle 8. Varimax rotierte Faktorenmatrix der demographischen Merkmale

Variablen	Faktor I	Faktor II	Faktor III	Faktor IV	Faktor V	Kommunalität
1. Verwitwete	.94	.08	,16	−.05	.00	.92
2. Über 65j. Männer	.88	−.04	.35	−.06	−.07	.90
3. Rentner	.85	.05	.19	.17	−.19	.83
4. Über 65j. Frauen	.82	.12	.32	−.15	.02	.81
5. Weibl. Einpersonen-haushalte	.80	.29	.26	−.06	.21	.83
6. Geschiedene	.54	.44	.07	.29	.15	.60
7. Wohngebäude mit 3 Wohnungen	.20	.92	.07	.08	.18	.93
8. Wohngebäude mit 1 Wohnung	−.26	−.85	−.02	−.15	−.11	.82
9. Wohndichte	−.01	.70	−.24	−.21	.07	.60
10. Arbeiter	−.26	.12	−.96	−.01	−.01	1.00
11. Hochschulabschluß	.23	.15	.76	−.01	.04	.66
12. Selbständige und Freiberufliche	.32	−.17	.64	−.12	.24	.62
13. Ausländer	−.26	.25	−.58	−.24	.26	.59
14. Verheiratete	−.17	.03	−.06	−.90	−.20	.87
15. Ledige	−.34	−.11	−.04	.82	.21	.83
16. Delinquenz	−.04	.16	−.15	.34	−.16	.19
17. Fluktuationsquote	−.35	.39	−.05	−.41	.11	.46
18. Nicht erwerbstätige Frauen	−.19	−.16	−.08	−.13	−.91	.91
19. Weibliche Erwerbsquote	−.28	.20	.00	.14	.87	.90
20. Fruchtbarkeit	−.16	−.15	−.41	.28	−.35	.42
21. Wohnbebauung	.49	.21	.28	.46	.15	.59
% Anteil an der Gesamtvarianz	43,2	21,7	16,2	12,5	6,3	

Faktor II: Bevölkerungsverdichtung (Anteil an der Gesamtvarianz 21,7%)

Faktor II ist in erster Linie gekennzeichnet durch einen hohen Anteil von Wohngebäuden mit drei und mehr Wohnungen (.92), negative Ladung des Anteils von Wohngebäuden mit einer Wohnung (−.85), hohe Wohndichte, d.h. Personen pro ha (.70).

Faktor III: Hoher Sozialstatus (Anteil an der Gesamtvarianz 16,2%)

Faktor III spiegelt die aggregierte Sozialstruktur wider, gekennzeichnet durch einen hohen Anteil von Selbständigen (.64) und Hochschulabsolventen (.76).

Diese Merkmale haben positive Ladungen. Die negativen Ladungen der Merkmale „Arbeiteranteil" (−.96) und Ausländer (−.58) verdeutlichen noch diesen Tatbestand.

Wie bei Faktor I finden sich hier positive Ladungen bei den Merkmalen der Überalterung (.35; .32), zusätzlich werden als Merkmale, die auf geringe Ausprägung des Familienlebens hinweisen, hohe negative Ladungen: Fruchtbarkeitsziffer (−.41) angetroffen.

Faktor IV: Verminderte soziale Kontrolle (Anteil an der Gesamtvarianz 12,05%)

Dies ist ein schwer zu interpretierender Faktor. Da die Variable „Anteil der Verheirateten" (−.89) hoch negativ lädt, der Anteil der Ledigen eine positive Ladung aufweist (.82), die Fluktuationsquote eine negative Ladung hat (−.41), woraus man entnehmen kann, daß die Nachtbevölkerung im Vergleich zur Tagbevölkerung überwiegt, kann man annehmen, daß dieser Faktor Gebiete mit mittlerer Wohnbebauung beschreibt, die von Erwerbstätigen morgens verlassen werden, in denen wohl Kinder und Jugendliche wohnen (Ledige), die Kontrolle aber reduziert ist und eine leicht erhöhte Delinquenz vorliegt (.34).

Der letzte Faktor, dessen Anteil an der Erklärung der Gesamtvarianz 6,3% beträgt, hat einen Eigenwert knapp unter 1 und soll nicht mehr zur Interpretation herangezogen werden. Es sei nur erwähnt, daß er hohe Ladungen bei zwei Merkmalen aufweist, die der Variablengruppe „niedrige familiale Integration" zugeordnet waren: „Anteil erwerbstätiger Frauen" (.87) und „Anteil nichterwerbstätiger Frauen" (−.91); eine negative Ladung errechnet sich für die Fruchtbarkeitsziffer (−.35).

Deskriptive ökologische Untersuchungen von Selbstmorden beschränken sich bei der Dateninterpretation auf korrelationsstatistische Auswertungen; eine faktorenanalytische Auswertung ist uns nicht bekannt. Abgesehen vom größeren Informationsgehalt der faktorenanalytischen Ergebnisse, hat der Vergleich beider Verfahren auch gezeigt, daß die Indikatorenbildung durch Interkorrelationen zu Fehlschlüssen verleiten kann: Die Bedeutung des Faktors „Verdichtung" wurde nicht erkannt, obwohl er mehr Varianz erklärt als die „familiale Integration", deren Bedeutung für die Verteilung der Suicide offensichtlich überschätzt wurde.

4. Diskussion

Ein Vergleich der für Mannheim gefundenen Ergebnisse mit denjenigen einiger anderer ökologischer Selbstmorduntersuchungen wird zunächst auf die divergierenden Verteilungsmuster hinweisen. Die in älteren Untersuchungen z.B. für Chicago (Cavan, 1928; Mowrer, 1942), Seattle und Minneapolis (Schmid, 1928, 1933/34) gefundene Konzentrierung hoher Suicidraten in den zentralen städtischen Bereichen mit ihrer vielbeschriebenen hohen Mobilität, den billigen Hotels und Übernachtungshäusern, Pfandleihern, Drogenhändlern, ihrer personalen und sozialen Desorganisation und den hohen Morbiditäts- und Kriminalitätsraten, sowie die direkt proportionale Abnahme der Suicidrate mit der Entfernung vom Stadtkern zum Stadtrand, dieses Muster konnte für Mannheim nicht mit der gleichen Eindeutigkeit nachgewiesen werden. Ein maßgeblicher Grund hierfür mag z.B. darin zu sehen sein, daß die Ausdehnung der Stadtgrenzen Mannheims weitgehend von der Eingemeindungspolitik der Stadt bestimmt ist.

Damit entfällt die Implikation der Zonentheorie, wonach sich Städte in der Form konzentrischer Ringe ausdehnen, quasi Ringe ansetzen in Analogie zu Baumstämmen. Wenn sich trotzdem eine gewisse Häufung von Gebieten mit hohen Suicidraten zur Stadtmitte hin und damit ein Vergleich mit der Zonentheorie nicht ganz von der Hand weisen lassen (von Gebieten mit Nullraten liegen keine im innerstädtischen Bereich), so mag das daran liegen, daß andere Faktoren als das ökologische Wachstum ähnliche Verteilungsmuster bewirken wie dieses. Es ist vorstellbar, daß die Wiederaufbaupolitik nach dem

Kriege, die Maßnahmen des Sozialen Wohnungsbaus und die Konzentration von Altbauwohnungen in der Innenstadt Verteilungsfaktoren darstellen, die zu ökologischen Ungleichverteilungen führen, ohne daß die „zonalen" Gesetzmäßigkeiten vorliegen.

Man wird daher bei einem Vergleich mit anderen Untersuchungen zwischen den ermittelten Verteilungsmustern und den errechneten korrelationsstatistischen Ergebnissen unterscheiden und berücksichtigen, daß korrelationsstatistische Vergleichbarkeit nicht notwendigerweise vergleichbare ökologische Verteilungsmuster bedingt.

Sainsbury (1955) konnte in seiner Londoner Untersuchung zwar ein recht konsistentes Verteilungsmuster mit einer eindeutigen Tendenz zur Konzentration der Suicidraten im Westend nachweisen, aber er bringt das Verteilungsmuster nicht mehr mit der Zonentheorie in Zusammenhang, sondern befaßt sich mit der Analyse der Bevölkerungsstruktur innerhalb der städtischen Gebiete mit hohen und niederen Suicidraten und benutzte dazu auch operationalisierte theoretische Konstrukte. Dabei errechnete er — tendentiell vergleichbar den Ergebnissen von Mannheim — eine niedrige negative Korrelation mit „Armut"; der Zusammenhang zwischen Selbstmordraten und Gebieten mit Mittelschichtbevölkerung (allerdings gemessen allein durch die Variable „Familien-Einkommen über 5 Pfund wöchentlich") war mit .27 auf dem 1%-Niveau nicht mehr signifikant. Keine Korrelation bestand — wie in Mannheim — mit der Wohndichte. Ebenfalls relativ hoch ist der Zusammenhang mit den Indikatoren sozialer Isolierung.

Sainsbury mißt soziale Desorganisation mit Hilfe der Indikatoren Scheidungs-, Unehelichkeits- und Delinquenzrate und erhält positive Zusammenhänge zwischen gebietsbezogenen Scheidungs-, Unehelichkeits- und Suicidraten, die aber in den Mittelschichtgebieten am höchsten sind.

Hier fragt man sich, ob die Indikatoren „Scheidung" und „Unehelichkeit" tatsächlich soziale Desorganisation im traditionellen Sinne messen und nicht vielmehr familiale Desintegration (Wendling u. Polk, 1958). Dieser Eindruck wird dadurch verstärkt, daß zwischen Suicidraten und Delinquenzraten sich keine Assoziationen errechnen. Es ist dies ein Ergebnis, das mit den frühen Studien der Chicago-Schule, die soziale Desorganisation, was immer das sein mag, im Stadtkern lokalisiert fanden und in ihr die Bedingung der „sozialen Pathologie" in allen ihren Ausprägungen (erhöhte Kriminalitäts-, Jugenddelinquenz-, Morbiditäts- und Suicidraten) fanden, nicht koincidiert, auf das aber auch schon Porterfield (1952) aufmerksam machte, der in Fort Worth fand, daß Gebiete mit hohen Suicid- und niederen Kriminalitätsraten einen hohen Sozialstatus besitzen, Gebiete mit niederen Suicid- und hohen Kriminalitätsraten einen niederen Sozialstatus aufweisen. Allerdings gibt es fünf Gebiete mit hohen Suicid- und hohen Kriminalitätsraten, von denen vier im Stadtzentrum liegen, und dem erwarteten Muster der Chicago-Schule entsprechen.

Nun kann man sicherlich Gebiete mit niedrigem Sozialstatus nicht ohne nähere Qualifikation der Daten als Gebiete sozialer Desorganisation definieren. Auf jeden Fall aber sind Zweifel am Erklärungsanteil der Variablen „soziale Desorganisation" im Hinblick auf die Verteilung von Selbstmord angebracht. Lester (1970) errechnete z.B. für die Selbstmordverteilung in Buffalo Zusammenhänge, die mit den Mannheimer Korrelationskoeffizienten weitgehend übereinstimmen: er fand signifikante Korrelationen mit den Variablen „über 65jährige Bevölkerung", „Anteil an Verwitweten", „Anteil an Geschiedenen", „Anteil an Collegeabsolventen"; keine Zusammenhänge konnten mit den Indices gefunden werden, die soziale Desorganisation messen sollten und die gerade die innerstädtischen Gebiete von Buffalo kennzeichnen.

Lester stellt dieses Ergebnis den Untersuchungen von McCulloch und Mitarbeitern (1967) gegenüber, die in Edinburgh hohe Suicidraten für die desorganisierten innerstädtischen Bezirke errechneten. Die divergierenden Ergebnisse führten McCulloch und Mitarbeiter zu der Annahme zweier verschiedener Gruppen von Selbstmorden: Suicide in Gebieten mit vergleichsweise alten, geschiedenen, verwitweten und häufig allein lebenden Menschen und Suicide in Gebieten mit großer Wohndichte, Übervölkerung, Jugenddelinquenz usw. Die Mannheimer Ergebnisse bilden eher eine Bestätigung des ersten Typs. Allerdings darf nicht übersehen werden, daß die Faktorenanalyse zwei Faktoren extrahierte, die sich als Bedingungen erhöhter Wohndichte und reduzierter sozialer Kontrolle interpretieren ließen. Eine hypothesengeleitete Überprüfung der von McCulloch gebildeten Typologie von Suicidgebieten steht unseres Erachtens noch aus.

Möglicherweise läßt sich aber aus den von Lester gefundenen Ergebnissen kein Einwand gegen die Hypothese vom Zusammenhang zwischen sozialer Desorganisation und Suicid konstruieren, dann nämlich, wenn sich durch eine Explikation des Konstrukts soziale Desorganisation zeigen ließe, daß die verwendeten Indikatoren nicht Desorganisation messen.

Maris hat 1969 die ökologische Verteilung der Suicide der Jahre 1959-1963 in Chicago untersucht und fand die Ergebnisse von Ruth Cavan in zweierlei Hinsicht bestätigt: Dieselben Gebiete hatten in den zwanziger und in den fünfziger Jahren die höchsten Selbstmordraten, und je größer die Entfernung vom Stadtzentrum war, desto niedriger wurden die Raten. Maris findet dann bei einer dichotomen Gegenüberstellung hoher und niederer Selbstmordgebiete in hohen Selbstmordgebieten erhöhte Anteile an älteren Menschen, bessere Schulbildung, höheres Einkommen, geringere Anteile an Negern, weniger Arbeitslose, weniger Personen pro Haushalt usw. als in Gebieten mit niederen Suicidraten. Aber Maris gelangt zu einer anderen Interpretation der Ergebnisse, indem er innerhalb der Gruppe der 9 Gebiete mit den höchsten und der 6 Gebiete mit den niedrigsten Suicidraten mit Hilfe einer Rangordnung der signifikant diskriminierenden Gebietsmerkmale Untergruppen bildet.

Dadurch gewinnt er innerhalb der 9 Gebiete mit hohen Suicidraten zwei Typen von Gebieten: „anomische Selbstmordgebiete" und „egoistische Selbstmordgebiete". Der erste Typus („the gold cost area") ist charakterisiert durch hohen Anteil an über 65jährigen, hohe Schulbildung, mittlere Einkommen, hohen Anteil an Angestellten (white-collar workers), niedrige Arbeitslosigkeit, niedrigen Anteil an Negern, wenig Ausländer, mittlere Haushaltsgröße, mittleren Anteil an schlechten Wohnungen, hohe Mobilität. Maris bezeichnet diese Gebiete als anomisch, weil sie durch geringe externe Zwänge gekennzeichnet sind. In Übereinstimmung mit Durkheim verweist er darauf, daß allgemeine Störungen des sozialen Gleichgewichts die oberen Sozialschichten eher affizieren als die Unterschichten und daß Personen mit hohem Ausbildungsstand weniger von traditionalen Normen geleitet werden: je höher der Sozialstatus und das Ausbildungsniveau, desto größer die horizontale Mobilität, desto geringer die Verhaltensregulierung durch traditionale Normen, und desto mehr soziale Desorganisation und desto höher die Suicidrate. Dagegen ist der Typus des „egoistischen Selbstmordgebietes" ("the skid row area") charakterisiert durch stärkere externe Zwänge. Hier ist der Ausbildungsstand und der Sozialstatus relativ niedrig, der Anteil der Ausländer vergleichsweise hoch, Entfremdung und Rückzug von gesellschaftlicher Partizipation sind vermehrt, die Individuation nimmt zu und die Suicidrate steigt.

Die interessante Arbeit von Maris soll hier nicht weiter ausgebreitet werden, vielmehr sollte nur auf durch die Uneinheitlichkeit der Begriffsbildung erschwerte Interpretation der Zusammenhänge verwiesen werden. So wäre es durchaus möglich, vom Mertonschen Ansatz her auch sozialen Rückzug als Anomie zu verstehen und „egoistische Selbstmordgebiete" als „anomische" zu definieren.

Andererseits werden die von Maris als Indikatoren „anomischer Suicidgebiete" herangezogenen Variablen hohe Anteile an über 65jährigen, erhöhter Ausbildungs- und Einkommensstatus von Lester z.B. nicht als Indikatoren sozialer Desorganisation verstanden, sondern zusammen mit dem Anteil Verwitweter und Geschiedener als Merkmale verwendet, um Gebiete zu typisieren, deren Population vielleicht eher als sozial isoliert bezeichnet werden könnte. Man muß allerdings folgendes einräumen: da Lester soziale Desorganisation mit Hilfe der Variablen Übervölkerung (overcrowding), schlechte Wohnbedingungen (dilapidated housing) und Jugenddelinquenz operational definiert, ist nicht auszuschließen, daß soziale Desorganisation und Anomie keine equivalenten Konstrukte bilden, obwohl beide häufig identisch im Sinne von Normlosigkeit verwendet werden.

In der bereits erwähnten Arbeit von Wendling und Polk (1958) werden nach der von Shevky und Bell (1955) vorgeschlagenen Methode Indikatoren des ökonomischen, familialen und ethnischen Status für San Diego, San Francisco und East Bay Area berechnet. Lediglich die Variable familialer Status [gemessen durch die Fruchtbarkeit, Anteil erwerbstätiger Frauen und Anteil an Einfamilienwohnungen (single-family dwelling units)] war konsistent mit der Selbstmordrate korreliert. Sie war hoch in Gebieten mit niedriger Fruchtbarkeitsrate, vielen erwerbstätigen Frauen und vielen Mehrfamilienhäusern. Die von Wendling und Polk gefundenen Ergebnisse bestätigen die frühen Untersuchungen von Cavan und von Schmid, die auch hohe Suicidraten für Gebiete errechneten, die ein Familienleben im traditionellen Sinn verhindern. Da sich die Übereinstimmung aber auch auf das Verteilungsmuster erstreckt, d.h. die hohen Raten im Stadtzentrum und den anschließenden Gebieten vorgefunden und diese übereinstimmend als Gebiete „sozialer Desorganisation" bezeichnet werden, bleibt zumindest unklar, ob Selbstmord und familialer Status kovariieren und beide von der sozialen Desorganisation des Gebiets (die hier mit Anomie gleichgesetzt wird) abhängen oder ob familiale Desintegration eine vermittelnde Variable von sozialer Desorganisation und Suicidrate darstellt.

Der Vergleich der für Mannheim gefundenen Ergebnisse mit denen anderer Untersuchungen wird erschwert durch die Verschiedenheit der verwendeten Variablen, die Verschiedenartigkeit der Variablengruppierung zu sozialen Indikatoren und die Verschiedenheit der Bildung von Konstrukten mit deren Hilfe gefundene Zusammenhänge erklärt werden sollen (Braun, 1971).

Unter Berücksichtigung dieser Schwierigkeiten läßt sich zusammenfassend feststellen, daß Ergebnisse anderer Studien repliziert werden konnten. Die Strukturen der städtischen Gebiete mit hohen Suicidraten unterscheiden sich signifikant von denjenigen städtischer Gebiete mit niederen oder Nullraten. In Mannheim ist ähnlich wie in London (Sainsbury) und Buffalo (Lester) die Struktur der Gebiete mit hohen Suicidraten durch hohe Scheidungsraten gekennzeichnet. Wie in Buffalo besitzen diese Gebiete erhöhte Anteile an alten Menschen und an Verwitweten. Wie in London, Buffalo und Chicago (Maris) ist in diesen Gebieten die Schulausbildung besser, sie stellen eher Mittelschichtgebiete dar als Unterschichtgebiete, wie auch Gruhle (1940) für Hamburg nachgewiesen hat. Im Unterschied zu San Diego, San Francisco und East Bay Area (Wendling u. Polk) konnte der Effekt der familialen Integration nicht mit vergleichbarer Stringenz bestätigt werden.

Die gemachten Aussagen besitzen nicht Gesetzescharakter, sondern stellen heuristische Hypothesen dar, die der empirischen Überprüfung bedürfen, bevor sie einen Erklärungsanspruch innerhalb eines den ökologischen Ansatz überschreitenden Bezugsrahmen erheben können.

Obwohl infolge der historischen Entwicklung und aufgrund der Kriegsfolgen kein zonales Wachstum der Stadt, wie es die Chicago-Schule implizit voraussetzt, angenommen werden kann, läßt sich für die erweiterten Innenstadtbezirke, ähnlich wie für die psychischen Störungen (Häfner u. Mitarb., 1969) eine Konzentrierung von Suicidgebieten belegen. Allerdings bestehen zwei weitere Nebenzentren an der Peripherie der Stadt.

Die für Mannheim gefundenen Ergebnisse
– informieren über den demographischen Kontext der Suicidhäufigkeit;
– verdeutlichen die psychiatrischen Bedürfnisse von Risikopopulationen innerhalb des Versorgungsgebietes;
–schaffen Voraussetzungen für gezielte Interventionen und Primärpräventionen;
– bilden eine Ausgangsbasis für indirekte evaluative Studien der gemeindepsychiatrischen Versorgung.

Literatur

Amt für Stadtforschung, Statistik und Wahlen der Stadt Mannheim: Gebäude und Wohnungszählung am 15. Oktober 1968, Heft 64

Amt für Stadtforschung, Statistik und Wahlen der Stadt Mannheim: Bevölkerungsstrukturdaten in mehrstufiger kleinräumiger Gliederung. Beiträge zur Statistik der Stadt Mannheim, Heft 67, 1972

Amt für Stadtforschung, Statistik und Wahlen der Stadt Mannheim: Strukturdaten der Arbeitsstätten in mehrstufiger kleinräumiger Gliederung. Beiträge zur Statistik der Stadt Mannheim, Heft 68, 1973a

Amt für Stadtforschung, Statistik und Wahlen der Stadt Mannheim: Die Struktur der Wohnbevölkerung in mehrstufiger kleinräumiger Gliederung. Beiträge zur Statistik der Stadt Mannheim, Heft 69, 1973b

Barraclough, B.M.: Are the Scottish and English suicide rates really different? Brit. J. Psychiat. **120**, 267-274 (1972)

Braun, Ch.: Selbstmord. Soziologie – Sozialpsychologie – Psychologie. München: Goldmann 1971

Cavan, R.S.: Suicide. Chicago/Ill.: The University of Chicago Press 1928

Dublin, L.I.: Suicide: A Sociological and Statistical Study. New York: Ronald Press 1963

Durkheim, E.: Die Regeln der soziologischen Methode. Neuwied: Luchterhand 1956 (zuerst Paris 1895)

Durkheim, E.: Le Suicide. Paris: Presses Universitaires 1960 (erstmals Paris 1897)

Friedrichs, J.: Soziologische Analyse der Bevölkerungs-Suburbanisierung. Forschungs- und Sitzungsberichte der Akademie für Raumforschung und Landesplanung, Bd. 102, Hannover 1975

Gruhle, H.: Geographie des Selbstmordes. Nervenarzt **13**, 337 (1940)

Häfner, H., Reimann, H., Immisch, H., Martini, H.: Inzidenz seelischer Erkrankungen in Mannheim 1965. Soc. Psychiat. **4**, 126-135 (1969)

Lester, D.: Social disorganization and completed suicide. Soc. Psychiat. **5**, 175-176 (1970)

Lienert, G.A.: Verteilungsfreie Methoden in der Biostatistik, Bd. I. Meisenheim am Glan: Hain 1973

Maris, R.W.: Social Forces in Urban Suicide. Homewood/Ill.: The Dorsey Press 1969

McCarthy, P.D., Walsh, D.: Suicide in Dublin. Brit. med. J. **1966**, 1393-1396

McCarthy, P.D., Walsh, D.: Suicide in Dublin. I. The under-reporting of suicide and the consequences for national statistics. Brit. J. Psychiat. 126, 301-308 (1975)

McCulloch, J.W., Carstairs, G.M.: The ecology of suicidal behavior. Brit. J. Psychiat. 113, 313 (1967)

Moschel, G., Häberle, H.: Die ökologische Verteilung von Jugenddelinquenz und psychischen Störungen in Mannheim. Ein Beitrag zur Bedeutung des Gebietsbegriffs als Untersuchungseinheit im Rahmen epidemiologisch-ökologischer Beweisführung. Social Psychiatry 12, 157-169 (1977)

Mowrer, E.: Disorganization: Personal and Social. Philadelphia: J.B. Lippincott 1942

Merton, R.K.: Social Structure and Anomie. In: Merton, R.K.: Social Theory and Social Structure, 2nd ed. New York: McMillan 1957

Nellner, W.: Die Entwicklung der inneren Struktur und Verflechtung in Ballungsgebieten dargestellt am Beispiel der Rhein-Neckar-Agglomeration. Hannover: Gebr. Jänecke 1969

Nie, N.H., Hull, H., Jenkins, J.G., Steinbrenner, K., Bent, D.H.: Statistical Package for the Social Science, 2nd ed. New York: McGraw Hill 1975

Opp, K.-D.: Zur Erklärung delinquenten Verhaltens von Kindern und Jugendlichen. Eine ökologische Analyse der Kinder- und Jugenddelinquenz in Köln und eine Kritik des kriminalökologischen Ansatzes. München: Deutsches Jugendinstitut 1968

Park, R.E., Burgess, E.W., McKenzie, R.D.: The City. Chicago: University of Chicago Press 1925

Porterfield, A.L.: Suicide and crime in the social structure of an urban setting. Fort Worth 1930-1950. Amer. Soc. Rev. 1952, 341-349

Revenstorf, D.: Lehrbuch der Faktorenanalyse. Stuttgart-Berlin-Köln-Mainz: Kohlhammer 1976

Sainsbury, P.: Suicide in London. London: Chapman and Hall 1955

Schäfers, B.: Sozialstruktur und Wandel der Bundesrepublik Deutschland. Ein Studienbuch zu ihrer Soziologie und Sozialgeschichte. Stuttgart: Enke 1976

Schmid, C.F.: Suicides in Seattle 1914 to 1925. An ecological and behavioristic study. University of Washington Publications in the Social Sciences 5, 1-93 (1928)

Schmidt, C.F.: Suicide in Minneapolis/Minnesota 1928-1932. Amer. J. Soc. 39, 30-48 (1933/34)

Shevky, E., Bell, W.: Social Area Analysis. Stanford: Stanford University Press 1955

Walsh, B., Walsh, D., Whelan, B.: Suicide in Dublin. II. The influence of some social and medical factors on coronars verdicts. Brit. J. Psychiat. 126, 309-312 (1975)

Wendling, A., Polk, K.: Suicide and social areas. Pacif. Sociol. Rev. 1, 50-53 (1958)

Selbstmordversuche in Mannheim

Ein ökologischer Mehrebenenvergleich

R. WELZ, J. KLUG, H. HÄFNER und E.-R. REY

Bei der Entscheidung und der Wahl eines ökologischen Forschungsansatzes geht man davon aus, daß bestimmte Verhaltensweisen in einer kleinräumigen Gliederung regionaler Einheiten beschreibbar sind und ihre Schwankungen oder extreme Auftrittshäufigkeiten mit Hilfe anderer — meist demographischer — Variablen erklärt werden können. Die Ergebnisse der ökologischen Verteilungen werden in einer Rangfolge abnehmender Ratenhäufigkeiten dargestellt.

Parallel dazu werden Gebietsmerkmale erhoben und zur Interpretation und Erklärung unterschiedlicher Ratenhäufigkeiten der abhängigen Variablen verwendet. Bei den dabei zur Verfügung stehenden Daten handelt es sich im allgemeinen um Häufigkeiten verschiedener Zensuskategorien aus den Volks- und Berufszählungen.

Bevorzugten Anwendungsgebieten des ökologischen Forschungsansatzes begegnen wir im Bereich der Wahlsoziologie (Kaase, 1973), der Analyse von Prozessen regionaler Mobilität (Sly, 1972), und im Bereich der Soziologie abweichenden Verhaltens (Moschel u. Häberle, 1977). Wählt man als Gegenstand der ökologischen Analyse bestimmte psychiatrisch auffällige Verhaltensweisen, dann ist der Übergang zu einem Teilgebiet der psychiatrischen Epidemiologie vollzogen. Wenn die Untersuchungsfragen der psychiatrischen Epidemiologie darauf gerichtet sind, den Einfluß ökologisch ungleich verteilter sozialer Kontextmerkmale auf die Verteilung bestimmter Diagnosegruppen in den gleichen ökologischen Einheiten festzustellen, dann unterscheidet sich der epidemiologisch orientierte ökologische Ansatz von dem generellen Ansatz nur durch seinen Gegenstandsbereich, nicht aber durch die dahinterliegende Forschungstechnik und Methode.

Ökologische Analyse bedeutet dabei die Anwendung einer bestimmten Forschungstechnik; sie impliziert keine wie auch immer geartete „ökologische Theorie".

Daß der soziale und ökologische Kontext, in welchem Menschen leben, ihr Verhalten beeinflußt, ist eine soziologische Trivialität. Weniger trivial jedoch ist die Frage, auf welcher Ebene der gewählten ökologischen Untersuchungseinheit die Verteilung eines bestimmten Verhaltens — in diesem Fall Suicidversuche — beschrieben und erklärt werden soll.

So stellte Emile Durkheim (1897) in seiner Monographie über den Selbstmord beinahe zufällig fest, daß die gewählte Größe der ökologischen Untersuchungseinheit einen erheblichen Einfluß auf die räumliche Verteilung der zwischen 1878-1887 in Frankreich verübten Selbstmorde ausübte. Durkheim hatte die Zahl der Selbstmorde zunächst auf einer Karte von 86 französischen Departements abgetragen und stellte einen Anstieg der Selbstmordrate von der Peripherie des Landes in Richtung auf die Hauptstadt fest. Danach trug er die Zahl der Selbstmorde auf einer nach 358 Arrondissements gegliederten Karte Frankreichs auf, wobei sich der zuerst — auf der Ebene der Departments — festgestellte Zusammenhang auflöste. Durkheim (1973, S. 139) erklärte diesen Effekt so: „Ein Arrondissement mit sehr wenigen oder sehr vielen Selbstmorden kann nämlich künstlich den Durchschnitt des Departements heben oder senken und so auf der Ebene der Departements eine scheinbare Kontinuität schaffen, die ihrerseits echte Diskontinuität verschleiern würden."

Die methodischen Probleme, die sich bei der Verwendung von Aggregatdaten — insbesondere im Zusammenhang mit der Durchführung ökologischer Analysen — ergeben, wurden erst während der letzten Jahre zunehmend zum Gegenstand methodisch reflektierter soziologischer Arbeiten. In der psychiatrischen Epidemiologie ist dieses Problem bislang nur sehr wenig ernst genommen worden. Ziel dieser Arbeit soll deshalb zunächst einmal sein, die Probleme, die sich bei der Verwendung von Aggregat- und ökologischen Daten ergeben, zu explizieren. Wir werden zu zeigen versuchen, wie sich aus derart recht formalen Überlegungen Konsequenzen für die inhaltliche Forschung ergeben und am Beispiel der in Mannheim verübten Selbstmordversuche zu prüfen haben, ob diese Konsequenzen berechtigt sind.

1. Probleme bei der Verwendung von ökologischen Daten

Ganz allgemein gesehen besteht die Schwierigkeit bei der Durchführung ökologischer Analysen und der Interpretation ihrer Ergebnisse in den unterschiedlichen Niveaus, die der Datenorganisation und Hypothesenformulierung zugrunde liegen. Der ökologische Fehlschluß (Robinson, 1950) ist der bekannteste Fall der Diskrepanz zwischen der Ebene der Datenerhebung und der Ebene, auf die sich die erklärende Hypothese bezieht. Er ist immer dann zu erwarten, wenn sich die Hypothese auf individuelles Verhalten bezieht, die Daten jedoch auf der ökologischen Ebene gewonnen worden sind. Eine Reihe anderer Autoren (Alker, 1965; Scheuch, 1969; Valkonen, 1969) haben nachgewiesen, daß der ökologische Fehlschluß nur ein Spezialfall von „Gruppenfehlschlüssen" ist, die auf der Unkenntnis einzelner Komponenten der totalen Kovarianz beruhen. Für den Zweck dieser Arbeit werden wir uns nur auf den ökologischen Fehlschluß beschränken.

Ein ökologischer Fehlschluß würde dann vorliegen, wenn man aus der Tatsache, daß Selbstmorde in protestantischen Ländern häufiger vorkommen als in Ländern mit überwiegend nicht-protestantischer Bevölkerung (Durkheim, 1973), deduktiv folgern würde, daß Protestanten häufiger Selbstmord begehen als die Mitglieder anderer Religionsgruppen. Angenommen, es lägen für vier verschiedene ökologische Regionen folgende Angaben über den Anteil der Protestanten und der Häufigkeit der verübten Selbstmorde vor, so daß wir bei dichotomen Variablen folgende Randverteilungen erhielten (Abb. 1).

Die bivariate Verteilung der Randsummen über die vier räumlichen Kollektive ergibt eine perfekte Korrelation zwischen dem Ansteigen der Zahl der verübten Selbstmorde und dem wachsenden Anteil von Protestanten (Abb. 2).

Dieser für die Kollektivebene festgestellte perfekte Zusammenhang ist aber mit mindestens drei individuellen Interpretationen vereinbar:

a) Protestanten haben eine stärkere Neigung Selbstmord zu begehen als Mitglieder anderer Religionsgruppen.

Selbst-morde		
0	1 000	1 000
10	3 990	4 000
10	4 990	5 000

Gebiet I

Selbst-morde			
0	2 000	2 000	Protestanten
20	2 980	3 000	andere
20	4 980	5 000	

Gebiet II

Selbst-morde		
0	3 000	3 000
30	1 970	2 000
30	4 970	5 000

Gebiet III

Selbst-morde			
0	4 000	4 000	Protestanten
40	960	1 000	andere
40	4 960	5 000	

Gebiet IV

Abb. 1. Ökologische und interne Verteilung von Selbstmordraten und Religionszugehörigkeit

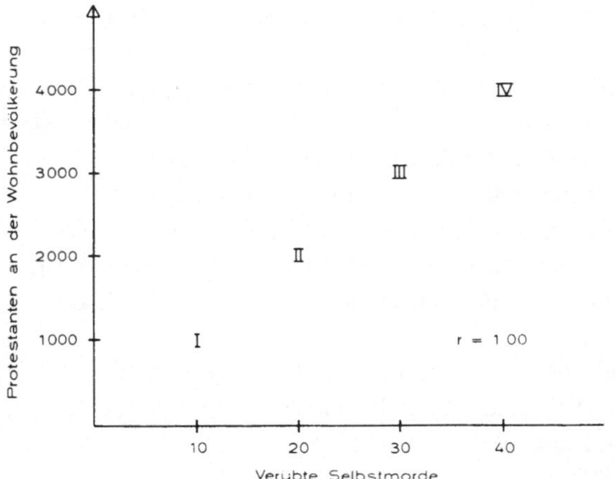

Abb. 2. Ökologische Korrelation zwischen Protestantenanteil und Selbstmord

b) In Gebieten mit hohem Protestantenanteil besitzen sowohl Protestanten als auch Nicht-protestanten eine größere Wahrscheinlichkeit Selbstmord zu begehen, als es in Gebieten mit niedrigem Protestantenanteil der Fall ist.

c) In Gebieten mit einem hohen Protestantenanteil besteht bei den Angehörigen der nichtprotestantischen Bevölkerung eine erhöhte Wahrscheinlichkeit Selbstmord zu begehen.

Aufgrund der Daten, die für Kollektive vorliegen, ist demnach nicht entscheidbar, welche Beziehung zwischen den betreffenden Variablen auf der Individualebene gilt. Es läßt sich für die oben dargestellten Gebiete sogar eine mit den Randsummen kompatible interne Verteilung finden (vgl. Abb. 1), bei der sich der auf Kollektivebene gefundene Zusammenhang für Individuen genau umkehrt. Durch die Summierung der internen Verteilungen über alle vier Kollektive kann leicht der „individuelle" Korrelationskoeffizient für eine Vier-Felder-Tafel berechnet werden.

Zusammenfassend kann man also feststellen, daß Schlüsse von ökologischen Korrelationen auf die entsprechenden individuellen Korrelationen nicht möglich sind, weil die

Werte für kollektive und individuelle Korrelationen aus unterschiedlichen Verteilungen stammen. Die kollektive Korrelation ergibt sich aus der Randverteilung, die individuelle Korrelation erhält man über die Werte der internen Verteilung. Jede dieser Vierfeldertafeln besitzt einen Freiheitsgrad; deshalb können die internen Werte im Rahmen der durch die Randsummen vorgegebenen Werte frei variieren.

Obwohl die Randsummen nicht die Eingänge in die Zellen bestimmen, legen sie dennoch für jede Zelle die absoluten Grenzen für die Häufigkeit des Auftretens der jeweiligen Merkmalskombination fest. So haben Duncan und Davis (1953) vorgeschlagen, aus den Randverteilungen von Vierfeldertafeln die obere und untere Grenze der individuellen Korrelation zu berechnen. Durch die Anwendung der Duncan-Davis-Technik zur Bestimmung der minimalen und maximalen individuellen Korrelation bei gegebenen Randverteilungen ist nichts gewonnen, da zu wenig Fälle ausgeschlossen werden und immer noch unterschiedliche Kombinationen von Individualmerkmalen mit Zahlen für das gleiche Kollektiv vereinbar sind (Scheuch, 1967).

Die Unabhängigkeit der beiden Koeffizienten und damit auch die Unsicherheit der Interpretation ist darüber hinaus umso größer, je größer die Asymmetrie in der Verteilung einer der Variablen ist. Dies ist immer dann der Fall, wenn ein relativ selten vorkommendes Verhalten, wie z.B. Selbstmord oder Selbstmordversuche, untersucht werden (Selvin, 1958). In weniger konstruierten Fällen können die beiden minimalen und maximalen Korrelationskoeffizienten zwar relativ nahe beieinander liegen, so daß die Duncan-Davis-Technik eine recht gute Approximation der individuellen Korrelation möglich macht. Aber wenn auch einmal eine Übereinstimmung der individuellen mit der kollektiven Korrelation gefunden werden könnten, dann stimmen die beiden Korrelationskoeffizienten nicht aufgrund einer „Logik der Mehrebenenanalyse" überein, sondern allein aus sachlichen Gründen.

In den Modellen der linearen Kausalkonstruktion sind regressionsanalytische Techniken vorgeschlagen worden (Goodman, 1953, 1959), um die individuellen Parameter aus den ökologischen Gleichungen zu gewinnen. Diese Verfahren sind jedoch an restriktive Bedingungen geknüpft, die nur schwer erfüllbar sind (Harder u. Pappi, 1969; Ziegler, 1972; Welz, 1974).

Um zu gültigen Schätzungen der individuellen Parameter zu gelangen, müssen entweder die Aggregatdaten eine geringe Varianz aufweisen oder es müssen a priori die Abwesenheit von Kontexteffekten postuliert werden.

Das eben angeschnittene Problem der ökologischen Fehlschlüsse trifft nicht nur auf den einfachen Fall der individuellen Interpretation von ökologischen Korrelationen zu. Es behält in gleichem Maße auch dort seine Geltung, wo geprüft werden soll, ob Ergebnisse, die auf sehr hohen Ebenen der statistischen Aggregierung gewonnen wurden, auch auf weniger hoch aggregierten Gebieten in der Richtung und der Stärke des Zusammenhangs gleichbleiben. Wir sehen in dem folgenden Schaubild (Abb. 3), daß mit dem steigenden Anteil von Protestanten in einem Gebiet (P) die Anzahl der Selbstmorde (S) ebenfalls ansteigt.

Würden die vier Gebietseinheiten zu acht regionalen Einheiten disaggregiert werden, dann würde der für die höher aggregierte Ebene festgestellte Zusammenhang ebenfalls wieder verschwinden. Aus diesen formalen Überlegungen können bereits inhaltliche Überlegungen hinsichtlich der Verteilung von Suicidversuchen in Mannheim angestellt werden. Überdurchschnittlich hohe Selbstmordversuchsraten in bestimmten, meist im Stadtkern

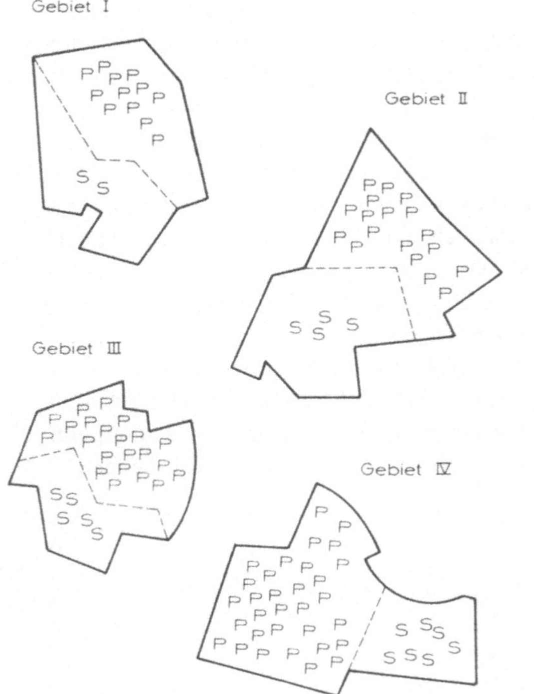

Abb. 3

oder daran angrenzender Gebiete, schließen nicht aus, daß sich die Selbstmordversuchsraten nur in ganz bestimmten Straßenzügen oder kleinräumigeren Einheiten, die in dem jeweils übergeordneten Zählbezirk enthalten sind, häufen. Wenn man die Prämisse der Interpretation eines zu erklärenden Sachverhaltes nicht durch a priori gesetzte Annahmen einengen will und darüber hinaus davon ausgeht, daß soziologische Analyse die Analyse eines bestimmten Verhaltens oder bestimmter Verhaltensraten unter der Berücksichtigung der spezifischen Auswirkung des sozialen Kontextes auf dieses Verhalten bedeutet, und Kontexteffekte nicht a priori verneint werden können, dann müssen die gleichen untersuchungsleitenden Fragen für jede Ebene der Analyse neu gestellt und untersucht werden.

2. Selbstmordversuche in Mannheim

Zur Überprüfung unserer Primärhypothese, wonach wir für drei verschiedene Ebenen der räumlichen Gliederung unterschiedliche Verteilungsmuster von Selbstmordversuchsraten erwarten, mußten wir zunächst die in der Stadt Mannheim verübten Selbstmordversuche erheben.

Die unserer Untersuchung zugrunde gelegten Daten stammen aus einer Erhebung aller Patienten, die in der Zeit zwischen 1966 bis 1975 an den zwei größten Krankenhäusern und Notfallambulanzen in Mannheim wegen eines Suicidversuches zur Aufnahme gekommen waren. Vollendete Suicide sind in der Stichprobe nicht enthalten. In die Stichprobe der Suicidpatienten fallen insgesamt 2.863 Individuen. Jedes dieser Individuen ist nur einmal in der Stichprobe enthalten; für den Zweck dieser Arbeit wurde also jeweils nur der erste Selbstmordversuch in dem Erhebungszeitraum von 10 Jahren in die Stichprobe aufgenommen. Als weiteres Kriterium für die Aufnahme in die Stichprobe mußte die Aufnahmediagnose „Suicidversuch" gestellt worden sein; Patienten, die die Diagnose „Tablettenintoxikation", „Vergiftung", „Schnittwunde am Handgelenk" usw. erhalten hatten, wurden nur dann in die Stichprobe aufgenommen, wenn darüber hinaus in dem Notfallbehandlungsschein auch von dem behandelnden Arzt eine suicidale Absicht vermutet worden war. Als letztes Kriterium für die Aufnahme in die Stichprobe wurde gefordert, daß der Patient zum Zeitpunkt des verübten Selbstmordversuches mit seinem Wohnsitz im Stadtgebiet von Mannheim polizeilich gemeldet war.

Die jährliche Zahl der in den beiden Krankenhäusern zur Aufnahme gekommenen Patienten mit einem verübten Selbstmordversuch weist für beide Geschlechter eine kontinuierlich steigende Tendenz auf (Abb. 4), während die Zahl der im gleichen Zeitraum vollendeten Suicide einen leicht wellenförmigen Verlauf mit einem gleichbleibenden Gipfel bei den älteren Männern hat.

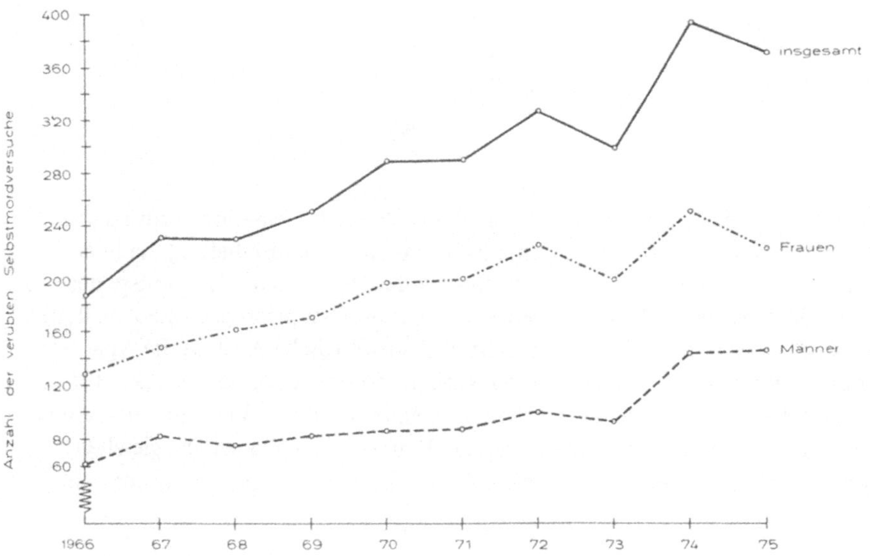

Abb. 4. Selbstmordversuche in Mannheim 1966-1975 (ohne Mehrfachversuche)

Eine steigende Anzahl verübter Selbstmordversuche konnte auch in den Einzugsbereichen der von der Universitätsnervenklinik in Köln und von den Einrichtungen der psychiatrischen und neurologischen Kliniken in Lübeck versorgten Patienten festgestellt werden (Böker, 1973; Böhme u. Mitarb., 1976). In beiden Studien erstreckte sich der Beobachtungszeitraum — wie in unserer eigenen Untersuchung — auf mindestens zehn Jahre.

Der in den meisten Fällen — auch interkulturell — bestätigte Sachverhalt, wonach Selbstmordversuchshandlungen bei Frauen überwiegen (Achte, 1969; Stengel, 1962) wird auch in unserer Untersuchung bestätigt. 66,4% von Selbstmordversuchen bei den Frauen stehen 33,6% Suicidversuche bei den Männern gegenüber. Am häufigsten treten Selbstmordversuche in der Altersgruppe der Adolescenten und jungen Erwachsenen auf — bei der Gruppe der Frauen doppelt so häufig wie bei den Männern. In den Altersgruppen der über 25jährigen ging die Selbstmordversuchshäufigkeit bei beiden Geschlechtern um einen nahezu proportionalen Anteil zurück.

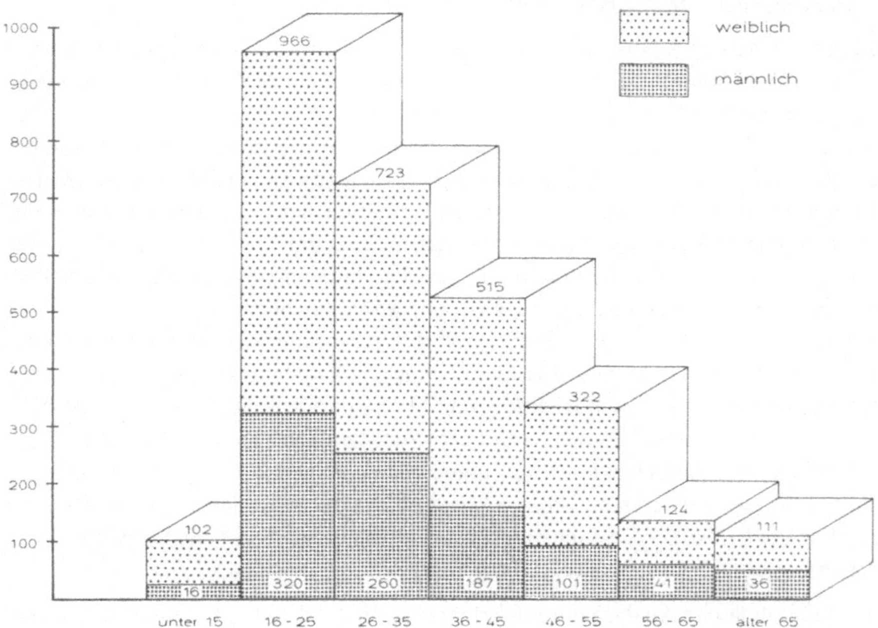

Abb. 5. Verteilung der Suicidpatienten nach Alter und Geschlecht

3. Ökologische Analyse der Suicidversuche in Mannheim

Zu dem Problemkomplex Selbstmord und Selbstmordversuch liegt eine Vielzahl von Untersuchungsansätzen vor, die unterschiedliche Aspekte des Problemzusammenhangs thematisieren und von unterschiedlichen theoretischen Orientierungen ausgehen. Der psychiatrisch-psychologische Ansatz in der Epidemiologie würde dabei eher den Selbstmord oder den Selbstmordversuch im Rahmen eines sich entwickelnden psychiatrischen Krankheitsgeschehens interpretieren und nach der motivationalen Verursachung suicidalen Verhaltens fragen (Stengel, 1962, 1969; Greer u. Gunn, 1966). Wie eingangs beschrieben, steht demgegenüber der ökologische Ansatz, in welchem unterschiedlich verteilte Raten und gruppenspezifische Variationen von Selbstmord- und Selbstmordversuchsraten zum Gegenstand der Untersuchung gemacht werden (Schmid, 1928, 1933; Cavan, 1928; Sainsbury, 1955; Bagley u. Mitarb., 1973).

Die Ergebnisse dieser vier für die Städte Seattle, Minneapolis, Chicago und London durchgeführten Untersuchungen über die räumliche Verteilung von Suiciden und von Selbstmordversuchen sind sehr heterogen. Lediglich in einer Hinsicht kamen die Autoren zu einer gleichen Aussage. Selbstmorde bzw. Selbstmordversuche konzentrierten sich in solchen städtischen Gebieten, die sich durch Armut und schlechten Wohnstandard auszeichneten. Diese Gebiete können aber sowohl im Zentrum als an der Peripherie einer Stadt liegen.

Das Problem dieser ökologischen Studie besteht nun in der Beantwortung dreier inhaltlich mit den Hypothesen der sozialen Schichtzugehörigkeit von Suicidpatienten und methodisch mit den Problemen der Mehrebenenanalyse verknüpfter Fragen.

1. Gibt es ein systematisches Muster der räumlichen Verteilung von Suicidversuchen über das Stadtgebiet von Mannheim im Sinne abnehmender Selbstmordversuchshäufigkeiten vom Stadtkern zur Peripherie?
   Diese von der ökologischen Zonenhypothese ausgehende Frage ist deshalb von besonderer Bedeutung, weil Häfner und Reimann (1970) ausgehend von der Zahl der psychiatrischen Ersterkrankungen aus dem Jahre 1965 eine im Sinne der „Zonenhypothese” interpretierbare räumliche Verteilung bestimmter Diagnosegruppen über das Stadtgebiet von Mannheim gefunden haben. Allerdings wurden in der Mannheimer Incidenzstudie Selbstmordversuche nicht als eine separate diagnostische Kategorie behandelt.
2. Läßt sich das in dem ersten Untersuchungsabschnitt gefundene ökologische Verteilungsmuster replizieren, wenn man von einer kleinräumigeren Gliederung regionaler Einheiten ausgeht? Lassen sich analog auch Richtung und Stärke ökologischer Korrelationen zwischen Selbstmordversuchsraten und sozialer Schichtzusammensetzung replizieren?
3. Sind Selbstmordversuche in Gebieten mit hohen oder niedrigen Raten gleich verteilt oder gibt es in diesen Gebieten bestimmte *Selbstmordversuchsstraßen*, die künstlich einen Anstieg der Selbstmordversuchsrate des entsprechenden räumlichen Gebietes verursachen?

Da wir eine ökologische Analyse durchführten, sind die Stadtteile bzw. die statistischen Bezirke, die jeweiligen Stichprobengebiete. Die Gesamtheit „Stadt” kann für unsere ökologische Analyse zerlegt werden in Einheiten erster, zweiter . . ., i-ter . . ., n-ter Ordnung. Dabei sind die Einheiten der i-ten Ordnung Mitglieder der nächsthöheren Einheit, also Mitglieder der Einheiten der i + 1-ten Ordnung.

Bezogen auf unsere Fragestellung kann die Datenebene „Stadt” wie folgt enthierarchisiert werden:

Einheit der fünften Ordnung ist die Stadt Mannheit,
Einheit der vierten Ordnung sind die 22 Stadtteile,
Einheit der dritten Ordnung sind 78 statistische Unterbezirke,
Einheiten der zweiten Ordnung sind die Straßen,
Einheiten der ersten Ordnung sind die Individuen.

Die ökologischen Daten werden für die Ebenen der vierten Ordnung und für die Ebenen der dritten und zweiten Ordnung getrennt zu je einem ökologischen Datensatz zusammengestellt. Alle Variablen sind analytische Eigenschaften dieser Gemeinden, also Anteile bestimmter aggregierter Schichtkategorien. Die Anteile stellen dabei Prozentwerte dar und sind der amtlichen Bevölkerungsstatistik entnommen worden. Die Selbstmordversuchsraten wurden auf jeweils 1.000 Einwohner berechnet. Da für jedes Individuum, das einen Selbstmordversuch begangen hatte, die genaue Anschrift bekannt war, läßt sich jedes Individuum einwandfrei bestimmten Gebietseinheiten zuordnen.

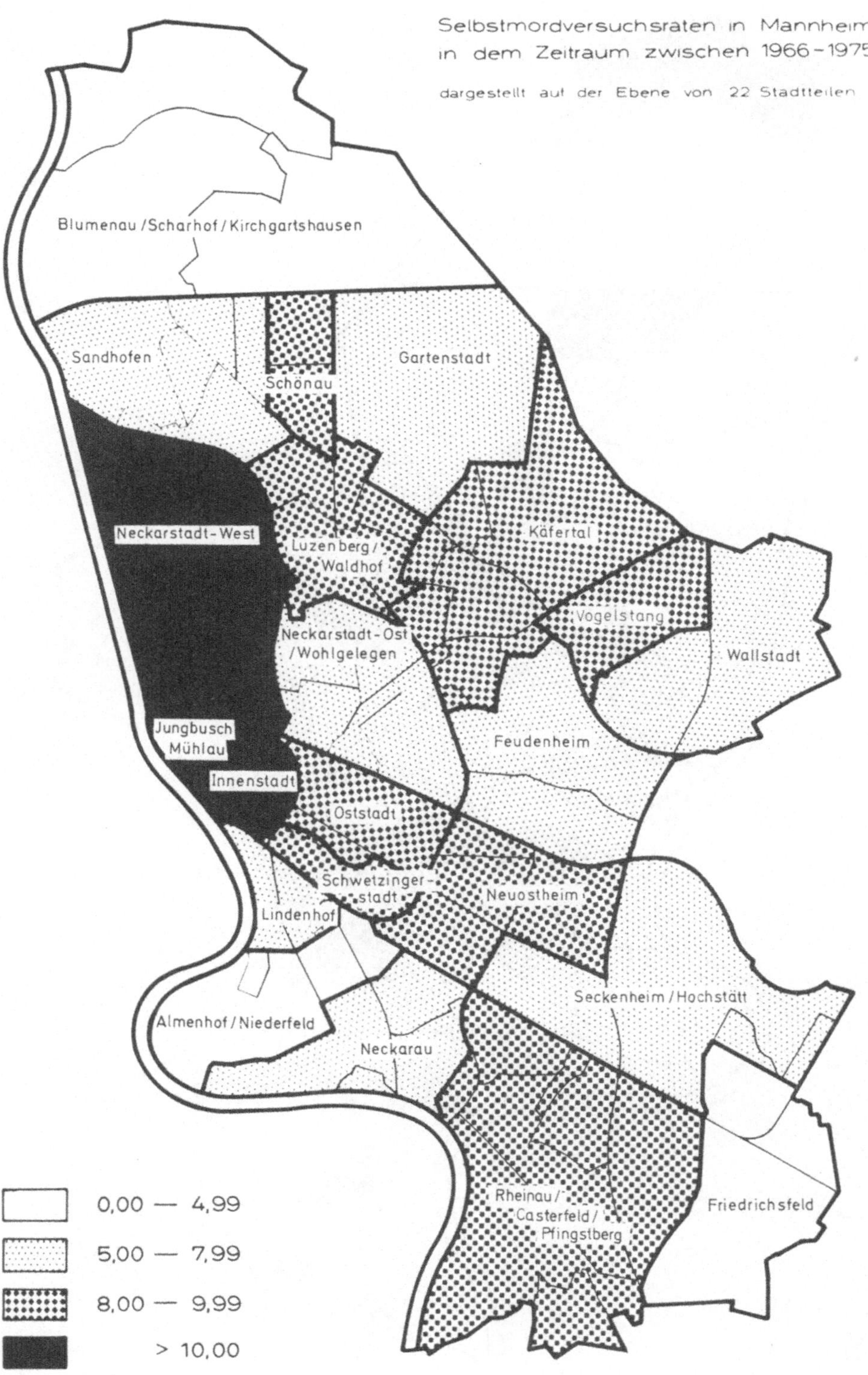

Selbstmordversuchsraten in Mannheim
in dem Zeitraum zwischen 1966-1975
dargestellt auf der Ebene von 22 Stadtteilen
Blumenau / Scharhof / Kirchgartshausen
Sandhofen
Schönau
Gartenstadt
Neckarstadt-West
Luzenberg / Waldhof
Käfertal
Neckarstadt-Ost / Wohlgelegen
Vogelstang
Wallstadt
Jungbusch Mühlau
Innenstadt
Feudenheim
Oststadt
Schwetzingerstadt
Neuostheim
Lindenhof
Seckenheim / Hochstätt
Almenhof / Niederfeld
Neckarau
Rheinau / Casterfeld / Pfingstberg
Friedrichsfeld
0,00 — 4,99
5,00 — 7,99
8,00 — 9,99
> 10,00

Abb. 6

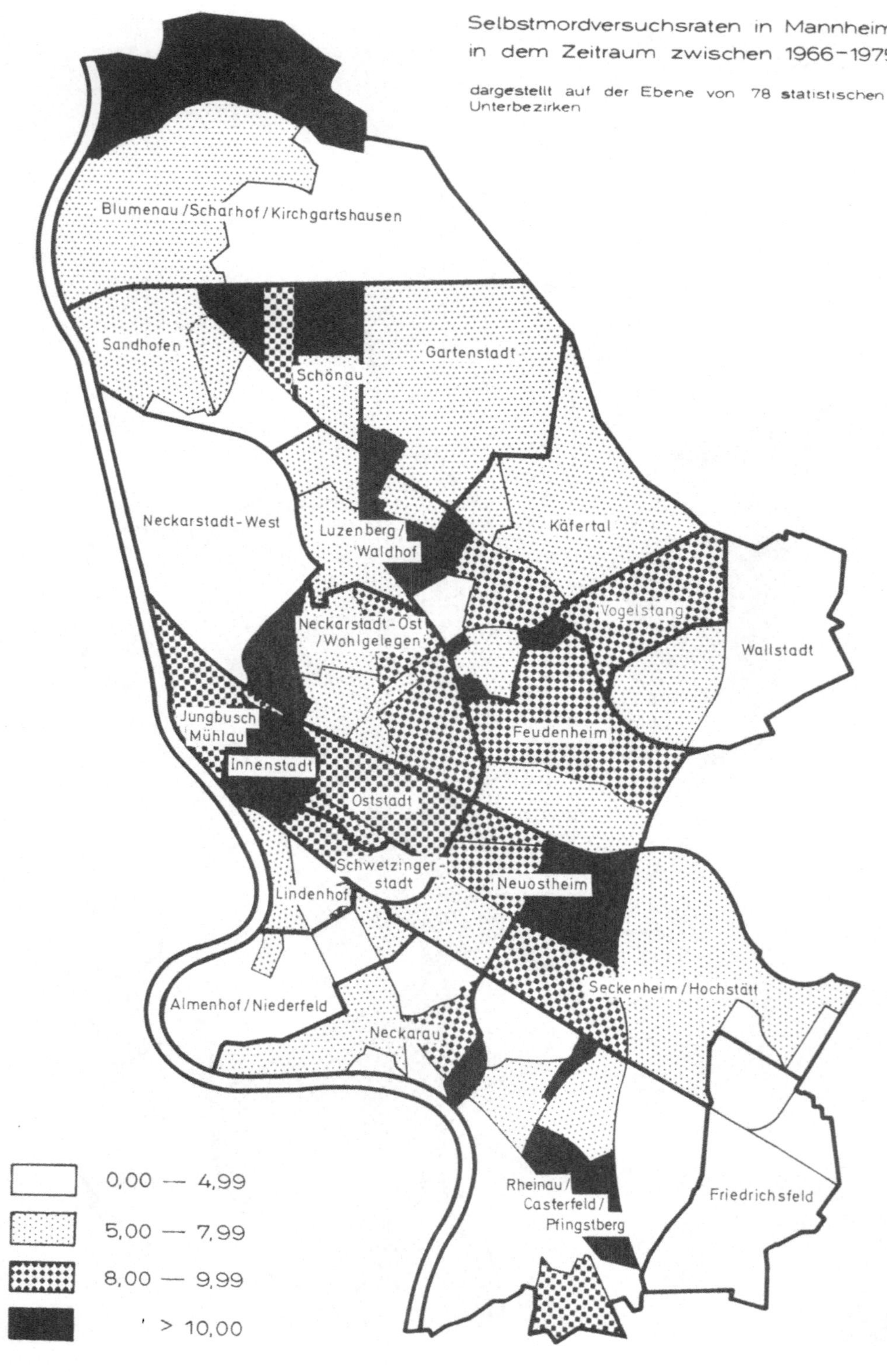

Selbstmordversuchsraten in Mannheim
in dem Zeitraum zwischen 1966–1975
dargestellt auf der Ebene von 78 statistischen
Unterbezirken
Blumenau / Scharhof / Kirchgartshausen
Sandhofen
Schönau
Gartenstadt
Neckarstadt-West
Luzenberg / Waldhof
Käfertal
Neckarstadt-Ost / Wohlgelegen
Vogelstang
Wallstadt
Jungbusch Mühlau
Innenstadt
Feudenheim
Oststadt
Schwetzinger- stadt
Neuostheim
Lindenhof
Seckenheim / Hochstätt
Almenhof / Niederfeld
Neckarau
0,00 — 4,99
5,00 — 7,99
8,00 — 9,99
' > 10,00
Rheinau / Casterfeld / Pfingstberg
Friedrichsfeld

Abb. 7

Der ersten Stufe der ökologischen Analyse wurden die 22 Stadtteile von Mannheim zugrunde gelegt. Bezogen auf 1.000 Einwohner schwankten die Selbstmordversuchsraten auf der Ebene von Stadtteilen zwischen 4 Selbstmordversuchen in dem Villenvorort Almenhof/Niederfeld und 17,1 Selbstmordversuchen in dem an die Innenstadt angrenzenden Hafengebiet Jungbusch-Mühlau (vgl. Tabelle im Anhang).

Trägt man die Selbstmordversuchsraten auf einer topographischen Karte Mannheims auf (Abb. 6), dann findet man analog den Ergebnissen ökologischer Studien über die Verteilung vollendeter Suicide (Cavan, 1928; Sainsbury, 1955; Schmid, 1928) die höchsten Raten in jenen städtischen Gebieten, die sich durch Armut und schlechten Wohnstandard auszeichnen. Diese Gebiete liegen in Mannheim in der Innenstadt und den östlich und nordöstlich an sie grenzenden Stadtteilen. Sehr niedrige Selbstmordversuchsraten finden wir in den Stadtteilen an der Peripherie: in Friedrichsfeld, Almenhof/Niederfeld und im Norden der Stadt: in Blumenau, Kirschgartshausen, Scharhof. In den zwischen dem Stadtkern und der Peripherie gelegenen Stadtteilen ist keine systematische Verteilungsstruktur zu finden.

Da aufgrund der Kenntnis der Gefahr ökologischer Fehlschlüsse vermutet werden kann, daß hohe Selbstmordraten in bestimmten Gebieten keine gleichmäßige Verteilung in diesem Gebiet voraussetzen, wurde die Gesamtverteilung der Suicidversuche in Mannheim noch einmal auf der Ebene von 78 statistischen Bezirken berechnet. Dabei gelangten wir zu einem völlig anderen Ergebnis. Gebiete mit ehemals sehr hohen Selbstmordraten ergeben nun bei näherer Analyse in nahezu allen Vororten nebeneinander liegende Teilgebiete von extrem hohen und sehr niedrigen Raten, wie z.B. in den Vororten Neckarstadt-West, Luzenberg/Waldhof, Käfertal, Rheinau oder Sandhofen (Abb. 7).

Extrem hohe Selbstmordversuchsraten in bestimmten Stadtteilen schließen also nicht aus, daß sich die Selbstmordversuche nur in ganz bestimmten „Vierteln" dieser Stadtteile häufen und sonst eher selten sind.

4. Der Einfluß der Sozialschichtzugehörigkeit auf Selbstmordwahrscheinlichkeiten

Wenn eine auf den verschiedenen Ebenen durchgeführte ökologische Verteilungsanalyse zu schon völlig unterschiedlichen räumlichen Verteilungsmustern führt, dann liegt die Vermutung nahe, daß inhaltliche Hypothesen, die auf einer Ebene geprüft und bestätigt wurden, nicht mehr zutreffen bzw. falsifiziert werden, wenn sie auf einer anderen Analysenebene ebenfalls überprüft werden.

Als eine der wesentlichen unabhängigen Variablen im Bereich der ökologischen Suicidforschung hat sich die Schichtungsvariable erwiesen. Außerdem lassen sich in Mannheim klar abgegrenzte Areale nachweisen, die als typische Arbeitervororte oder Beamten- und Angestelltenviertel charakterisierbar sind. Die Anteile von Beamten, Angestellten und Selbständigen korrelierten mit $r = -0,54$ für Beamte, $r = -0,717$ für Selbständige und $r = -0,852$ für Angestellte hoch negativ mit den Arbeiteranteilen pro Bezirk. Zur Überprüfung der Frage, welche Beziehung zwischen der sozialen Schichtverteilung und der Selbstmordhäufigkeit bestehen, haben wir zunächst auf der Ebene der 22 Stadtteile die Korrelationskoeffizienten zwischen den Selbstmordversuchsraten und den Anteilen der vier Berufsgruppen: Selbständige, Beamte, Angestellte und Arbeiter, berechnet. Die Korrelationskoeffizienten zwischen Selbständigen-, Beamten- und Angestelltenanteil mit den jeweiligen Selbstmordversuchsraten waren schwach negativ. Selbstmordversuchsraten korrelierten auf dieser Ebene der Analyse nur schwach positiv mit der Arbeiterrate (r = 0.1045). Da die Arbeiterrate ebenfalls sehr hoch positiv mit den Variablen Ausländeranteil, Anteil der Bevölkerung mit nur Volksschulabschluß, Anteil der Wohnungen ohne Bad und Anteil der Wohnungen, die vor 1918 erbaut waren korrelierte, andererseits sehr negativ mit dem Anteil neuerer Wohnungen mit Bad, WC und Sammelheizung assoziiert waren, entspricht das Ergebnis der inhaltlichen Analyse auf unserer ersten Analysestufe den auch in anderen Untersuchungen gefundenen Ergebnistendenzen, wonach Selbstmorde und Selbstmordversuche in denjenigen Stadtteilen überrepräsentiert häufig waren, in denen Armut häufig war und in denen eine schlechte Bausubstanz vorlag.

Bei der Replikation dieser Fragestellung auf der Ebene von 78 statistischen Unterbezirken kamen wir wiederum zu völlig divergierenden Ergebnissen. Selbständigen-, Beamten- und Angestelltenanteile korrelierten positiv, Arbeiteranteil negativ mit Selbstmordversuchsraten.

Tabelle 1. Korrelationskoeffizienten zwischen Selbstmordversuchsraten und Anteilen von Berufsgruppen

	Ebene der 4. Ordnung r	Ebene der 3. Ordnung r	$\|d\| = \|z_1 - z_2\|$	$\hat{z}$
Selbständige	−.2366	.2723	0.52	7.88
Beamte	−.3010	.1218	0,43	6,52
Angestellte	−.0085	.2363	0,25	3,79
Arbeiter	.1045	−.2724	0,38	5,76

Die Differenz der vier Paare von Korrelationskoeffizienten wich erheblich voneinander ab. Mit Hilfe der Transformationsregel von R.A. Fischer wurden die Korrelationskoeffizienten in z-Werte transformiert (Weber, 1972) und auf signifikante Abweichungen geprüft. Die geschätzten z-Werte waren in allen vier Fällen < 2,58.

Damit waren die Unterschiede der für bei Ebenen berechneten Korrelationskoeffizienten auf dem 1%-Niveau signifikant.

5. Ökologische Analyse auf der Ebene von Straßen

Bei der oben beschriebenen ökologischen Analyse von Suicidversuchen, die zuerst auf der Ebene von 22 Stadtteilen durchgeführt worden war, haben wir die Vermutung geäußert und bestätigen können, daß in Gebieten mit hohen Suicidraten eine räumliche Ungleichverteilung vorliegen kann und extrem hohe Raten in einem der darin enthaltenen Unterbezirke die Gesamtrate des Stadtteiles künstlich erhöht. Selbst überdurchschnittlich hohe Selbstmordversuchsraten in bestimmten kleinräumiger gegliederten statistischen Unterbezirken schließen nicht aus, daß diejenigen Individuen, die einen Selbstmordversuch begangen hatten, nur in wenigen Straßenzügen wohnen. Umgekehrt ist auch nicht abzusehen, ob nicht in einem Gebiet mit einer sehr niedrigen Selbstmordversuchsrate in einer Straße eine hohe Selbstmordversuchsrate vorliegt, während Selbstmordversuche in den restlichen Straßen des betreffenden übergeordneten Gebietes selten sind oder gar nicht vorkommen. Diese Vermutung wollen wir prüfen an Hand der beiden Stadtteile Käfertal mit einer Selbstmordversuchsrate von 8,62 auf 1.000 Einwohner und Waldhof/Luzenberg mit einer Selbstmordversuchsrate von 8,26.

Der Stadtteil Käfertal läßt sich dabei in acht, Waldhof/Luzenberg in sechs statistisch kleinräumigere Unterbezirke zerlegen. Die Abbildung 8 zeigt sehr deutlich, daß bei einer Enthierarchisierung der ursprünglich großräumigen Gebiete die Selbstmordversuchsraten der kleinräumigeren Gebiete eine relativ hohe Streubreite aufzeigen.

Tabelle 2. Selbstmordversuchsraten in den Stadtteilen Käfertal und Waldhof/Luzenberg auf der Ebene von 22 Stadtteilen und 78 statistischen Bezirken (bezogen auf 1.000 Einwohner)

Stadtteil	SMV-Rate	Statistischer Bezirk	SMV-Rate
Waldhof/Luzenberg	8,26	Luzenberg	5,46
		Waldhof-West	5,21
		Waldhof-Mitte	10,32
		Waldhof-Nord	13,10
		Nördliches Speckweggebiet	6,01
		Südliches Speckweggebiet	14,42
Käfertal	8,62	Käfertal-Mitte	9,00
		Käfertal-West	4,96
		Käfertal-Nord-Ost	5,80
		Käfertal-Süd	7,93
		Käfertal-Südwest	10,87
		Käfertal-Südost	16,95
		Sonnenschein	6,19
		Speckweggebiet östlich der Hessischen Straße	11,00

In dieser Stufe der Analyse wurden nun die Häufigkeiten verübter Selbstmordversuche über alle Straßen der Stadt Mannheim festgestellt und die entsprechenden Raten berechnet. Da es uns hier nur auf Straßen mit hohen Selbstmordversuchsraten ankam, wurden die Raten nur für solche Straßen berechnet, in denen mindestens 200 Einwohner lebten und von mindestens drei Individuen ein Selbstmordversuch unternommen worden war.

Auch auf der Analyseebene der „Straßen der Stadt Mannheim" konnten wir unsere Vermutung bestätigen (vgl. Abb. 8). Hohe Raten in den der Analyse zugrunde gelegten 78 statistischen Unterbezirken wurden durch extrem hohe Selbstmordversuchsraten in ganz bestimmten Straßenzügen dieser Gebiete verursacht. Gebiete mit niedrigeren Selbstmordversuchsraten hingegen schließen aber auch nicht aus, daß in diesen Gebieten Straßen mit ebenfalls sehr hohen Selbstmordversuchsraten liegen.

In den beiden ausgewählten Gebieten Käfertal und Waldhof/Luzenberg häuften sich die Selbstmordversuche in nur ganz wenigen Straßenzügen. In dem Stadtteil Waldhof/

SELBSTMORDVERSUCHSRATEN (1966 — 1975)
auf der Ebene von Stadtteilen , statistischen Bezirken
und Strassen
8.62
18.26
5.80
9.00
6.13
10.96
7.93
10.32
11.65
4.96
13.10
6.01
14.42
10.87
5.21
5.68
0.00 — 4.99
5.00 — 7.99
8.00 — 9.99
>10.00
Käfertal
Käfertal
Waldhof /
Luzenberg
9.00
7.93
11.65
14.42
13.10
5.46
Käfertal
Waldhof /
Luzenberg

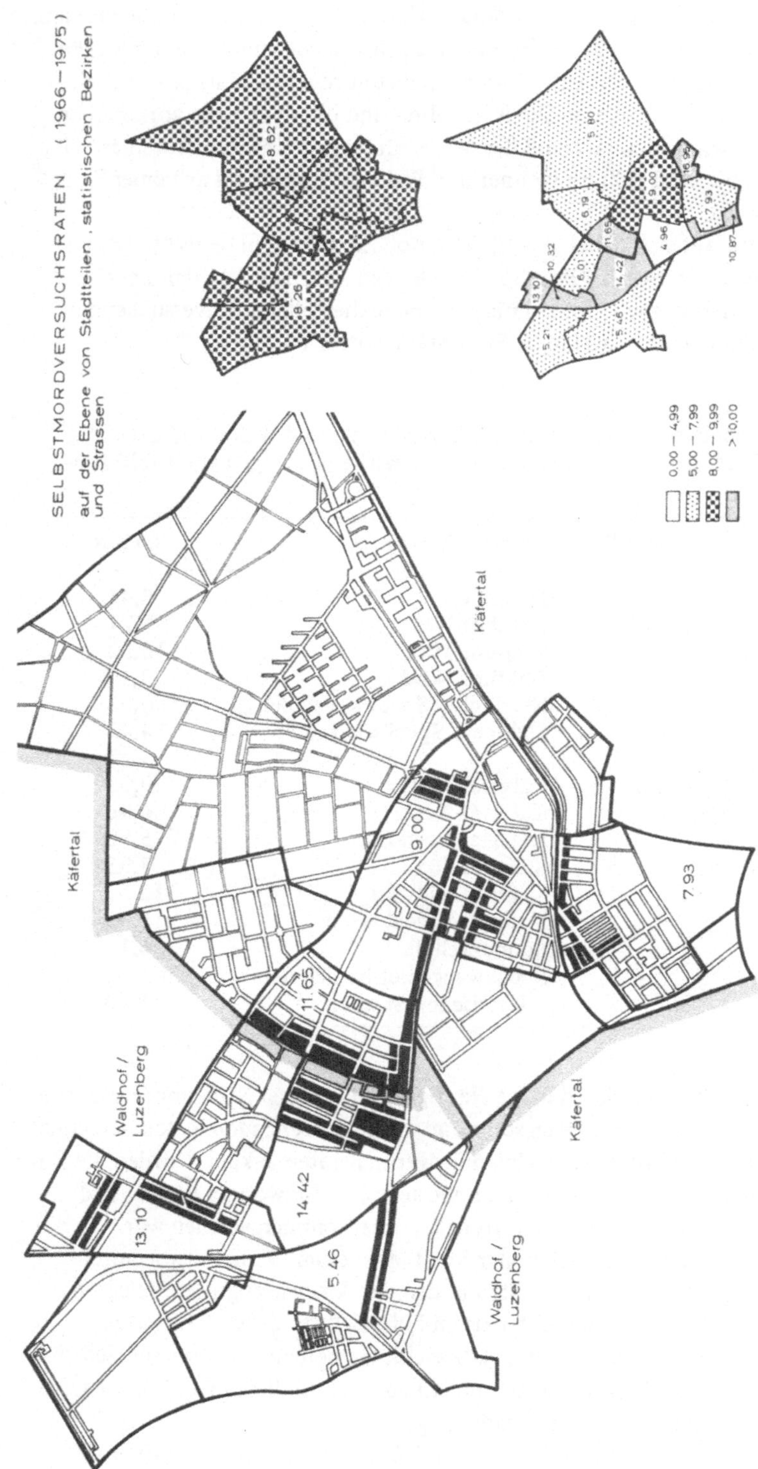

Abb. 8

Luzenberg fielen 50% aller Selbstmordversuche auf Straßen, in denen insgesamt nur 19% der Einwohner lebten. Im Stadtteil Käfertal wurden 44% Selbstmordversuche von 22,9% der Bevölkerung begangen.

Bezogen auf das Gesamtgebiet der Stadt Mannheim wurden 199 Straßen festgestellt, in welchen mehr als 10 Selbstmordversuche/1000 Einwohner verübt wurden. In der Straße mit der höchsten Rate (68,1/1000 E.) beging infolgedessen jeder 14. Einwohner dieser Straße in dem 10-Jahreszeitraum von 1966 bis 1975 einen Selbstmordversuch.

Obwohl wir noch über keine Erklärung für dieses Phänomen verfügen, lassen die gefundenen überproportional hohen Anteile von Selbstmordversuchen in nur ganz wenigen Straßenzügen die Vermutung zu, daß Selbstmordversuche in solchen Straßen wahrscheinlicher sind, in denen zeitlich vorher von anderen Individuen Selbstmordversuche begangen worden sind, daß in diesen Straßen bestimmte „Ansteckungsmedien" vorliegen und daß in den entsprechenden Straßen Prozesse der sozialen Beeinflussung stattfinden.

Betrachtet man nämlich die Ausbreitung eines speziellen Zustandes oder Attributes in einer Gruppe, so mag es für jeden Akteur individuell relevant sein, welche seiner Partner dieses Attribut ebenfalls schon haben bzw. diese Aktivität ausüben.

Als Wirksamwerden eines Kontextes als soziale Beeinflussungsstruktur kann man beispielsweise ein Ergebnis von Kreitman (1964) interpretieren. Er hat eine erhöhte Wahrscheinlichkeit von Suicidversuchen bei Freunden und Partnern von Suicidenten festgestellt.

Ein weiteres klassisches Beispiel des Wirksamwerdens übergeordneter Kontextmerkmale auf individuelle Verhaltenswahrscheinlichkeiten kann in dem vorübergehenden Rückgang der Suicidraten während eines rund 1 Jahr dauernden totalen Zeitungsstreiks in einer mittelgroßen amerikanischen Großstadt (Motto, 1970) gesehen werden. Diese Hypothesen können jedoch nur geprüft werden, wenn in den Straßen auch die Mechanismen der sozialen Kontrolle kontrolliert werden können. Die Mechanismen der sozialen Kontrolle sind ausschlaggebend dafür, inwieweit ein Selbstmordversuch eines Straßenmitgliedes anderen Mitgliedern dieser Straße bekannt wird oder nicht.

6. Anhang

Selbstmordversuchsraten in Mannheim in dem Zeitraum zwischen 1966-1975 auf der Ebene von 22 Stadtteilen und 78 statistischen Bezirken

Stadtteil	Selbstmordversuchsrate bezogen auf 1.000 Einwohner		Statistischer Bezirk
	22 Stadtteile	78 statistische Bezirke	
Innenstadt	13,72	12,10	Westliche Oberstadt
		12,98	Westliche Unterstadt
		13,02	Östliche Oberstadt
		16,18	Schloßgebiet
		15,67	Östliche Unterstadt
Jungbusch/Mühlau	17,10	19,66	Jungbusch
		8,58	Mühlau

Stadtteil	Selbstmordversuchsrate bezogen auf 1.000 Einwohner		Statistischer Bezirk
	22 Stadtteile	78 statistische Bezirke	
Schwetzingerstadt	9,58	9,74	Schwetzingerstadt/West
		3,35	Schwetzingerstadt/Süd
Oststadt	8,92	9,37	Oststadt/Süd
		8,32	Oststadt/Nord
Neckarstadt/West	10,79	11,51	Neckarstadt/West
		2,15	Friesenheimer Insel
Neckarstadt/Ost Wohlgelegen	5,57	7,07	Neckarstadt/Ost
		6,33	Herzogenried
		9,01	Neckarstadt/Nordost
		7,02	Wohlgelegen/West
		8,84	Wohlgelegen/Ost
Waldhof/Luzenberg	8,26	5,46	Luzenberg
		5,21	Waldhof/West
		10,32	Waldhof/Mitte
		13,10	Waldhof/Nord
		6,01	Nördliches Speckweggebiet
		14,42	Südliches Speckweggebiet
Gartenstadt	5,61	5,61	Gartenstadt
Sandhofen	6,29	5,03	Sandhofen/West
		6,98	Sandhofen/Mitte
		15,66	Sandhofen/Nord
		3,74	Sandhofen/Südost
		7,69	Sandhofen/Nordost
Blumenau/Scharhof/ Kirschgartshausen	4,45	3,56	Blumenau
		5,24	Scharhof
		12,99	Kirschgartshausen
Schönau	8,88	10,08	Schönau/Nord
		6,34	Schönau/Süd
Käfertal	8,62	9,00	Käfertal/Mitte
		4,96	Käfertal/West
		5,80	Käfertal/Nordost
		7,93	Käfertal/Süd
		10,87	Käfertal/Südwest
		16,95	Käfertal/Südost
		6,19	Sonnenschein
		11,05	Speckweggebiet östlich der Hessischen Straße
Vogelstang	8,63	8,63	Vogelstang
Wallstadt	5,09	5,18	Wallstadt
		0,00	Straßenheim
Feudenheim	7,23	7,99	Feudenheim/Nord
		4,94	Feudenheim/Süd
Seckenheim	6,22	5,46	Seckenheim
		3,60	Seubenheim
		9,09	Hochstätt

Stadtteil	Selbstmordversuchsrate bezogen auf 1.000 Einwohner		Statistischer Bezirk
	22 Stadtteile	78 statistische Bezirke	
Friedrichsfeld	4,19	4,72	Friedrichsfeld/Ost
		3,63	Friedrichsfeld/West
		0,00	Alteichwald
Neuostheim	8,47	8,43	Neuostheim/Nord
		9,71	Neuostheim/Süd
		21,39	Neuostheim/Ost
		6,54	Neuhermsheim
Lindenhof	5,47	5,51	Lindenhof/West
		8,39	Lindenhof/Ost
		0,00	Lindenhof/Mitte
Almenhof	4,00	3,67	Almenhof
		7,59	Almenhof-Gewerbegebiet
		6,75	Lindenhof-Niederfeld
		2,51	Niederfeld
Neckarau	5,87	5,89	Neckarau/Mitte
		4,61	Neckarau/Nordost
		8,75	Neckarau/Südost
		0,00	Neckarau/Süd
Rheinau	9,17	11,03	Rheinau/Mitte
		4,13	Rheinauhafen
		0,00	Rheinau/Ost
		14,35	Casterfeld/West
		0,00	Mallau
		7,57	Casterfeld/Mitte
		11,06	Casterfeld/Ost
		8,48	Rheinau/Süd
		5,70	Pfingstberg

Literatur

Achte, K.A.: Selbstmorde in Helsinki während der Jahre 1959-1965 und die Möglichkeiten zur Selbstmordverhütung. Z. Präventivmed. 15, 81-86 (1970)

Alker, H.R.: Mathematics and Politics. New York: Macmillan 1965

Bagley, C., Jacobson, S., Palmer, C.: Social structure and the ecological distribution of mental illness, suicide and delinquency. Psychol. Med. 1973, 177-187

Böker, F.: Suicide und Suicidversuche in der Großstadt. Stuttgart: Thieme 1973

Boehme, K., Ahrens, M., Dittbrenner, M., Hirsekorn, K., Willems, W.: Selbstmordversuche in Lübeck 1947-1968. Daten und Tendenzen. Fortschritte der Neurologie und Psychiatrie und ihre Grenzgebiete 44, 559-569 (1976)

Cavan, R.S.: Suicide. Chicago/Ill.: The University of Chicago Press 1928

Duncan, O.D., Davis, B.: An alternative to ecological correlation. Amer. Sociol. Rev. 17, 665-666 (1953)

Durkheim, E.: Selbstmord. Neuwied und Opladen: Luchterhand 1973. Zuerst: Le Suicide, Paris 1897

Goodman, L.A.: Ecological regression and the behavior of individuals. Amer. Sociol. Rev. 18, 663-664 (1953)

Goodman, L.A.: Some alternatives to ecological correlation. Amer. J. Sociol. 64, 610-625 (1959)

Greer, S., Gunn, I.C.: Attempted suicides from intact and broken parental homes. Brit. med. J. 1966 II, 1955

Häfner, H., Reitmann, H.: Spatial Distribution of Mental Disorders in Mannheim 1965. In: Hare, E.H., Wing, J.K. (Hrsg.): Psychiatric Epidemiology, 1st Ed. London-New York-Toronto: Oxford University Press 1970

Harder, T., Pappi, U.: Multiple-level regression analysis of survey and ecological data. Social Sciences Information 8, 43-67 (1969)

Hummell, H.J.: Probleme der Mehrebenenanalyse. Stuttgart: Teubner 1972

Kaase, M.: Die Bundestagswahl 1972. Probleme und Analysen. Politische Vierteljahresschrift 14, 145-190 (1973)

Kreitman, N.: The patient's sponse. Brit. J. Psychiat. 110, 159-173 (1964)

Moschel, G., Häberle, H.: Die ökologische Verteilung von Jugenddelinquenz und psychische Störungen in Mannheim. Social Psychiat. 12, 157-169 (1977)

Motto, J.A.: Newspaper influence on suicide. A control study. Arch. gen. Psychiat. 23, 143-148 (1970)

Robinson, W.S.: Ecological correlation and behavior of individuals. Amer. Sociol. Rev. 14, 351-357 (1950)

Sainsbury, P.: Suicide in London. London: Chapman and Hall 1955

Scheuch, E.K.: Entwicklungsrichtungen bei der Analyse sozialwissenschaftlicher Daten. In: König, R. (Hrsg.): Handbuch der empirischen Sozialforschung, Bd. 1, S. 655-685. Stuttgart: Enke 1967

Scheuch, E.K.: Social Context and Individual Behavior. In: Dogan, M., Rokkan, S. (Eds.): Quantitative Ecological Analysis in the Social Sciences, pp. 133-155. Cambridge/Mass.: MIT. Press 1969

Schmid, F.C.: Suicides in Seattle 1914-1924. An Ecological and Behavioral Study. University of Washington Publications in the Social Sciences 1928, V

Schmid, F.C.: Suicide in Minneapolis/Minnesota 1928-1932. Amer. J. Sociol. 39, 30-48 (1933)

Selvin, H.: Durkheim's suicide and problems of empirical research. Amer. J. Sociol. 63, 607-619 (1958)

Sly, D.: Migration and the ecological complex. Amer. Sociol. Rev. 37, 615-628 (1972)

Stengel, E.: Recent research into suicide and attempted suicide. Amer. J. Psychiat. 118, 725 (1962)

Stengel, E.: Selbstmord und Selbstmordversuch. Frankfurt: Fischer 1969

Valkonen, T.: Individual and Structural Effects in Ecological Research. In: Dogan, M., Rokkan, S. (Eds.): Quantitative Ecological Analysis in the Social Sciences, pp. 53-68. Cambridge/Mass.: MIT. Press 1969

Weber, E.: Grundriß der biologischen Statistik. Stuttgart: Fischer 1972

Welz, R.: Probleme der Mehrebenenanalyse. Zum Versuch der Verbindung von Individual- und Kollektivdaten. Soziale Welt 25, 169-187 (1974)

Ziegler, R.: Theorie und Modell. München: Oldenbourg 1972

Beziehung der Selbstmordraten in deutschen Großstädten zu einigen sozialen Faktoren

J. BOJANOVSKY

1. Einleitung

Die Selbstmordraten für bestimmte Gebiete, wie Länder und Städte, weisen überraschend eine große Stabilität auf (Dean u. Mitarb., 1976; Lengwinat, 1961; Whitlock II, 1975). Diese Tatsache ist dadurch erklärbar, daß Selbstmordraten von solchen sozialen Faktoren abhängig sind, die charakteristisch für ein bestimmtes Gebiet bleiben und die die individualen Schicksale direkt oder indirekt beeinflussen. Man kann sie aufteilen in solche, die verschiedene Krisen im Leben der Menschen mitbedingen können, und solche, die spezifisch die Entscheidung zum Selbstmord als Lösung der Krise (z.B. Suggestibilität und Bewertung der Selbstmordtaten) begünstigen. Die Suche nach relevanten sozialen Faktoren ist besonders für die Vorbeugung der Selbstmorde wichtig. Die Beeinflussung dieser Faktoren könnte ebenso wirksam sein wie die direkte Hilfe für die bedrohten Individuen. Dagegen kann die Erforschung dieser Faktoren auf kollektiver Ebene wenig dazu aussagen, welche konkrete Individuen aufgrund ihrer sozialen Charakteristika ein größeres Risiko für den Selbstmord tragen.

Deshalb haben wir auch die Selbstmordrate in den deutschen Großstädten der Bundesrepublik in Beziehung zu anderen Kollektivdaten einer Analyse unterzogen. Die Untersuchung von Städten ein und desselben Landes bietet den Vorteil, daß man relativ große, weniger vom Zufall beeinflußbare Raten erhält. Der Vergleich der Selbstmordraten in verschiedenen Ländern bringt dagegen Schwierigkeiten bezüglich der Uneinheitlichkeit bei der Feststellung der Selbstmordraten, in Stadt-Landbevölkerung (Durkheim, 1973; Schroeder u. Mitarb., 1953; Strauss u. Mitarb., 1953; Valentin, 1962) oder größere kulturelle Unterschiede. Bei neueren Städtevergleichen beschränkte man sich auf drei Städte mit niedriger, mittlerer und hoher Selbstmordrate in England (Stengel u. Mitarb., 1961) oder auf Überprüfung der Ergebnisse aus einer Stadt in zwei anderen (Wendling u. Mitarb., 1958). Bereits 1912 ist eine erste Analyse der Selbstmordraten von Großstädten in Deutschland erschienen. Die Selbstmordraten wurden mit der Konfessionszugehörigkeit verglichen und vor allem den moralischen Problemen in den Großstädten, aber auch dem Einfluß der Presse zugeschrieben (Rost, 1912). [Dieser Einfluß hat sich später bei einem Pressestreik in USA bestätigt (Motto, 1970)].

2. Stichprobe

Die Selbstmordraten haben wir vom deutschen Städtetag erhalten, der diese Daten von statistischen Ämtern bezieht. Der Selbstmord wird hier durch die Leichenschau von Ärzten

Tabelle 1. Produkt-Moment und Rangkorrelationen zwischen Selbstmordraten und einigen sozialen Faktoren in deutschen Großstädten

	Jahr	Gr.	A_1	A_2	A_3	A_4	L	H	W	G	L_1	L_2	L_3
Selbstmordraten	1969	xxx +.69	xxx −.59	xxx −.60	+.10	xxx +.61	xxx −.46	−.02	xxx +.60	xxx +.68	x +.35	xxx +.55	xxx −.59
		xx +.41	xxx −.53	xxx −.56	+.20	xx +.42	xxx −.44	+.08	xx +.37	xxx +.49	xx +.40	+.23	xxx −.52
	1970	xxx +.63	xxx −.54	xxx −.48	+.10	xxx +.52	x −.31	−.15	xxx +.55	xxx +.62	x +.25	xxx +.54	xxx −.50
		x +.29	xx −.37	x −.30	+.22	+.23	−.23	−.07	x +.26	x +.34	+.24	+.21	x −.34
	1971	xxx +.75	xxx −.73	xxx −.71	+.19	xxx +.69	x −.32	−.24	xxx +.58	xxx +.82	xxx +.50	xxx +.55	xxx −.73
		xxx +.64	xxx −.69	xxx −.70	x +.28	xxx +.51	x −.27	x −.27	xx +.36	xxx +.72	xxx +.56	x +.25	xxx −.68
	1972	xxx +.58	xxx −.51	xxx −.59	−.03	xxx +.64	x −.33	−.17	xxx +.54	xxx +.73	x +.26	xxx +.49	xxx −.47
		xx +.42	xxx −.51	xxx −.57	+.03	xxx +.49	−.20	−.25	x +.33	xxx +.66	x +.35	+.22	xxx −.46
	1973	xxx +.64	xxx −.70	xxx −.64	+.19	xxx +.64	−.28	−.23	xxx +.51	xxx +.71	xxx +.49	xxx +.48	xxx −.68
		xx +.42	xxx −.69	xxx −.67	+.22	xxx +.51	−.26	−.18	+.26	xxx +.63	xxx +.58	+.11	xxx −.67

xxx = $p \leqq 0{,}001$; xx = $p \leqq 0{,}01$; x = $p \leqq 0{,}05$

Für jedes Jahr werden in der ersten Zeile Ergebnisse der Produkt-Moment-Korrelation nach Pearson, in der zweiten Zeile Ergebnisse der Rangkorrelation nach Spearman angegeben.

Gr.		= Größe der Stadt
Alter	A_1	= % der Bevölkerung bis 15 Jahre
	A_2	= % der Bevölkerung 15 bis 21 Jahre
	A_3	= % der Bevölkerung 21 bis 60 Jahre
	A_4	= % der Bevölkerung über 60 Jahre
Familienstand	L	= % der Ledigen
	H	= % der Verheirateten
	W	= % der Verwitweten
	G	= % der Geschiedenen
Lebensunterhalt	L_1	= % der überwiegend Erwerbstätigen
	L_2	= % der überwiegend Rentner etc.
	L_3	= % der überwiegend Angehörigen
Ökon. Bereich	PG	= % der Erwerbstätigen im Produz. Gewerbe
	H.V.	= % der Erwerbstätigen in Handel und Verkehr

Tabelle 1 (Fortsetzung)

Ökon. Bereich		Stellung				Mobilität			Ausl.	Krimin.		Religion	
PG	H.V.	S	M	B	A	Um- züge	Zu- züge	Fort- züge		Kri.	G.Kri.	Ev.	Kath.
−.04	+.21	+.02	−.02	−.01	+.01	xxx +.46	+.16	+.14	+.06	−	−	xx +.43	xxx −.49
−.06	+.18	−.00	−.00	+.04	−.04	xx +.39	+.18	+.20	+.15	−	−	xx +.43	xxx −.48
−.12	+.22	−.01	−.06	+.08	−.07	−	−.16	−.13	+.14	xxx +.75	−	+.23	x −.30
−.15	+.20	−.14	−.27	+.13	−.13	−	−.07	−.08	+.11	xxx +.73	−	+.10	−.16
x −.33	xx +.36	+.21	−.05	x +.33	x −.34	−	+.24	+.19	+.14	x +.56	−.01	xx +.39	xxx −.47
xx −.43	xx +.37	+.13	+.00	xxx +.48	xxx −.47	−	+.26	+.21	+.22	x +.50	−.21	xx +.38	xxx −.46
xx −.38	x +.32	+.17	+.02	x +.34	x −.34	xx +.41	−.04	+.04	+.01	xx +.59	+.00	xxx +.45	xxx −.50
xxx −.46	x +.28	+.21	+.09	xxx +.52	xxx −.51	xx +.37	−.06	+.15	+.07	x +.45	−.28	xx +.41	xxx −.46
x −.32	+.17	+.10	+.02	x +.33	x −.34	−	−	−	+.21	x +.49	+.08	xxx +.49	xxx −.56
xx −.39	+.17	+.09	+.06	xx +.47	xx −.45	−	−	−	+.25	+.33	−.19	xxx +.49	xxx −.57

Stellung	S	= % der Erwerbstätigen als Selbständige
	M	= % der Erwerbstätigen als Mithelfende
	B	= % der Erwerbstätigen als Beamte, Angestellte
	A	= % der Erwerbstätigen als Arbeiter
Ausl.		= % der Ausländer
Krimin.	Kri.	= Zahl der Straftaten auf 100.000 Einwohner
	G.Kri.	= Zahl der Gewaltkriminalitätsdelikte auf 100.000 Einwohner
Religion	Ev.	= % der Evangelischen
	Kath.	= % der Katholischen

festgestellt. Ein eingetretener Todesfall wird dann als Selbstmord definiert, wenn bei der Leichenschau der zuständige Arzt die Entscheidung trifft: kein „natürlicher", sondern ein Tod mit Selbsttötungsabsicht. Von 64 deutschen Großstädten haben wir bei 47 die Zahl der Selbstmorde vom Jahr 1969 bis 1973 meistens komplett bekommen. Vom Statistischen Jahrbuch deutscher Gemeinden konnten wir für diese Jahre folgende Angaben entnehmen: Bevölkerungszahl, die Zahl der Zu- und Fortzüge und die Zahl der Ausländer. Vom Jahr 1970 und 1972 konnten wir auch die Zahl der Umzüge innerhalb einer Stadt feststellen. Aus derselben Quelle konnten wir aus der Volkszählung 1970 weitere Daten ergänzen: Altersverteilung, Familienstand, Religion, Anteil des Lebensunterhaltes durch Erwerbstätigkeit, durch Pension oder Rente und durch Angehörigenstatus, die Zahl der Tätigen in produzierendem Gewerbe bzw. im Handel und Verkehr, die Prozentzahl von Erwerbstätigen, die als Selbständige, Mithelfende, Beamte und Angestellte und Arbeiter beschäftigt sind. Die Angaben über Kriminalität konnten wir aus den Jahren 1970 bis 1973 und über die Gewaltkriminalität aus den Jahren 1971 bis 1973 von 17 Großstädten erhalten. (Übersichtliche Liste aller Faktoren s. Tabelle 1.)

3. Methode

Ausreichend große Raten für einzelne Städte konnten wir für jedes Jahr einzeln berechnen. Die Selbstmordraten wurden mit allen anderen Faktoren aus demselben Jahr oder mit den Faktoren, die nur durch die Volkszählung bekannt sind, korreliert, und zwar sowohl mit der Produkt-Moment-Korrelation nach Pearson als auch der Rang-Korrelation nach Spearman. Da die Selbstmordraten durch unterschiedliche Anteile von Kindern an der Bevölkerung beeinflußt werden können, haben wir die Selbstmordraten sowohl für die Gesamtbevölkerung (s. Tabelle 1) als auch für die Bevölkerung über dem 15. Lebensjahr (s. Tabelle 2) berechnet. Weiter wurden durchschnittliche Selbstmordraten aus diesen 5 Jahren mit Durchschnitten von allen anderen sozialen Angaben mit der Rang-Korrelation verglichen. Die Faktorenanalyse brachte keine gut interpretierbaren Ergebnisse.

4. Ergebnisse

Die Ergebnisse der Rang- und Produkt-Moment-Korrelationen der Selbstmordraten auf die ganze Bevölkerung zu anderen sozialen Faktoren aus den einzelnen Jahren zeigen wir auf Tabelle 1. Im Vergleich einzelner Jahre zueinander ergeben sich ähnliche, relativ stabile Ergebnisse. Auch die Korrelationen nach Pearson und Spearman weisen keine wesentlichen Unterschiede auf.

Größe der Stadt. Die Selbstmordraten korrelierten in jedem Jahr signifikant positiv mit der Bevölkerungszahl. Das bedeutet, daß in größeren Städten die Tendenz zum Selbstmord höher war als in kleineren Großstädten.

Alter. Wie erwartet, zeigt der Anteil der Kinder und Jugendlichen bis zum 15. Lebensjahr (nach Aufschlüsselung in kleinere Altersgruppen bis zum 21. Lebensjahr) eine negative Korrelation und der Anteil der älteren Menschen über dem 60. Lebensjahr eine positive Korrelation zu den Selbstmordraten. Je mehr Kinder und Jugendliche und je weniger alte Menschen in einer Großstadt sind, um so kleiner wird die Selbstmordrate sein. (In jüngeren Jahren wird der Selbstmord nur selten verübt.)

Familienstand. Der Anteil der Ledigen weist eine negative Korrelation an den Grenzen der Signifikanz zu den Selbstmordraten auf. Positiv korrelieren Verwitwete und Geschiedene. Hier spiegelt sich vor allem der Einfluß des Alters. (Ledige sind meist jünger, Verwitwete und Geschiedene dagegen älter.) Leider war die Alterskorrektur nicht durchführbar, da wir keine Angaben über Alter und Geschlecht der Suicidenten erhalten konnten.

Tabelle 2. Interkorrelationen der Selbstmordzahlen zur Bevölkerung über 15 Jahre und anderen sozialen Faktoren in deutschen Großstädten. (Durchschnitt und häufigste Signifikanz der Rangkorrelationen $+ \geq 0{,}05$, $++ \geq 0{,}01$, $+++ \geq 0{,}001$)

	1. Krimin.	2. Gesch.	3. Umzüge	4. Kinder	5. Größe	6. Selbstm.	7. Evang.	8. Kathol.	9. Ältere
2. Geschieden	+++ .76	—							
3. Umzüge	+ .45	+++ .60	—						
4. Kinder unter 15 Jahre	+ −.47	+++ −.78	+++ −.52	—					
5. Größe der Stadt	+ .35	+++ .50	+++ .50	+++ .56	—				
6. Selbstmorde zur Bevölkerung über 15 Jahren	+ .45	++ .48	++ .34	+++ −.45	++ .40	—			
7. Evangelisch	.21	.21	.14	−.23	+ .25	++ .33	—		
8. Katholisch	−.28	+ −.32	−.22	+ .33	+ −.29	++ −.39	+++ −.88	—	
9. Ältere über 60 Jahre	.20	+++ .58	++ .41	+++ −.63	++ .35	++ .36	+++ .62	+++ −.59	—
10. Verwitwet	−.13	++ .35	+ .27	++ −.41	+ .29	+ .27	+++ .48	+++ −.59	+++ .90

Lebensunterhalt. Der Anteil von Erwerbstätigen und Rentnern korrelierte positiv und Familienangehörige negativ mit den Selbstmordraten. Während bei den Erwerbstätigen mehr Männer und bei Angehörigen mehr Frauen und Kinder zu finden sind, spielt bei den Rentnern sicher das Alter auch eine Rolle.

Ökonomische Bereiche und Stellung im Beruf. In einigen Jahrgängen der Untersuchung besteht eine signifikant negative Korrelation zwischen dem Anteil der Beschäftigten im produktiven Gewerbe und dementsprechend auch dem Anteil der Arbeiter und den Selbstmordraten. Auf der anderen Seite ist eine ähnliche Tendenz zur positiven Korrelation zwischen dem Anteil von Beamten und Angestellten und von Beschäftigten im Produktionsbereich Handel und Verkehr zu den Selbstmordraten festzustellen. Diese Korrelationen äußern sich signifikant nur im Jahre 1971 bis 1973, und die Korrelationskoeffizienten sind relativ klein.

Mobilität. Während die Rate der Umzüge in beiden Jahren mit den Selbstmordraten signifikant positiv korreliert, ist die Tendenz von Zu- und Fortzügen nicht einheitlich.

Ausländer. Auch der Anteil der Ausländer in der Bevölkerung korreliert nicht signifikant mit den Selbstmordraten.

Kriminalität. Die Selbstmordraten korrelieren signifikant positiv mit der Rate der Straftaten, aber nicht mit der der Gewaltkriminalität.

Religion. Wie in anderen Studien tendieren die Städte mit größerem Protestantenanteil zu höheren und die Städte mit höherem Katholikenanteil zu niedrigeren Selbstmordraten

Auf Tabelle 2 sehen wir die Korrelationen der Selbstmordraten, berechnet auf die Bevölkerung über dem 15. Lebensjahr, zu den anderen wichtigsten sozialen Faktoren und ihre Interkorrelationen. Einige Korrelationen waren automatisch hoch signifikant: Eine negative Korrelation zwischen dem Anteil der Katholiken und dem der Protestanten, ähnlich wie zwischen dem Anteil der Älteren und dem der Kinder, eine positive Korrelation zwischen dem Anteil der Älteren und dem der Verwitweten. Wichtig erscheinen die hohen Interkorrelationen zwischen der Rate Geschiedener, der Kriminalitätsrate, der Umzugsrate und einem niedrigen Anteil von Kindern an der Bevölkerung. Dazu korrelierte hoch signifikant der Anteil der Protestanten bzw. Katholiken mit dem Anteil der Älteren und Verwitweten an der Bevölkerung.

Bei dem Vergleich der Durchschnitte von Selbstmordraten aus allen Jahren mit Durchschnitten von anderen Angaben zeigen sich praktisch dieselben Ergebnisse mit nur folgenden kleinen Veränderungen der Signifikanz: Von den Daten über Lebensunterhalt und ökonomische Bereiche erreicht die Korrelation der Selbstmordraten zum Anteil der Rentner, zur Rate der Beschäftigten im produktiven Gewerbe, im Handel und Verkehr sowie zur Rate der Arbeiter nicht die Signifikanz. Dagegen korrelierten die Rate der Zuzüge und die der Gewaltkriminalität zu den Selbstmordraten bei dieser Berechnung signifikant positiv, allerdings nur mit einer Wahrscheinlichkeit zwischen 1 und 5%.

5. Diskussion

Die Beurteilung des Einflusses einzelner sozialer Faktoren auf die Selbstmordrate ist recht schwierig, da sie nicht isoliert wirken, sondern voneinander abhängen. Eine mathematisch signifikante Korrelation kann nicht automatisch als Bedeutungsbeziehung angenommen werden, da sie durch Interkorrelationen mit anderen, auch mit nicht erfaßten Faktoren, entstehen kann. Die kollektiven Daten können auch wenig Aufschluß darüber geben, welche sozialen Faktoren bei einzelnen Individuen das Risiko zum Selbstmord erhöhen. Es entsteht weiter das Problem der Homogenität der zugrundeliegenden Untersuchungseinheiten, das bedeutet hier der Bevölkerung der Großstädte. Obwohl Städte aus mancher Sicht eine sinnvolle Einheit darstellen, z.B. was die Arbeitsmöglichkeiten oder die Beeinflussung durch die Presse betrifft, gibt es viele Faktoren, die in jeder Stadt ungleichmäßig verteilt sind. Deshalb ergänzt sich unsere Arbeit mit der von Moschel und Häberle in diesem Sammelband. Gewisse Abhilfe bei diesen Problemen schafft der Vergleich mit anderen, ähnlichen Studien über den Einfluß von sozialen Faktoren auf kollektiver und individueller Ebene.

Die Abhängigkeit der Selbstmordraten von der Größe der Stadt wurde wiederholt festgestellt (Durkheim, 1973; Gruhle, 1940; Stengel u. Mitarb., 1961; Waldstein, 1934). Es wurden allerdings auch manche Ausnahmen von dieser Regelmäßigkeit (Capstick, 1960), in unserer Studie vor allem die nordrheinwestfälischen Städte betreffend, gefunden. Dies deutet darauf hin, daß hier viele andere Faktoren im Spiel sind. Die Beziehung der Selbstmordraten zum Alter ist in Übereinstimmung mit allen anderen Arbeiten festgestellt worden, sowohl in den Analysen auf kollektiver als auch auf individueller Ebene. Von Interesse ist deshalb mehr das Ergebnis, daß die Selbstmordraten für die Bevölkerung über dem 15. Lebensjahr mit der Rate der Kinder bis zu diesem Alter signifikant negativ korrelierten. Das bedeutet, daß in Städten mit hohem Kinderanteil die Tendenz zum Selbstmord für die erwachsene Bevölkerung kleiner ist. Dies kann dadurch miterklärt werden, daß in diesen Städten relativ weniger ältere Bevölkerung mit ihrem höheren Suicidrisiko lebt. Whitlock (1973 I) hat dazu gefunden, daß die Zahl der Kinder in englischen Bezirken negativ mit der Selbstmordrate für Frauen korreliert hat.

Durch den Einfluß des Alters werden auch die Korrelationen der Ledigen und Verwitweten zu den Selbstmordraten eindeutig beeinflußt. Auffällig ist, daß die Geschiedenen einen höheren Korrelationskoeffizienten aufweisen als die Verwitweten, obwohl sie im Durchschnitt nicht so alt sind wie die Letzteren. Das entspricht auch den Individualdaten, die übereinstimmend zeigen, daß die Geschiedenen im Vergleich zu anderen Familienstandskategorien die höchsten Selbstmordraten aufweisen (Durkheim, 1973; Kramer u. Mitarb., 1972; Vital and Health Statistics, 1970). In Mannheim haben wir folgende altersstandardisierten Raten errechnet: Bei Männern 105 geschiedene, 71 ledige, 58 verwitwete und 34 verheiratete Suicidenten; bei Frauen: 49 geschiedene, 39 verwitwete, 25 ledige und 16 verheiratete Suicidenten auf 100.000 Einwohner über 10 Jahre.

Die niedrige Zahl der Selbstmorde in der katholischen Bevölkerung ist bekannt und wird nicht nur in Europa, sondern auch in den Vereinigten Staaten festgestellt. Sie wird schon von Durkheim der weniger individualistischen Orientierung und strengeren verurteilenden Einstellung gegenüber dem Selbstmord in der katholischen Kirche zugeschrieben. Wegen dieser verurteilenden Einstellung könnte auch die Verdunkelungsquote der Selbstmorde bei der katholischen Bevölkerung größer sein. [Siehe dazu die Untersuchung in Irland (McCarthy, 1975).] Protestantismus fördere mehr den Geist des freien und unabhängigen Fragens der Menschen und trage somit zur Anomie der Gesellschaft bei. In unserer Untersuchung gibt es allerdings auch mehrere, vorwiegend katholische Städte, wie z.B. München, Augsburg oder Köln, mit relativ hoher Selbstmordrate. Da der Anteil von Protestanten mit dem von Älteren und Verwitweten an der Bevölkerung korreliert, sollten weitere Studien mit altersstandardisierten Selbstmordraten bei Katholiken und Protestanten auf individueller und kollektiver Ebene durchgeführt werden.

Etwas weniger systematisch sind die Beziehungen zwischen dem Anteil verschiedener Erwerbstätigkeit in den Städten und den Selbstmordraten. Eine negative Korrelation in den Jahren 1971 bis 1973 weist der Anteil der Beschäftigten im produktiven Gewerbe und dementsprechend auch der Anteil der Arbeiter in den Städten zu den Selbstmordraten auf. Dagegen zeichnet sich der Anteil der Beschäftigten im Handel und Verkehr und die Berufsstellung Beamte/Angestellte durch eine signifikant positive, wenn auch nicht allzu hohe Korrelation ab. Bei der Bewertung dieser Ergebnisse ist Vorsicht besonders am Platze, da es sich hier um keine einfachen Beziehungen handelt. Auf kollektiver Ebene zeigte sich keine signifikante Korrelation zwischen den Selbstmordraten und dem Anteil der Gastarbeiter an der Bevölkerung. Wie Maris (1969) betont, sind wahrscheinlich die Dynamik, die sozialen und individualen Wandlungen wichtiger als die statische Analyse. Darauf deuten auch die Korrelationen zwischen den Um-, Zu- und Fortzügen und den Selbstmordraten hin. Hier zeigte sich die positive Korrelation bei den Umzügen innerhalb einer Stadt. Eine mögliche Erklärung wäre die, daß es bei diesen Umzügen mehr um die Verbesserung oder Verschlechterung des Lebensstandards geht, also mehr um die vertikale soziale Mobilität. Eine Alternativerklärung wäre die, daß mit den innerstädtischen Umzügen die Entstehung von neuen Wohnvierteln erfaßt wird, in denen weniger Nachbarschaftsbeziehungen zu finden sind. Die Beziehung zwischen Selbstmord und Kriminalität wurde in der Literatur mehrfach bestätigt (Bagley u. Mitarb., 1973; Lester, 1972; McCulloch u. Mitarb., 1967; Mowrer, 1939). In unserem Datensatz zeigte sich eine positive Korrelation zwischen der Rate allgemeiner Straftaten und den Selbstmordraten; zwischen der Rate der Gewaltkriminalität und den Selbstmordraten war jedoch keine eindeutige Korrelation zu finden. Die Beziehung zwischen den Selbstmordraten und der Gesamtkriminalität zeigte sich auch auf der individuellen Ebene bei dem Studium der Polizeiakten der Suicidenten in Mannheim, wobei wir feststellten, daß in der Anamnese der Suicidenten leichtere Delikte, wie z.B. Diebstahl, häufiger vorkommen als in der Gesamtbevölkerung (Bojanovsky, 1974).

Wie erwähnt, ist die Bewertung des Einflusses einzelner Faktoren schwierig, da es sich um viele Interkorrelationen handelt. Um so wichtiger ist eine Gesamtkonstellation der Faktoren. Auf Tabelle 2 zeigen sich wichtige Beziehungen zwischen den Raten der Geschiedenen, der Straffälligkeit, der Umzüge und teils auch der Kinder und der Größe der Stadt. Andererseits zeichnen sich engere Beziehungen zwischen dem Anteil der älteren Bevölkerung und den Verwitweten und der Religionszugehörigkeit ab. Die Größe der Stadt mit dem Anteil der Kinder und der Senioren stehen mehr in der Mitte mit signifikanten Korrelationen zu allen obengenannten Faktoren. Dagegen zeigt die Kriminalität zu der Religionszugehörigkeit und zu der älteren Bevölkerung sehr schwache Beziehungen und zu den Verwitweten schlägt sie in eine negative Korrelation um. Die Selbstmordrate scheint auf kollektiver Ebene mit allen aufgeführten Faktoren zusammenzuhängen, mit etwas stärkeren Beziehungen zu der ersten Gruppe (Straffälligkeit, Umzüge, großer Anteil der Geschiedenen und kleinerer Anteil der Kinder).

Dieses Ergebnis ist den Vorstellungen von der Anomie von Durkheim oder der sozialen Desintegration von Sainsbury auffallend ähnlich. Leider bleiben diese zwei Begriffe in verschiedenen Arbeiten etwas uneinheitlich operationalisiert. Trotz dieser Schwierigkeit kann man sagen, daß ähnliche Tendenzen auch in anderen Arbeiten gefunden wurden. Z.B. stellte Sainsbury höhere Selbstmordraten in sozial mobilen, isolierten und desorganisierten Vierteln von London fest. Die Selbstmordraten korrelierten signifikant mit der sozialen Isolation, gemessen an der Zahl der Personen, die allein oder in Miethäusern lebten, mit sozialer Mobilität, gemessen an dem Wechsel der Bevölkerung und der Zahl der Emigranten, und mit sozialer Desorganisation, gemessen an der Zahl der Scheidungen und unehelichen Kindern (Sainsbury, 1955). McCulloch und Mitarbeiter fanden in Edinburgh positive Korrelationen zwischen dem Selbstmord und jugendlicher Delinquenz, Überbevölkerung, Grausamkeit gegenüber Kindern, Scheidungsrate und Zahl der Selbstmordversuche (McCulloch u. Mitarb., 1967). Eine Wiederholung dieser Arbeit in Buffalo konnte diese Ergebnisse nicht reproduzieren. Dort fand sich eine signifikante Korrelation lediglich zwischen dem Selbstmord und der Rate von älteren Menschen, Verwitweten, Geschiedenen und der Rate der Personen mit Hochschulausbildung (Lester, 1970).

Stengel und Cook verglichen 3 Städte in England mit niedriger, mittlerer und hoher Selbstmordrate. Die letzte haben sie durch den Verfall der Baumwollindustrie erklärt, mit selektiver Emigration jüngerer Menschen und daraus folgendem Überwiegen der älteren Bevölkerung (Stengel u. Mitarb., 1961). Bagley und Mitarbeiter stellten in Brighton fest, daß die Selbstmordraten in einzelnen Vierteln mit schwereren psychischen Krankheiten, Straftaten und sozialen Problemen bei Kindern signifikant miteinander korrelierten und vor allem in zentral liegenden Vierteln mit Emigranten und schlechten Wohnverhältnissen zu finden waren (Bagley u. Mitarb., 1973). In etwas loserer Beziehung stehen unsere Ergebnisse auch zu der Abhängigkeit der Selbstmordraten zu wirtschaftlichen Krisen (Häfner, 1974; Henry u. Mitarb., 1954; Pierce, 1967) und schlechter Statusintegration (Gibbs u. Mitarb., 1964).

Dem Problem der geographischen Verteilung der Selbstmorde in deutschen Großstädten, vor allem der auffälligen ökologischen Eigenständigkeit der Ruhrgebietsstädte, wollen wir uns in einer anderen Arbeit widmen.

Für die Hilfe bei der Arbeit möchten wir Herrn Joos, Polizeipräsidium Mannheim, Herrn Müller, Statistisches Amt Mannheim, und Herrn Kreißig, Deutscher Städtetag Köln, unseren Dank aussprechen.

Literatur

Ashford, J.R., Lawrence, P.A.: Aspects of the epidemiology of suicide in England and Wales. Int. J. Epidemiol. 5, 133-144 (1976)
Bagley, C., Jacobson, S., Palmer, C.: Social structure and the ecological distribution of mental illness, suicide and deliquency. Psychol. Med. 3, 177-187 (1973)
Bojanovsky, J.: Suizidalität bei Geschiedenen und Verwitweten. Fortschr. Med. 92, 733-736 (1974)
Capstick, A.: Urban and rural suicide. J. ment. Sci. 106, 1327-1336 (1960)
Dean, G., Adelstein, A., Spooner, J.: Suicide and self-poisoning in Great Britain and Ireland. Int. J. Epidemiol. 5, 145-151 (1976)
Dublin, L.: Suicide. New York: Ronald 1963

Durkheim, E.: Der Selbstmord. Berlin: Luchterhand 1973
Gibbs, J.P., Martin, W.T.: Status Integration and Suicide. Eugene: Univ. of Oregon Press 1964
Gruhle, H.W.: Selbstmord. Leipzig: Thieme 1940
Häfner, H.: Der Einfluß von Umweltfaktoren auf die seelische Gesundheit. Psychiat. Clin. 7, 199-225 (1974)
Henry, A.F., Short, J.F.: Suicide and Homicide. Glencoe: Free Press 1954
Kramer, M., Pollack, E.S., Redvick, R.W., Locke, B.Z.: Mental Disorders Suicide. Cambridge: Harvard Univ. Press 1972
Lengwinat, A.: Vergleichende Untersuchungen über die Selbstmordhäufigkeit in beiden deutschen Staaten. Dtsch. Gesundh.-W. 16, 873-878 (1961)
Lester, D.: Why People Kill Themselves. Springfield/Ill.: Ch. C Thomas 1972
Lester, D.: Social disorganisation and completed suicide. Soc. Psychol. 5, 175-176 (1970)
Maris, R.: Social Forces in Urban Suicide. Dorsey: Homewood 1969
McCarthy, P.D., Walsh, D.: Suicide in Dublin. Brit. J. Psychiat. 126, 301-308 (1975)
McCulloch, J.W., Philip, A.E., Carstairs, G.M.: The ecology of suicidal behaviour. Brit. J. Psychiat. 113, 313-319 (1967)
Motto, J.A.: Newspaper influence on suicide: A controlled study. Arch. gen. Psychiat. 23, 143 (1970)
Mowrer, E.R.: A study of personal disorganisation. Amer. sociol. Rev. 4, 475-487 (1939)
Pierce, A.: The economic cycle and the social suicide rate. Amer. social. Rev. 32, 457-462 (1967)
Rost, H.: Der Selbstmord in den deutschen Städten. Paderborn: Schöningh 1912
Sainsbury, P.: Suicide in London. London: Chapman and Hall 1955
Schroeder, W.W., Beegle, J.A.: Suicide. Rural Sociol. 18, 45-52 (1953)
Statistisches Jahrbuch Deutscher Gemeinden. Braunschweig: Waisenhaus 1971-1976
Stengel, E.: Suicide and Attempted Suicide. Harmondsworth: Penguin Books 1973
Stengel, E., Cook, N.G.: Contrasting suicide rates in industrial communities. J. ment. Sci. 107, 1011-1019 (1961)
Strauss, J.H., Strauss, M.A.: Suicide, homicide and social structure in Ceylon. Amer. J. Sociol. 58, 461-469 (1953)
Valentin, M.: Selbstmordprobleme in Stadt und Land. Med. Klin. 1962, 1305-1308
Vital and Helath Statistics. Series 20, Nr. 8a. Rockville: U.S. Dept. of Health, Education and Welfare 1970
Waldstein, E.: Der Selbstmord in der Schweiz. Basel: Philograph 1934
Wendling, A., Polk, K.: Suicide and social areas. Pacific Social Rev. 1, 50-53 (1958)
Whitlock, F.A.: Suicide in England and Wales 1959-1963. Part I. The county boroughs. Psychol. Med. 3, 350-365 (1973)
Whitlock, F.A.: Suicide in England and Wales 1959-1963. Part II. London. Psychol. Med. 3, 411-420 (1973)

Epidemiologie psychischer Erkrankungen in der Klientel praktischer Ärzte

Psychische Erkrankungen in Mannheimer Allgemeinpraxen

Eine klinische und epidemiologische Untersuchung

A. ZINTL-WIEGAND, CH. SCHMIDT-MAUSHART, R. LEISNER und
B. COOPER

1. Einführung und Hintergrund

Einen Großteil unserer Kenntnis über die Epidemiologie seelischer Erkrankungen beziehen
wir aus zwei wesentlichen Informationsquellen:

1. Aus Aufzeichnungen psychiatrischer Einrichtungen – Sekundärdaten;
2. Aus Felduntersuchungen – Primärdaten.

Jede dieser Quellen hat ihre eigenen charakteristischen Stärken und Schwächen. Die
Daten aus psychiatrischen Institutionen sind relativ einfach auszuwerten. In der Regel
wurde die Diagnose von einem Psychiater schriftlich festgelegt; zusätzlich steht meist eine
klinische Beschreibung zur Verfügung. Trotzdem sind Prävalenz- und Incidenzraten, die
aus diesem Material gewonnen werden, in hohem Maße unvollständig und ungenau, weil
solche Rechnungen nur Patienten, die in fachlicher Behandlung stehen, einbeziehen und
Faktoren, die die Überweisung zum Spezialisten und die anschließende Behandlung beeinflussen, außer Acht lassen.

In der Felderhebung ist die Situation geradezu umgekehrt. Unbehandelte Fälle können
identifiziert und in die Schätzung von Prävalenzraten einbezogen werden. Allerdings sind
Informationen, die von Laienbefragern stammen oder mit Hilfe schriftlicher Fragebogen
gesammelt werden von zweifelhafter Validität. Wenn keine psychiatrische Exploration
stattfindet, kann keine genaue Diagnose gestellt werden, angegebene Beschwerden können in klinischer Hinsicht schwierig oder sogar unmöglich zu interpretieren sein.

Erhebungsdaten aus Allgemeinpraxen nehmen so gesehen eine wichtige Mittelstellung
zwischen den klinischen Erhebungen oder Beschreibungen durch Spezialisten und den
Felduntersuchungen ein. Der Allgemeinarzt, der die medizinische Basisversorgung seiner
Umgebung sicherstellt, hat einen wichtigen Platz in der Beobachtung und Behandlung
aller Arten von Krankheiten, die in der Bevölkerung auftreten. Tatsächliche oder mögliche Vorteile des Hausarztes bei der Versorgung psychisch gestörter Patienten wurden in
einem WHO-Bericht zusammengefaßt (WHO, 1973).

1.1 Forschung in der Allgemeinpraxis

Die klinische und epidemiologische Forschung hat eine lange Tradition in Allgemeinpraxen.
Bedeutende Erkenntnisse in der Medizin wurden von Allgemeinärzten gewonnen, die ihre
knappe Freizeit für Forschung verwandten. Withering führte 1776 das Digitalis ein und

Jenner fand 20 Jahre später den Pockenimpfstoff. William Budd, ein Landarzt, beschrieb als erster den Ansteckungsmodus von Typhus und John Snow begann seine Forschung über Cholera als Allgemeinarzt. Robert Koch, der Begründer der modernen Bakteriologie, war zu Beginn seiner Laufbahn ein Hausarzt, wie auch James McKenzie, der in der Allgemeinpraxis erstmals rheumatische Herzerkrankungen erforschte.

Es war unvermeidlich, daß die wachsende Spezialisierung der modernen Medizin eine Beschneidung der Grundlagenforschung einzelner Ärzte mit sich brachte. Die eindrucksvollste moderne Entwicklung auf diesem Gebiet stellen immer umfangreichere und lückenlosere Übersichten über einzelne Erkrankungen dar. In Großbritannien, wo die Struktur des Gesundheitssystems diese Richtung begünstigt, haben Verbunduntersuchungen wertvolle Informationen über Häufigkeit und Verteilung von Diabetes, Mikro- und Makrocyten-Anämie, Epilepsie und über viele andere Erkrankungen geliefert. Ein erst kürzlich vorgelegter Bericht über orale Contraceptiva und gesundheitliches Wohlbefinden, der sich auf eine sechs Jahre dauernde prospektive Studie über 46.000 Patientinnen von insgesamt 1.400 Ärzten bezieht, zeigt deutlich, was erreicht werden kann, wenn ein entsprechendes Forschungsengagement und eine entsprechende Organisation des Gesundheitsdienstes vorhanden ist (Royal College of General Practitioners, 1974).

Diesem von den britischen Praktikern gegebenen Beispiel folgte man in einer Anzahl anderer Länder, so in Norwegen (Bentsen, 1970), in den Niederlanden (Oliemans, 1969) und in Australien (Australian College of General Practitioners, 1966).

Obwohl die Bedeutung solcher umfassender Überblicke auch in der deutschen Sozialmedizin (Blohmke, 1968; Pflanz, 1973) unterstrichen wird, bietet die Organisation des Gesundheitswesens für derartige Forschungen keine sehr günstigen Ausgangspunkte, so daß bis heute nur über einige begrenztere Studien berichtet wurde (Dreibholz u. Mitarb., 1971; Maier, 1971).

1.2 Psychiatrische Morbidität in Allgemeinpraxen

Viele Autoren haben Übersichten über psychiatrische Erkrankungen in Allgemeinpraxen veröffentlicht (Shepherd u. Mitarb., 1966; Strotzka u. Mitarb., 1969; Brock u. Leist, 1971). Die Literatur ist zu umfangreich, um an dieser Stelle aufgeführt zu werden, überdies haben die meisten Studien nur historisches Interesse. Wir wollen uns deshalb auf ins Auge fallende Befunde aus größeren Übersichten beschränken und auf Studien, die von speziellem, methodologischem Interesse sind.

In England und Wales wurden zwei nationale Krankheitseinschätzungen 1955-56 und 1970-1971 erstellt. Die beiden Erhebungen lieferten stark voneinander abweichende Raten seelischer Erkrankungen (Logan u. Cushion, 1958; Office of Population Censuses, 1974). Die Konsultationsraten betrugen bei der ersten Übersicht 50 pro 1.000 bezogen auf die Allgemeinbevölkerung und 110 pro 1.000 in der späteren Übersicht. Die offensichtliche Verdopplung der Prävalenz wird eher durch eine Änderung der Diagnostiziergewohnheiten als durch ein tatsächliches Ansteigen der Morbidität während der dazwischenliegenden Jahre erklärt (Crombie u. Mitarb., 1975). In diesen beiden Untersuchungen wurden psychiatrische Störungen nur als eine diagnostische Kategorie im Rahmen einer allgemeinen Krankheitsklassifikation erhoben. Übersichten, die sich nur mit psychiatrischen Erkrankungen befassen, haben wegen des „Halo"-Effektes die Tendenz, höhere Raten zu ermitteln, als diejenigen, die über alle Formen von Erkrankungen Auskunft geben.

In einer Untersuchung über 46 Londoner Praxen, die vom englischen Institute of Psychiatry ausgeführt wurde (Shepherd u. Mitarb., 1966), wurde die Überschneidung von psychiatrischen und organischen Beschwerden bei den Patienten zugelassen. Die teilnehmenden Ärzte wurden gebeten, alle Fälle mit psychiatrischen Verdachtsdiagnosen zu notieren, entsprechend einem einfachen vorcodierten diagnostischen Schema. Die Jahreskonsultationsrate für psychiatrische Erkrankungen betrug 139,4 pro 1.000, bezogen auf eine Erwachsenenpopulation. Etwa dreiviertel entsprachen der Kategorie V im ICD-Schema, während im verbleibenden Viertel Diagnosen entsprechend sogenannter psychosomatischer Erkrankungen oder psychisch mitverursachender Faktoren gestellt wurden.

Der große Vorteil, den das britische Gesundheitssystem für die Epidemiologie bietet, besteht darin, daß die gesamte Bevölkerung fast vollständig im „National Health Service" registriert ist. Auf diese Weise kann die Patientenliste eines jeden Praktikers als eine definierte Population behandelt werden. Wenn man auf keine registrierte Patientenpopulation zurückgreifen kann, können Raten in epidemiologischem Sinn nicht geschätzt werden. Stattdessen wird die Häufigkeit psychischer Erkrankungen meist als Prozentsatz der Patienten ausgedrückt, die ein Hilfesuchverhalten zeigen, also um eine Konsultation beim Arzt nachsuchen, oder als Prozentsatz der Gesamtkonsultationen in einem bestimmten Zeitraum.

Bei der Interpretation solcher Daten ist es wichtig, im Gedächtnis zu behalten, daß der Prozentsatz, der auf eine diagnostische Kategorie entfällt, unter Umständen von der Dauer der Untersuchung abhängig ist, da nicht alle Patienten mit der gleichen Frequenz den Arzt konsultieren. Patienten mit seelischen oder geistigen Erkrankungen neigen dazu, höhere als durchschnittliche Konsultationsraten zu haben und werden deshalb in Untersuchungen von nur kurzer Dauer überrepräsentiert sein.

Ein weiteres methodologisches Problem ist die unterschiedliche Häufigkeit, mit der der einzelne Allgemeinpraktiker psychiatrische Diagnosen stellt. In einer Untersuchung über psychiatrische Behinderungen in Großbritannien schwanken die Raten, die von 261 Praktikern berichtet wurden, von 0,2 bis 52,9 pro 1.000, bezogen auf die Erwachsenenpopulation (Watts u. Mitarb., 1964). Shepherd und Mitarbeiter (1966) fanden eine Schwankungsbreite der Praxen untereinander von 38 bis 323 pro 1.000 Patienten für alle Formen von psychiatrischen Erkrankungen, obwohl hier ein standardisiertes diagnostisches Schema benutzt wurde. Diese Abweichungen konnten nur teilweise den demographischen und sozialen Unterschieden in den einzelnen Praxen zugeschrieben werden. Sie waren ebenso verknüpft mit Diagnostiziergewohnheiten und Einstellungen der einzelnen Praktiker.

Mit dem Ziel, valide Methoden für psychiatrische Fallidentifizierungen zu finden, entwickelte eine Forschungsgruppe am englischen Institute of Psychiatry ein halbstrukturiertes psychiatrisches Interview zum Gebrauch in Allgemeinpraxen und für Felduntersuchungen (Goldberg u. Mitarb., 1970). Eine Übereinstimmungsuntersuchung zeigte, daß das Instrument sehr zuverlässig war und hohe Übereinstimmungen in den einzelnen zu beurteilenden Items ergab, wenn genügend Zeit für Erlernung, Anwendung und Gebrauch des Interviews zur Verfügung stand.

Nachfolgend wurde eine Pilot-Studie unternommen, um die Durchführbarkeit des Interviewverfahrens in der Allgemeinpraxis zu erproben (Goldberg u. Blackwell, 1970). Aus einer Stichprobe von über 500 eine Praxis konsultierenden Patienten, die alle einen standardisierten Fragebogen ausfüllten, wurden 200 mit dem oben erwähnten Interview untersucht. Bei 24,4% war eine psychische Erkrankung offenkundig; d.h. sie wurden anläßlich einer Konsultation vom Allgemeinarzt anhand eines einfachen vorgegebenen Schemas diagnostiziert. Dazu kamen weitere 15,5% mit „verborgenen" psychischen Störungen, die bei der ärztlichen Konsultation nicht bemerkt wurden, aber im Verlauf der detaillierteren psychiatrischen Untersuchung ersichtlich wurden.

Diese letztere Studie hat für unsere Untersuchung spezielle Bedeutung, da die Forschungsmethode — Befragung einer Patientenstichprobe innerhalb einer Praxis durch einen Psychiater, der eine halbstrukturierte Interviewtechnik benutzt — das Grundmodell für die hier vorliegende Arbeit darstellt.

So wie es eine große Variation in den Raten psychiatrischer Diagnosen bei den einzelnen Praktikern gibt, wurden auch große Unterschiede in den Überweisungsraten in psychiatrische Dienste gefunden. Eine Studie, die sich auf das psychatrische Fallregister in Aberdeen bezieht, ermittelte jährliche Überweisungsraten von Praktikern an psychiatrische Dienste von 4,2 bis 73,8 pro 10.000 Patienten mit einem Mittel von 31,3 (Robertson, 1973). Kaeser und Cooper (1971) berichteten aufgrund verschiedener britischer Allgemeinpraxiserhebungen eine positive Korrelation zwischen psychiatrischen Überweisungsund Diagnoseraten mit einem ziemlich konstanten Verhältnis von etwa 1:20. Die Wahrscheinlichkeit, daß eine psychische Krankheit diagnostiziert wird, und ebenso, daß der Patient zu einem Psychiater geschickt wird, hängt somit in großem Maße davon ab, welchen Praktiker er konsultiert.

Bisher wurden keine vergleichbaren Studien in der Bundesrepublik ausgeführt. Der kürzlich veröffentlichte Bericht zur Lage der Psychiatrie in der Bundesrepublik (Sachverständigen-Kommission, 1975) zitiert die Forschungsergebnisse aus britischen Allgemeinpraxen um die Anzahl der Patienten, die wegen psychischer Symptome den Arzt aufsuchen, einzuschätzen, und erstellte folgende Tabelle:

Tabelle 1. Geschätzte Raten für behandelte psychiatrische Erkrankungen in der Bundesrepublik Deutschland (Sachverständigen-Kommission, 1975)

Hausärzte (Ärzte für Allgemeinmedizin)	Niedergelassene Psychiater bzw. Nervenärzte	Psychiatrische Krankenhausaufnahme
ca. 140‰	ca. 10‰	ca. 2,5‰

„Daraus wird deutlich", heißt es im Bericht, „welche Bedeutung die Ärzte für Allgemeinmedizin für die diagnostische Weichenstellung und für die Beratung und Behandlung bei leichteren psychischen Erkrankungen haben" (vgl. auch Finzen, 1975).

2. Forschungsplan und Methodik

2.1 Hauptziele und Arbeitshypothesen

In der vorliegenden Untersuchung soll die Häufigkeit psychischer Erkrankungen in der Klientel Mannheimer Allgemeinärzte eingeschätzt werden. Weiterhin soll die Rolle des praktischen Arztes in Zusammenhang mit Bedarf an fachpsychiatrischer Behandlung bei der Mannheimer Bevölkerung untersucht werden.

Die Untersuchung in Mannheim bildet einen Teil einer Vergleichsstudie über Häufigkeit und Verteilung psychischer Erkrankungen bei Patienten aus Allgemeinpraxen. Die entsprechenden Daten einer Industriestadt (Mannheim) werden entsprechend den Daten aus einer ländlichen Gegend (Oberbayern) gegenübergestellt. Die Beschreibung der Studie aus Oberbayern mit ersten Ergebnissen siehe S. 135 ff. in diesem Band. Nachfolgend soll nur die Mannheimer Studie diskutiert werden.

Der Untersuchung liegt die Hauptannahme zugrunde, daß die von psychiatrischen Diensten behandelten Patienten nur ein Bruchteil der Individuen darstellen, die in der Gesamtbevölkerung an psychischen Erkrankungen leiden. Diese vielerorts belegte Annahme soll in dem Projekt überprüft werden. Wenn die Annahme zutrifft, dann findet also vor der Aufnahme eines Kontaktes mit psychiatrischen Diensten ein Selektionsprozeß statt. Als Arbeitshypothesen nehmen wir an, daß

a) das Auswahlverfahren hauptsächlich in den Händen des praktischen Arztes liegt, der einerseits psychisch Kranke an psychiatrische Einrichtungen überweist oder sie andererseits selbständig versorgt;

b) das Auswahlverfahren zum gegenwärtigen Zeitpunkt weder systematisch noch effizient ist;

c) die Differenzen in den Überweisungsraten und in den Raten, in denen Allgemeinpraktiker psychische Störungen diagnostizieren, in weit größerem Ausmaß aus den Unterschieden resultieren, die den Praktiker selbst betreffen, als aus der unterschiedlichen Verteilung der psychisch kranken Patienten.

2.2 Die Stichprobengewinnung

In der BRD wie in anderen westlichen Ländern ist die Gewinnung einer Zufallsauswahl von Allgemeinärzten oder Praxen für solche kollaborativen Untersuchungen noch nicht durchführbar. Nach Verhandlungen mit der ärztlichen Standesorganisation und der Kassenärztlichen Vereinigung bemühten wir uns um die Mitarbeit einer Gruppe von Ärzten, die im Grunde genommen ausgewählte Freiwillige waren, die aber trotzdem so repräsentativ wie möglich in Bezug auf ihre Klienten und in Bezug auf ihre Diagnostizier- und Überweisungsgewohnheiten sein sollten. Mit diesem Ziel nahmen wir Kontakt zu Praxen auf, die in unterschiedlichen Stadtgebieten von Mannheim angesiedelt sind, und versuchten, die Mitarbeit der Ärzte zu gewinnen.

In jeder der Untersuchungspraxen wurde eine Stichprobe von Patienten, die zu einer ärztlichen Konsultation kamen, von einem der beiden Psychiater, die im Projekt arbeiteten, untersucht. Die Grundlage für die Auswahl in jeder Praxis war eine Stichprobe aller Patienten, die während einer Periode von 14 Tagen vom betreffenden Allgemeinarzt innerhalb der regulären Konsultationszeit gesehen wurden. Die Gesamterhebung belief sich auf achtzehn Monate. Bis auf drei Ausnahmen erhoben jeweils beide Forschungspsychiater abwechselnd in den gleichen Praxen.

Zunächst wurde die Durchführbarkeit einer formalen Zufallsauswahl der konsultierenden Patienten in einer Voruntersuchung geprüft. Sie erwies sich als überaus umständlich, da sich die Allgemeinärzte außerstande sahen, Vorhersagen über die zu erwartende Anzahl von Patienten während der Konsultationszeiten zu machen, so daß zum einen lange Wartezeiten für die Patienten oder im anderen Falle für den Forschungspsychiater daraus resultierten. Diese Vorgehensweise führte häufig zum Verweigern der Befragung.

Wir versuchten deshalb in der Hauptuntersuchung einen Kompromiß zwischen Durchführbarkeit und möglichst unbeeinflußter Auswahl der Patienten zu finden. Die Auswahl der einzelnen Patienten richtete sich hauptsächlich nach der Dauer des psychiatrischen Interviews. Wenn eine Befragung beendet war, wurde ein neuer Patient sofort ausgewählt. Es wurde weder die medizinische Diagnose noch die Art der gerade vorhandenen Beschwerden als Grundlage für die Auswahl benutzt. Patienten mit psychiatrischen Symptomen sollten nach dieser Anordnung nicht besonders berücksichtigt werden. Da die Patienten während der normalen Sprechstunde befragt wurden, keine großen Wartezeiten entstanden und es in vielen Fällen sogar möglich war, die Patienten noch vor der Konsultation beim Arzt zu explorieren, traten Verweigerungen selten auf.

In 11 der 13 Praxen führten die teilnehmenden Ärzte eine Liste über alle Patienten, die sie während der 14tägigen Erhebungszeit in ihren Praxen während der regulären Sprechstunde konsultierten. In diesen Listen wurden grundlegende demographische Daten wie Alter, Geschlecht, Wohnadresse niedergelegt sowie die somatische Diagnose und darüberhinaus eine Beurteilung des Hausarztes, ob er den betreffenden Patienten für psychisch krank oder auffällig hielt oder nicht. Diese Listen stellen eine der Hintergrundinformation dar, auf der Verteilung der befragten Patientenstichprobe hinsichtlich der demographischen und diagnostischen Daten verglichen und auf Repräsentativität geprüft werden kann.

2.3 Psychiatrische Fallidentifikation

2.3.1 Das psychiatrische Interviewverfahren

Die psychiatrische Exploration in den Erhebungspraxen war in vielen wichtigen Punkten nicht mit einer Befragung in einer psychiatrischen Klinik oder in einer Nervenarztpraxis zu vergleichen. Um die unabhängige diagnostische Beurteilung durch Allgemeinarzt und Psychiater zu wahren, gab es keinerlei Vorinformationen weder von seiten des Arztes noch von Angehörigen über den psychischen Zustand des Patienten. Der befragte Patient suchte keine psychiatrische Hilfe und war ebenfalls nicht speziell motiviert, Auskunft zu geben, oder mit dem Psychiater zusammenzuarbeiten. Fragen, die direkt auf psychiatrische Symptome abzielten, oder sich auf gestörtes Verhalten bezogen, mußten mit großer Vorsicht und nur im Zusammenhang mit einer allgemeinen Befragung über Gesundheit gestellt werden.

Das halbstrukturierte psychiatrische Interview, das von der Forschungsgruppe am Institute of Psychiatry entwickelt wurde, ist speziell auf solche Schwierigkeiten zugeschnitten. Im Grunde genommen hat der Interviewbogen zwei Funktionen: Zunächst ist er eine Explorationshilfe, die sicherstellt, daß der Psychiater systematisch bei jedem Patienten die gleichen Symptome und Beschwerden ermittelt. Zweitens liefert er eine Basis, um klinische Phänomene auf einer Reihe von Skalen einzustufen. Somit wird die Häufigkeit, Intensität und der zeitliche Zusammenhang individueller Symptome und abnormer Verhaltensweisen gemessen.

Zu Beginn der hier vorliegenden Untersuchung wurden das Interview und die begleitenden Anweisungen ins Deutsche übersetzt. Die Übereinstimmung zwischen Psychiatern wurde in der deutschen Version in einer Vorstudie erprobt, an der vier Psychiater, zwei in Mannheim und zwei in München, teilnahmen. Sie führten bei insgesamt 88 Patienten — davon waren die Hälfte aus psychiatrischen Institutionen und die anderen aus einer Allgemein-

praxis — Interviews durch, bei dem abwechselnd ein Psychiater befragte und der andere
als Beobachter fungierte und ebenfalls für sich einen Fragebogen mit Beurteilung der einzelnen Items ausfüllte. Auch hier war die Übereinstimmung in den einzelnen Punkten befriedigend, denn die Übereinstimmungskoeffizienten lagen über 0,8 für 66% der Einschätzungen und unter 0,6 in nur 5%. Daraufhin wurde eine endgültige Fassung des
Interviews für den Gebrauch in der Felduntersuchung vorbereitet.

2.3.2 Die Kritierien für psychiatrische Fallidentifikation

Für die Ermittlung psychiatrischer Morbidität in der Klientel von Allgemeinpraxen ist
die Fallidentifikation von grundlegender Bedeutung. Erst bei zuverlässiger und intersub-
jektiv übereinstimmender Klassifikation von Fällen wird man der Art und den Bedingungs-
faktoren psychischer Störungen weiter nachgehen können.

Da ein Außenkriterium zur Entscheidung über die Güte bzw. Richtigkeit einer diagnostischen Falldefinition nicht vorliegt, muß über einen Vergleich verschiedener Morbiditäts-
maße die Entscheidungslogik überprüft werden:

a) Nach der Tatsache, ob einem Patienten vom Interviewer eine psychiatrische ICD-Diagnose zugeteilt wurde oder nicht bzw. ob vom Interviewer eine psychiatrische Ver-
dachtsdiagnose ausgesprochen wurde;

b) Nach dem je Patienten ermittelten klinischen Schweregrad, der auf einer 5stufigen
Schätzskala mit den Polen 0-4 angegeben wird. In die Definition des Schweregrades
geht vor allem die Abschätzung der Behandlungsbedürftigkeit ein, wobei Stufen 0 und
1 keine Fälle bzw. leicht abnorme Charakterzüge und flüchtige Beschwerden bedeuten,
die keine ärztliche Intervention notwendig machen. Dagegen bedeuten die Stufen 2-4
eine psychische Erkrankung, die eine ärztliche Intervention notwendig machen und
zwar entweder Versorgung durch den Hausarzt (Stufe 2), Überweisung zu einem Psychiater (Stufe 3) oder Aufnahme in eine psychiatrische Einrichtung (Stufe 4);

c) Nach dem Gesamtpunktwert aus sämtlichen Urteilen, die auf insgesamt 23 5stufigen
Skalen für klinische und manifeste Symptomauffälligkeiten gebildet wird. Zur Klassifikation als Fall muß ein Grenzwert bestimmt werden, der in der vorliegenden Untersuchung bei 20 Punkten festgesetzt wurde.

2.4 Die Erhebung psychiatrischer Überweisungsdaten

Als Vervollständigung der Felduntersuchung erhielten wir Daten über ärztliche Inanspruchnahme und Überweisung in psychiatrische Dienste von der Kassenärztlichen Vereinigung
Nordbaden. Diese Information wurde vertraulich und nur für statistische Zwecke mit Ein-
verständnis der beteiligten psychiatrischen Dienste und kassenärztlich tätigen Nervenärzte
sowie unter Wahrung der Anonymität der Allgemeinärzte gegeben. Sie erfaßte erstens die
Gesamtzahl der konsultierenden Patienten, die von jedem einzelnen Praktiker, der in Mannheim zu diesem Zeitpunkt niedergelassen war, während verschiedener Quartale (also Peri-
oden von je drei Monaten) gesehen wurde. Es war möglich, diese Zahlen während drei Quartalen im Zeitraum von 1973-1976 zu vergleichen.[1]

---

[1] Viertes Quartal 1973, viertes 1974 und erstes 1976.

Zweitens wurde die Anzahl der Patienten festgestellt, die während der gleichen Periode von den einzelnen Praktikern in psychiatrische Dienste, sei es zu niedergelassenen Nervenärzten, in psychiatrische Ambulanzen oder in psychiatrische Institutionen wie Landeskrankenhaus und Pflegeheime überwiesen wurden. Auf der Basis dieser beiden Informationen war es möglich, psychiatrische Überweisungsraten für die einzelnen Allgemeinärzte zu errechnen. Weiter konnte in Verbindung mit den Daten aus der Feldstudie eingeschätzt werden, wieviele Patienten mit psychiatrischen Erkrankungen von einzelnen Allgemeinärzten in Mannheim während eines durchschnittlichen Quartals gesehen werden.

3. Forschungsergebnisse

Die detaillierte und vollständige Datenauswertung ist noch nicht abgeschlossen. In den folgenden Abschnitten sollen erste Ergebnisse mitgeteilt werden.

3.1 Probleme der Repräsentativität

3.1.1 Repräsentativität der 13 Praxen

Die untersuchten Praxen stellen rund 12% aller Mannheimer Allgemeinpraxen dar. Bei den Allgemeinärzten, die erfaßt wurden, handelt es sich durchwegs um echte Hausärzte, die die erste Versorgung der sie konsultierenden Personen sicherstellen und die sich mit den sie anlaufenden Patienten ohne Ausnahme ärztlich befassen.

Als wichtigste Repräsentativitätskriterien erscheinen die räumliche Verteilung der 13 Praxen innerhalb der Stadt und die Überweisungsrate durch die Praktiker an Nervenfachärzte und psychiatrische Institutionen. Die Praxen waren über das Stadtgebiet breit verstreut. Ein in Abbildung 1 zusammengefaßter Vergleich mit gebietsbezogenen Erkrankungsraten, die im psychiatrischen Fallregister Mannheim in den Jahren 1974-1975 ermittelt wurden, zeigt, daß die Untersuchungspraxen sich in Gebieten mit unterschiedlichen Erkrankungsraten befinden.

Wesentlich für das vorliegende Projekt ist die Tatsache, daß die Praxen, in denen die Patienten untersucht wurden, keine Ausnahme hinsichtlich der psychiatrischen Überweisungsquote darstellen. Die 13 Praxen spiegeln in etwa den Trend der übrigen Mannheimer Praxen wider, wie auf Abbildung 2 ersichtlich ist. Sie können also auch in dieser Hinsicht als annähernd repräsentativ gelten.

3.1.2 Repräsentativität der Interview-Stichprobe

Der Anteil der je Praxis untersuchten Patienten sowie der Anteil der von den praktischen Ärzten als psychisch auffällig bezeichneten Patienten, schwankten von Praxis zu Praxis erheblich. Die geringste Anzahl von Interviews in einer Praxis betrug 43, die größte 129. Auf der Basis aller im jeweiligen 14tägigen Untersuchungszeitraum erschienenen Patienten schwankte die Rate der Interviews von 20 bis 50%. Daraus wird sichtbar, daß ein möglicher Stichprobenfehler je Praxis erheblich variieren könnte.

Hinsichtlich des Geschlechts kann für alle Praxen Repräsentativität angenommen werden, d.h. es wurden männliche und weibliche Patienten anteilig zu ihrem Gesamtauftreten

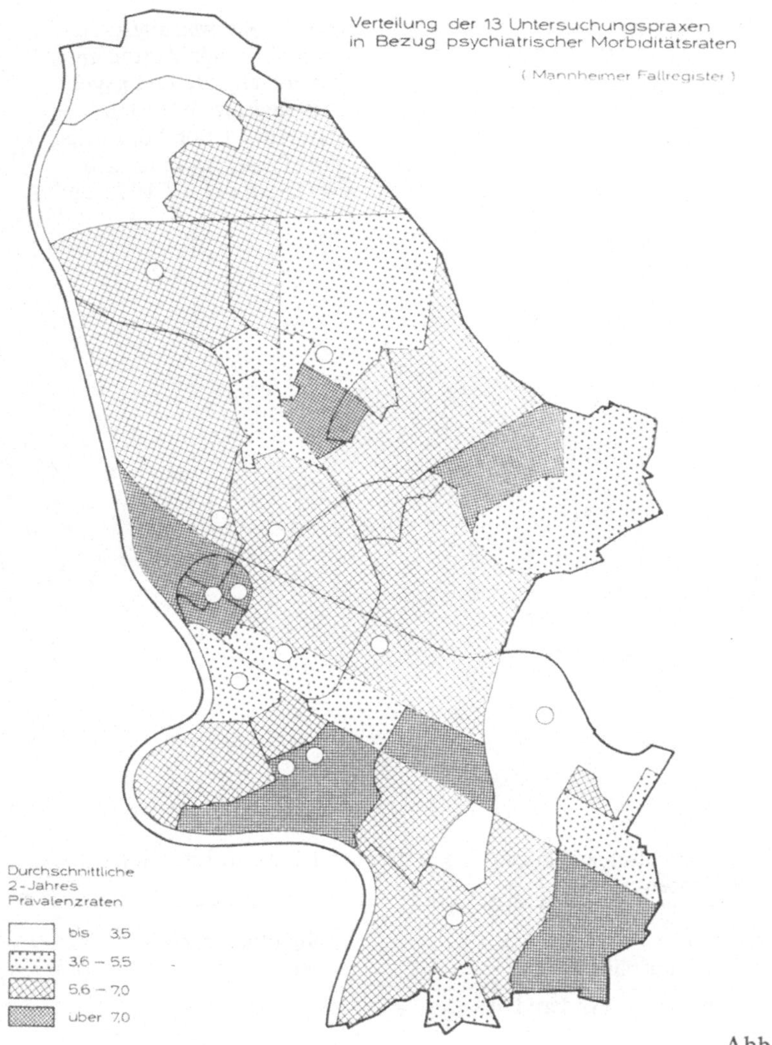

Abb. 1

je Praxis untersucht. In zwei Praxen wurden jeweils überproportional ältere Patienten untersucht. Die beiden Praxen unterschieden sich insofern von den übrigen, als in ihnen viele Ausländer behandelt wurden. Dieser „Ausländerfaktor" bedingt mithin die nicht repräsentative Alterszusammensetzung der Stichproben von befragten Patienten im Vergleich zu den übrigen.

Bei dem dritten Kriterium „psychische Auffälligkeit" nach Urteil des Hausarztes zeigte sich, daß im allgemeinen ein Trend bestand, mehr ‚psychisch auffällige' Patienten zur Untersuchung zu schicken als andere (vgl. Tabelle 2). Dieser Umstand wird zu berücksichtigen sein, wenn Morbiditäts- bzw. Prävalenzraten (3.3.2) kalkuliert werden.

120

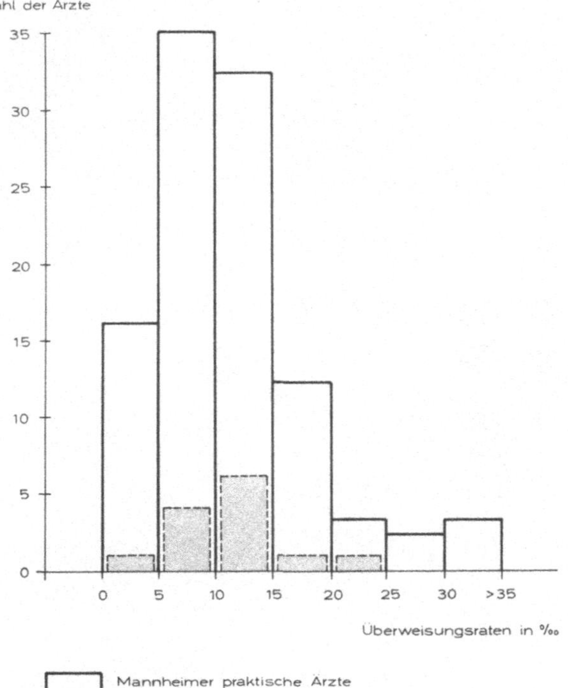

Abb. 2. Überweisungsraten von praktischen Ärzten an Nervenfachärzte und psychiatrische Einrichtungen. (Raten pro 1.000 konsultierende Patienten innerhalb zwei Quartalen IV 1973 und IV 1974)

Tabelle 2. Prozentzahlen „psychisch auffälliger" Patienten in 11 Praxen: Interviewstichprobe und andere Patienten

Praxis Nr.	Prozentzahl „psychisch auffällig"		Signifikanz-Test-Wert
	Interview-Stichprobe	Andere Patienten	
01	27,6	28,4	0,00
02	26,6	16,5	1,82
03	32,2	23,6	1,24
04	16,3	13,8	0,02
06	57,5	34,7	12,56***
07	23,8	10,1	5,61*
08	25,0	13,6	5,70*
09	17,5	9,0	1,80
10	43,4	51,1	2,18
12	32,8	16,8	6,54*
13	68,3	32,7	23,21 ***
Insgesamt	35,0	25,0	28,60***
Patientenzahl	882	1.691	

* $p < 0,05$; ** $p < 0,01$; *** $p < 0,001$

3.2 Die soziodemographische Struktur der Stichprobe

Bei der erhobenen Stichprobe handelt es sich um Menschen, die krank sind, sich als krank betrachten und ein Hilfesuchverhalten dem praktischen Arzt gegenüber aufweisen. Es ist schon von daher zu erwarten, daß die Patienten der Allgemeinärzte nicht ohne weiteres einen repräsentativen Bevölkerungsquerschnitt darstellen. Darüberhinaus stellt der Besuch beim praktischen Arzt nur eine Möglichkeit aus dem weiteren Spektrum des Gesundheitsverhaltens dar. Konkurrierende Instanzen sind besonders Fachärzte, in erste Linie Internisten, die in zunehmendem Maße die Rolle des Hausarztes übernehmen. Auch Alter, Bildungsstand oder Schichtzugehörigkeit können neben der Form der Krankheit mitentscheidend sein, welcher Arzt aufgesucht wird.

Im folgenden werden einige wesentliche Strukturmerkmale der Stichprobe dargestellt und, soweit vorhanden, mit den amtlichen Angaben für Mannheim nach der Volkszählung von 1970 verglichen.

Bei der Aufschlüsselung der Altersverteilung von 1.026 Patienten ergibt sich, verglichen mit der Mannheimer Bevölkerung, ein deutliches Übergewicht der älteren Jahrgänge. Gut 60% der Patienten sind 50 Jahre und älter, ein Viertel der Stichprobe ist zwischen 60 und 69 Jahre alt. Vergleicht man die entsprechenden Prozentzahlen mit der Mannheimer Bevölkerung über 15 Jahren, so ergibt sich folgendes Bild:

Tabelle 3. Altersverteilung der Interviewstichprobe, verglichen mit der Mannheimer Bevölkerung

Altersgruppe	Interviewstichprobe in %	Mannheimer Bevölkerung über 15 Jahre, 1970, in %
15-24	7,9	16,4
25-34	10,4	20,4
35-44	13,7	17,0
45-54	15,8	14,2
55-64	21,5	16,2
65-74	22,2	11,1
75 u. älter	8,5	4,7
	100,0	100,0
Gesamtzahl	1.026	268,145

Hinsichtlich der Geschlechtsverteilung fällt der hohe Anteil von Frauen in der Stichprobe auf. 37,9% der Befragten sind männlich, 62,1 sind weiblich. Diese Geschlechtsverteilung weicht von der Verteilung der über 15jährigen Mannheimer von 47,9% zu 52,1% deutlich ab.

Wie schon die nach oben verschobenen Altersverteilungen erwarten lassen, wird auch hinsichtlich des Familienstandes in Allgemeinpraxen keine für Mannheim repräsentative Stichprobe erfaßt. In der Gegenüberstellung ergibt sich das folgende Bild (Tabelle 4).

Ledige sind in der Stichprobe weit unterrepräsentiert, alle übrigen Gruppen sind stärker vertreten als es dem Bevölkerungsanteil entspricht. Besonders auffällig ist der hohe Anteil

Verwitweter an der Stichprobe. Es handelt sich dabei in erster Linie um verwitwete Frauen: 28,3% aller weiblichen Patienten waren verwitwet.

Tabelle 4. Vergleich des Familienstandes zwischen der Interviewstichprobe und der Mannheimer Bevölkerung

Familienstand	Interviewstichprobe in %	Mannheimer Bevölkerung, 1970, in %
ledig	15,2	37,1
verheiratet	60,0	51,2
verwitwet	19,8	8,7
geschieden	5,0	3,0
	100,0	100,0
Gesamtzahl	1.026	268,145

Betrachtet man die Schichtverteilung, so fällt auf, daß in der Praxisstichprobe die Angehörigen aus der oberen Unterschicht mit 47,3% überrepräsentiert sind. Angehörige aus den Mittelschichten, aber auch aus den unteren Unterschichten sind unterrepräsentiert (vgl. Tabelle 5).

Tabelle 5. Soziale Schichtzugehörigkeit der Interviewstichprobe, verglichen mit der allgemeinen Bevölkerung

Soziale Schicht	Interviewstichprobe (n = 1.026) in %	BRD [a] in %
Oberschicht	0,0	0,5
Obere Mittelschicht	0,2	7,4
Mittlere Mittelschicht	5,4	11,3
Untere Mittelschicht	38,4	40,3
Obere Unterschicht	47,3	27,6
Untere Unterschicht [b]	8,8	12,9

[a] Kleining (1975)

[b] Einschließlich „sozial Verachtete"

Im allgemeinen wird aus den Befunden zur Struktur der Stichprobe deutlich, daß hinsichtlich zentraler sozio-demographischer Merkmale von einer für die Gesamtpopulation repräsentativen Stichprobe nicht auszugehen ist. Dies steht im Gegensatz zu dem von Shepherd und Mitarbeitern (1966, S. 69ff.) mitgeteilten Faktum, daß die dort untersuchte größere Stichprobe aus Londoner Allgemeinpraxen hinsichtlich Alter, Geschlecht, Familienstand und sozialer Klasse als repräsentativ für London gelten könnte. Das besondere System der Arztwahl sowie der Patientenregistrierung in Großbritannien ermöglicht es, die Klientel eines jeden Praktikers als eine definierte Population zu behandeln. Die Annahme von Brock und Leist (1971, S. 443), daß auch in der Bundesrepublik Erhebungen bei praktischen Ärzten „zumindest eine approximative Erfassung der Normalbevölkerung" ermöglichen, hat sich in der vorliegenden Untersuchung nicht bestätigt.

3.3 Frequenz und Verteilung psychischer Erkrankungen

3.3.1 Frequenz psychischer Erkrankungen nach verschiedenen Kriterien der Fallidentifikation

Wie in 2.3.2 ausgeführt wurde, läßt sich die psychiatrische Morbidität nach drei verschiedenen Kriterien ermitteln: nach dem klinischen Schweregrad, nach dem Gesamtscore, der aus den subjektiven Beschwerden und den klinischen Auffälligkeiten des Befragten ermittelt wird, und nach der Tatsache, ob eine ICD-Diagnose gegeben wurde.

Die Frequenzraten in den 13 Praxen, laut dieser drei Einzelkriterien, sind in Tabelle 6 zusammengestellt. Wie aus der Tabelle ersichtlich wird, schwanken die Prozentsätze psychischer Erkrankungen um einen mittleren Satz von 35% oder etwa ein Drittel der Interviewstichprobe.

Tabelle 6. Frequenz psychischer Erkrankungen nach verschiedenen Kriterien der Fallidentifikation in % (n = 1.026)

Praxis Nr.	ICD- Diagnose	Klinischer Schweregrad	Gesamt-Item-Score 20 und mehr	Alle drei Kategorien
01	36,8	34,5	41,4	31,0
02	34,4	34,4	35,9	31,2
03	45,8	47,4	40,7	35,5
04	32,6	37,2	37,2	32,5
05	30,9	38,2	25,0	23,5
06	36,3	42,5	30,9	32,7
07	38,8	40,3	31,3	31,3
08	27,6	37,9	23,2	21,5
09	27,5	31,2	23,7	21,2
10	37,2	45,8	32,5	28,6
11	40,8	43,4	38,1	38,1
12	31,2	39,1	21,9	21,8
13	38,3	48,4	26,6	26,6
Alle Praxen	35,0	39,9	31,3	28,5

Aus den unterschiedlichen Raten wird ersichtlich, daß die drei Indikatoren in keiner einzigen Praxis deckungsgleich waren. Sie überlappen sich zwar in einem weiten Bereich, doch werden unterschiedliche Aspekte der Morbidität stärker oder schwächer betont.[2]

---

[2] Die drei Maße korrelierten relativ hoch miteinander: ICD-Diagnose x klinischer Schweregrad = 0,83; ICD-Diagnose x Gesamtscore = 0,82; klinischer Schweregrad x Gesamtscore = 0,78 (Punkt-Vier-Felder-Korrelationen).

Die Verteilung der Interviewstichprobe nach diesen drei Kriterien ist in Tabelle 7 dargestellt.

Tabelle 7. Verteilung der Interviewstichprobe nach drei Kriterien für psychiatrische Fallidentifikation

	Keine psychiatrische ICD-Diagnose (−)		Psychiatrische ICD-Diagnose (+)	
	Klinischer Schweregradscore		Klinischer Schweregradscore	
	0-1 (−)	2-4 (+)	0-1 (−)	2-4 (+)
Gesamtscore 0-19 (−)	A. 589 (−−−)	B. 56 (+−−)	C. 10 (+−−)	D. 50 (++−)
Gesamtscore 20 und mehr (+)	E. 7 (−−+)	F. 15 (++−)	G. 5 (++−)	H. 249 (+++)

Läßt man alle drei Kategorien gleichberechtigt zu, so wird klar, daß sich zwischen eindeutigen Fällen, für die alle drei zutreffen (Gruppe H. in Tabelle 7), und eindeutigen Nicht-Fällen, bei denen kein Kriterium zutrifft (Gruppe A.), eine Anzahl von Patienten zu finden sind, die aus den oben genannten klinischen Gründen nur nach dem einen oder anderen Kriterium eindeutig zuzuordnen ist. Solche offensichtliche Diskrepanzen könnten in der Regel klinisch geklärt werden.

Wir entschlossen uns deshalb zu folgender Entscheidungsstrategie: Patienten, für die zwei oder alle drei Kriterien zutrafen (Gruppen D, F, G und H), wurden als psychiatrische Fälle klassifiziert; die anderen, für die nur ein oder kein Kriterium positiv war (Gruppen A, B, C und E), den Nicht-Fällen zugeordnet. Dabei erweist sich die Frequenz psychischer Erkrankungen in der Interviewstichprobe als 364 von 1.026 oder 35,5%.

3.3.2 Die Häufigkeit ärztlich behandelter psychischer Erkrankungen

Eine Zahl von 35,5% psychiatrischer Fälle in Allgemeinpraxen liegt sehr hoch. Diese Häufigkeit kann jedoch aus zwei Gründen nicht als Rate einer definierten Population aufgefaßt werden. Erstens stellt die Gruppe der Interviewpatienten im Vergleich zu der Mannheimer Bevölkerung eine ganz spezielle Stichprobe dar (vgl. Abschnitt 3.1.3). Zweitens konnten wir keine Konsultationsraten für die Periode eines Jahres oder mehrerer Monate auf der Basis einer 14tägigen Beobachtungsperiode definieren. Trotzdem ist es möglich, einige Anhaltspunkte über die Größe des Problems psychischer Erkrankungen in Allgemeinpraxen durch eine einfache Rechnung zu gewinnen.

Dazu ist erstens davon auszugehen, daß die Fallidentifikation in einer 14-Tages-Periode eine vernünftige Basis für die Einschätzung der Punktprävalenz psychiatrischer Erkrankungen darstellt; das bedeutet, daß die Anzahl von Fällen, die in der Bevölkerung zu jeder Zeit vorhanden ist, ausgedrückt wird als Rate der Gesamtzahl der zur Diskussion stehenden Personen.

Zweitens soll angenommen werden, daß die mittlere Häufigkeit psychiatrischer Erkrankungen unter den konsultierenden Patienten in den 13 Forschungspraxen repräsentativ für die Situation in Mannheim überhaupt ist. Dann kann die Punktprävalenz psychiatrischer Erkrankungen in Allgemeinpraxen durch die folgende Formel geschätzt werden:

$$P = \frac{a \times c \times N}{b \times n \times M} \times 1000$$

P = Punktprävalenz von behandelten psychiatrischen Erkrankungen;
a = Anzahl von interviewten Patienten mit psychiatrischer Krankheit;
b = Gesamtzahl der interviewten Patienten;
c = Gesamtzahl von Patienten in 13 Untersuchungspraxen innerhalb der 14-Tages-
    Erhebungsperiode;
n = Gesamtzahl von Patienten in 13 Untersuchungspraxen in einem Quartal
N = Gesamtzahl von Patienten in allen Mannheimer Allgemeinpraxen während eines
    Quartals;
M = Gesamtzahl der erwachsenen Bevölkerung von Mannheim (Zensusdatum).

Die Formel setzt eine Gleichverteilung der interviewten und nichtinterviewten Patientengruppen voraus. Diese Annahme ist jedoch nicht gerechtfertigt, da

a) die von den Praktikern als psychisch auffällig bezeichneten Patienten in der Interviewstichprobe überrepräsentiert sind (vgl. Tabelle 2);
b) solche auffälligen Patienten werden andererseits vom Interviewer häufiger als unauffällige Fälle eingestuft (die Effizienz des Allgemeinpraktikers bei der Fallidentifikation wird auf 0,71 geschätzt).

Nach Korrektur des Stichprobenfehlers ergibt sich eine Häufigkeit psychischer Erkrankungen in der Interviewstichprobe von 33,2% anstatt 35,5%. Die Formel wurde somit mit einem entsprechenden Korrekturfaktor gewichtet.

Der Wert von P (ungewichtet) beträgt 27,9 pro 1.000 Einwohner über 15 Jahre, der gewichtete Wert beträgt 25,1 pro 1.000. Dies ist offensichtlich eine grobe Unterschätzung der Häufigkeit von psychiatrischen Erkrankungen in der Mannheimer Bevölkerung, da alle psychisch kranken Personen ausgeschlossen sind, die bei Psychiatern, in psychiatrischen Institutionen oder bei nicht-psychiatrischen Fachärzten in Behandlung sind. Unberücksichtigt sind zudem alle Personen, die keine Behandlung haben. Es ergibt sich trotzdem eine wertvolle Perspektive, wenn diese Zahl mit den Fallregisterdaten verglichen wird.

Mit Hilfe einer Stichtagsauswertung vom Mannheimer Fallregister (30.1.1975) wurde der Wert P für stationär behandelte psychiatrische Patienten auf 1,3 pro 1.000 geschätzt. Das Verhältnis von in Allgemeinpraxen behandelten zu stationär behandelten psychisch Kranken in Mannheim beträgt daher 25,1 : 1,3, d.h. fast 20 : 1.

Diese Relation erscheint absolut gesehen ziemlich hoch. Allerdings wäre eine auf Einjahresprävalenz berechnete Rate mit Sicherheit wesentlich höher, da die durchschnittliche Behandlungsdauer für stationäre Patienten (von denen die meisten in Landeskrankenhäusern sind) viel länger als bei Patienten in der Allgemeinpraxis ist. Das Verhältnis von 56 : 1, das von der Sachverständigen-Kommission (vgl. Tabelle 1) angegeben wurde, ist deshalb als realistisch anzusehen.

3.3.3 Die Verteilung psychischer Erkrankungen in der Interviewstichprobe

Auf der Basis der unter 3.3.1 gegebenen operationalen Definition war es möglich, die Interviewstichprobe in zwei Hauptgruppen zu teilen, nämlich in psychiatrische Fälle und den Rest („Nicht-Fälle"). Die Alters- und Geschlechtsverteilung der beiden Gruppen wird in Tabelle 8 zusammengefaßt.

Tabelle 8. Verteilung der Interviewstichprobe nach Geschlecht und Altersgruppen: Fälle und Nicht-Fälle

Altersgruppe	Männlich		Weiblich	
	Fälle %	Nicht-Fälle %	Fälle %	Nicht-Fälle %
15-34	8,2	7,4	10,4	10,7
35-54	14,3	13,4	14,3	16,9
55 und mehr	17,9	15,7	34,9	35,8
Insgesamt	40,4	36,6	59,6	63,4
Patientenzahl	147	242	217	420

Die Tabelle zeigt, daß die psychiatrischen Fälle über die Altersgruppen gleich verteilt sind. Es gab keinen Trend, der mit dem Alter in Beziehung gebracht werden kann. In der Gruppe der psychisch Auffälligen sind relativ mehr männliche Patienten zu finden, dies ist aber nicht statistisch signifikant.

Das Überwiegen der weiblichen Patienten an sich ist offenbar nicht für psychisch Kranke spezifisch. Dies hat vielmehr mit der Geschlechtsverteilung der Patientenstichprobe überhaupt zu tun.

Betrachtet man die zwei Gruppen hinsichtlich Familienstand, dann finden sich deutlichere Unterschiede (Tabelle 9).

Tabelle 9. Verteilung der Interviewstichprobe nach Familienstand: Fälle und Nicht-Fälle

Familienstand	Fälle %	Nicht-Fälle %
ledig	15,9	14,7
verheiratet	55,6	62,4
verwitwet	22,5	18,3
geschieden oder getrennt	6,0	4,4
unbekannt	–	0,2
Insgesamt	100,0	100,0
Patientenzahl	364	662

In der Gruppe der psychisch Auffälligen sind verheiratete Patienten leicht unterrepräsentiert; ledige, verwitwete und geschiedene relativ überrepräsentiert. Wegen der kleinen

Stichprobengröße sind diese Unterschiede nicht signifikant für die einzelnen Untergruppen. Ein Vergleich zwischen verheirateten und allen anderen Patienten zeigt jedoch einen signifikanten Unterschied (χ^2 = 5,02, d.f. = 1; p < 0,05).

3.3.4 Die diagnostische Verteilung psychischer Erkrankungen

Tabelle 10 gibt Aufschluß über die von den Forschungspsychiatern und den praktischen Ärzten gestellten psychiatrischen Diagnosen. Zu beachten ist dabei, daß die ähnlichen

Tabelle 10. Verteilung der psychiatrischen Hauptdiagnosen laut praktischen Ärzten und laut Forschungspsychiatern

| ICD-Kategorien | Diagnose | Interviewstichprobe | | Mannheimer Fallregister-Daten 1974/75 |
		laut praktischem Arzt %	laut Forschungs-Psychiater %	
290-299	Psychosen	23,9	28,4	37,8
290-294	Organische Psychosyndrome; psychische Alterserkrankungen	13,1	17,0	11,0
295	Schizophrenie	2,2	1,6	13,5
296, 297	Affektive Psychosen	5,6	6,0	10,7
298, 299	Reaktive Psychosen	3,0	3,8	2,6
300-309	Neurosen, Persönlichkeitsstörungen und andere, nicht-psychostische psychische Störungen	67,8	66,1	54,1
300	Neurosen	45,4	30,5	15,9
301, 302	Persönlichkeitsstörungen, Sexabweichungen	1,9	3,3	7,3
303, 304	Alkoholismus, Drogenabhängigkeit	5,9	6,6	15,0
305	Psychosomatische Störungen	3,9	11,0	2,0
306, 307, 308, 309	Andere, nichtpsychiatrische Störungen	10,7	14,7	13,9
310-315	Oligophrenien	0,5	1,4	1,9
316 950-959	Psychiatrisch unklare Fälle	7,8	4,1	0,8
950-959	Selbstmordversuch	–	–	5,4
	Insgesamt	100,0	100,0	100,0
Zahl der Fälle		359	364	4.879

Basiszahlen in diesen Tabellen rein durch Zufall zustandegekommen sind, da es sich keineswegs um den je gleichen Patientenkreis handelt.

Vergleicht man zunächst die Diagnosen, die in einer Population von Allgemeinpraxis-Patienten vergeben wurden, so führen sowohl beim praktischen Arzt als auch beim Forschungspsychiater die Gruppe der Neurosen. Die zweitgrößte Gruppe sind organische Psychosyndrome, meist leichterer Art, wo es sich in der überwiegenden Mehrzahl der Fälle um Hirnarteriosklerose handelt. Dagegen wurden psychosomatische Störungen mit 11% als dritthäufigste Gruppe von den Forschungspsychiatern diagnostiziert, während sie bei den Allgemeinärzten nur 3,5% ausmachten. Psychosen, wie Schizophrenie oder affektive Psychosen werden sowohl vom praktischen Arzt als auch vom Forschungspsychiater selten diagnostiziert. Der Fallregistervergleich zeigt hier bedeutende Unterschiede.

3.4 Unterschiede zwischen den einzelnen Praxen

3.4.1 Schwankungen in den Diagnoseraten

Die bisher diskutierten Morbiditätsraten beruhen sämtlich auf Einschätzungen durch die Forschungspsychiater. Unberücksichtigt blieb bisher das Urteil der praktischen Ärzte. Deshalb soll ein Vergleich über die Fallzahl nach Arzt und Psychiater angeschlossen werden. Hinsichtlich der prozentualen Verteilung ergibt sich das folgende Bild (Tabelle 11).

Tabelle 11. Fälle in % der jeweiligen Praxisstichprobe: Vergleich zwischen praktischem Arzt und Forschungspsychiater

Praxis Nr.	Fälle in %	
	Praktischer Arzt	Psychiater
01	27,6	36,8
02	28,1	34,4
03	32,2	47,5
04	16,3	34,9
05	41,2	29,4
06	56,5	35,4
07	25,4	38,8
08	25,0	29,3
09	15,0	27,5
10	44,2	40,3
11	31,6	39,4
12	32,8	31,2
13	67,7	38,3
Alle Praxen	35,0	35,5
Patientenzahl	1.026	1.026

Die Raten psychiatrischer Morbidität in Tabelle 11 schwanken sehr stark, von 15% bis 67,7%, wenn man das Urteil der praktischen Ärzte zugrunde legt. Die Raten pro Praxis weisen eine weit größere Variation auf, als daß das der Fall nach den Beobachtungen aus der psychiatrischen Befragung ist. Hier ist lediglich eine Streubreite von 27,5% bis 47,5% zu beobachten. In der Mehrzahl der Fälle liegen die Raten psychiatrischer Morbidität relativ dicht am mittleren Prozentsatz von 35,5%.

Die Schwankungen zwischen den von den Praktikern berichteten Raten erweisen sich als hoch signifikant (χ^2 = 89,32; d.f. = 12, p < 0,001). Im Gegensatz dazu ergibt sich zwischen den von den Psychiatern berichteten Praxisraten keine signifikante Schwankung (χ^2 = 11,18; d.f. = 12; p < 0,05).

Damit wird eine Hauptannahme der Studie bestätigt: Die Differenzen in den Raten, mit denen Allgemeinpraktiker eine seelische Störung diagnostizieren, resultieren in weit größerem Maß aus den Unterschieden, die die Praktiker selbst betreffen, als aus der unterschiedlichen Verteilung psychisch Kranker in Allgemeinpraxen bzw. aus der Anzahl der Patienten, die den Praktiker konsultieren. Zugleich wird damit auch die Notwendigkeit deutlich, durch Psychiater in Primärerhebungen die psychiatrische Morbidität in Allgemeinpraxen abschätzen zu lassen und sich nicht, wie in zahlreichen Untersuchungen allein auf die Angaben der Allgemeinärzte selbst zu stützen.

3.4.2 Schwankungen in der Frequenz psychiatrischer Überweisung

Die kleine Stichprobe in jeder Praxis erlaubt keinen direkten Vergleich zwischen der Frequenz psychischer Erkrankungen und der Frequenz psychiatrischer Überweisungen. Es läßt sich jedoch ein indirekter Vergleich aufgrund der Daten anstellen, die von der Kassenärztlichen Vereinigung zusammengestellt wurden. Die Ergebnisse sind in Tabelle 12 kurz dargestellt.

Tabelle 12. Vergleich zwischen psychischen Erkrankungsraten und psychiatrischen Überweisungsraten bei 13 Praxen

Praxis Nr.	Psychische Erkrankungsrate [a] in %	Psychiatrische Überweisungsrate [b] in %
04	25,6 (1)	13,5 (3)
07	25,4 (2)	10,9 (8)
06	24,8 (3)	18,8 (2)
10	22,5 (4)	12,7 (5)
08	20,7 (5)	3,0 (13)
09	20,0 (6)	9,9 (9)
12	18,8 (7)	20,9 (1)
11	18,4 (8)	8,5 (10)
13	16,7 (9)	12,9 (4)
05	16,2 (10)	7,1 (12)
01	13,8 (11)	12,1 (6)
03	13,6 (12)	11,1 (7)
02	12,5 (13)	7,7 (11)

[a] Prozentzahl psychiatrischer Fälle in der Interviewstichprobe (klinischer Schweregradscore 3 und 4).

[b] Rate ‰ für alle in einem Quartal konsultierenden Patienten (Durchschnitt für zwei Quartale).

In dieser Tabelle sind die 13 Praxen in Rangordnung für die Häufigkeit schwerer und mittlerer Schweregrade psychischer Erkrankungen (d.h. klinische Schweregradscores 3 und 4) in der Interviewstichprobe geordnet. Die entsprechenden Raten für psychiatrische Überweisung beziehen sich auf Patienten, die die Hausärzte in einem durchschnittlichen Quartal an niedergelassene Nervenärzte überwiesen haben. Die zwei Rangordnungen stimmen nicht überein: ein Punkt, der mit Hilfe des Spearman-Rang-Korrelationstest bestätigt wurde ($r_s = + 0,35$; $p < 0,05$). Dieses Ergebnis weist darauf hin, daß die großen Schwankungen in Überweisungsraten, die in Abbildung 2 auftauchen, nicht durch Schwankungen in der Häufigkeit psychischer Morbidität zwischen den einzelnen Praxen erklärt werden können.

4. Diskussion und Schlußfolgerungen

Über die Häufigkeit, mit der psychiatrische Erkrankungen in Allgemeinpraxen behandelt werden, ließen sich aus Morbiditätsstatistiken im deutschsprachigen Raum bisher nur unsichere Aufschlüsse gewinnen. Häussler (1969) z.B. gibt lediglich zwischen 2,4% und 3,1% neurologisch-psychiatrische Diagnosen an. Nach Kernbichler (1973), der eine ländliche Praxis für Allgemeinmedizin untersuchte, kommt es zu sehr geringen Raten psychogen bedingter Konsultationsveranlassungen. Bei 10.013 Behandlungsfällen tauchte sichere Psychogenität nur in 0,6%, fragliche Psychogenität bei weiteren 5,4% der Behandlungsfälle auf.

Ein ganz anderes Bild ergibt sich bei Maier (1971) über zwei untersuchte Allgemein-Praxen. In einer waren neuro-psychiatrische Fälle mit 18,1% führend, in der anderen lagen sie mit 14,8% an zweiter Stelle der Häufigkeitsskala. Leitner (1961) fand in einer Untersuchung seiner eigenen Allgemeinpraxis psychische Störungen bei 30,9% aller Konsultationen. In weiteren Untersuchungen in derselben Praxis, die zusammen mit einem Psychiater und einem Sozialwissenschaftler durchgeführt wurden (Strotzka u. Mitarb., 1966, 1969), wurden entsprechende Raten berichtet.

Vor kurzem wurde von einer ähnlichen Zusammenarbeit zwischen Allgemeinpraktikern und einem Psychiater in der Schweiz eine Rate von 26% berichtet (Agosti u. Mitarb., 1974). Bei dieser Untersuchung, wie auch bei fast allen im englischen Sprachgebiet, wurden Frauen viel häufiger als Männer als psychisch krank diagnostiziert. Beinahe 80% der „psychisch auffälligen" Patienten litten unter neurotischen oder psychosomatischen Störungen, nur 20% unter organischen oder endogenen Psychosen, Sucht oder anderen Störungen.

Die oben erwähnten Untersuchungen beruhen sämtlich auf Mitteilungen des Allgemeinarztes aus den jeweiligen Untersuchungspraxen. Hierbei ergeben sich Schwierigkeiten mit der bekanntlich unübersichtlichen psychiatrischen Diagnostik (Brock u. Leist, 1971), die auch durch Vorgabe von Diagnoseschemata oder anderen Hilfsmitteln nicht ohne weiteres überwunden werden können und die einen differenzierten Vergleich zwischen den einzelnen Untersuchungen erschweren.

Die hier vorliegende Untersuchung stellt insofern einen weiteren Schritt hinsichtlich der Feststellung von psychiatrischen Morbiditätsraten in Allgemeinpraxen dar, als hier zwei Psychiater in den Praxen selbst tätig wurden und eine Stichprobe der Patientenklientel mit einem halbstrukturierten psychiatrischen Interview befragten.

Schwerpunkte der hier vorliegenden Mitteilung sind die Häufigkeit und die Verteilung psychiatrischer Morbidität in der Allgemeinpraxis sowie die Darstellung der Kriterien, nach denen sie gewonnen wurden. Gemessen an den oben zitierten Zahlen erscheint die Mannheimer Rate von 33% relativ hoch. Zu berücksichtigen sind dabei folgende Punkte:

a) Die Untersuchungszeit dauerte in jeder Praxis nur zwei Wochen. Da psychisch kranke Patienten häufiger konsultieren, sind sie bei solch kurzfristigen Untersuchungen stärker repräsentiert als bei denjenigen, die monate- oder jahrelang dauern.

b) Im Gegensatz zu den meisten Allgemeinpraxisuntersuchungen wurden die Diagnosen nicht von den Praktikern selber, sondern von ausgebildeten Psychiatern gestellt. Dabei wurde die „Dunkelziffer" von nicht erkannten Fällen so niedrig wie möglich gehalten.

c) In der Regel wird die hausärztliche Diagnose vom Anlaß des Patientenbesuches beeinflußt. Die Patienten, deren Krankheiten psychiatrisch sind, die aber vor allem über körperliche Beschwerden klagen, bekommen meist vom Allgmeinpraktiker zunächst einmal organische Diagnosen. Die Anwendung eines systematischen Interviewverfahrens, unabhängig von den Behandlungsanlässen, vermeidet eine solche Neigung.

In der diagnostischen Verteilung, soweit sie in den zitierten Untersuchungen vorgelegt sind, stimmt die Mannheimer Studie mit anderen Untersuchungen überein. Der hohe Anteil von Neurosen, sowie auch von psychosomatischen Krankheitsbildern, bestätigt sich in der Klientel der Mannheimer Praxen. Eine Ausnahme ergibt sich bei den psychiatrischen Erkrankungen im Alter (ICD-Kategorien 290, 293, 309), die in der Höhe von insgesamt 22,3% aller psychiatrischen Diagnosen liegen und über die bisher noch nicht berichtet wurde. Zu berücksichtigen ist hierbei der hohe Anteil älterer Patienten, die sich in der Interviewstichprobe befanden.

Es ist zu betonen, daß häufig konsultierende und chronisch kranke Patienten immer in solch kurzfristigen Untersuchungen überrepräsentiert sein werden. In der auf einer 14tägigen Untersuchung basierenden Interviewstichprobe fanden sich hohe Anteile älterer Menschen und Frauen, also zwei Gruppen der Bevölkerung, die sich besonders häufig in hausärztlicher Behandlung befinden.

Die hier mitgeteilten Befunde zur psychiatrischen Morbidität in der Allgemeinpraxis verstärken die Aussagen und Forderungen der Enquete Kommission zur Rolle von praktischen Ärzten (Sachverständigen Kommission, 1975, s.S. 8f. und S. 201f.). Die Hauptforderungen zur Verbesserung der „primären Versorgungsebene" erstrecken sich auf spezielle Kenntnisse und Fähigkeiten:

1. psychische Störungen wahrzunehmen und zu erkennen;
2. Hinweise auf psychische und soziale Ursachen von solchen Störungen zu erkennen;
3. die klinische Relevanz von Konflikten in verschiedenen Lebensbereichen wie Familie, Arbeit oder Schule zu erkennen;
4. Bedürfnisse für spezielle Hilfen, wie z.B. beratende Gespräche, sowie die Überweisungsbedürftigkeit abzuschätzen;
5. in zumutbarem Umfang auch selbst psychotherapeutisch und beratend tätig zu werden;
6. mit den vorhandenen sozialen Diensten und Institutionen zu kooperieren und die Patienten gegebenenfalls dorthin zu vermitteln;
7. sich selbst mit dem Gebrauch von Psychopharmaka vertraut zu machen, und so die Verantwortung für eine notwendige Nachbehandlung zu übernehmen.

Dieser Forderungskatalog wird sich nur dann verwirklichen lassen, wenn bei der Ausbildung zum Arzt für die Allgemeinmedizin dem Fach Psychiatrie die gebührende Aufmerk-

132

samkeit zuteil wird, und wenn der Arzt für Allgemeinmedizin später in seiner praktischen Tätigkeit auch die zeitliche Möglichkeit hat, das Erlernte anzuwenden (Eberlein, 1974).

Danksagung. Das hier berichtete Forschungsprojekt wurde im Rahmen des SFB 116 (Psychiatrische Epidemiologie) an der Universität Heidelberg mit Stützung der Deutschen Forschungsgemeinschaft durchgeführt.
Wir danken all denen, die uns bei der Untersuchung so tatkräftig unterstützt haben. Bei der Vorbereitung halfen Dr. K.O. Liebmann, Asst. Professor of Psychiatry, Yale University, und mehrere niedergelassene Nervenärzte in Mannheim.
Bei der Durchführung standen uns die folgenden Mannheimer Allgemeinärzte zur Seite: Drs. med. R. Ebert, A. Fries, G. Gießler, M. Groß-Lüngen, W.D. Jander, R. Mertin, E. Niebel, G. Opetz, H.J. Schmidt, D. Schulze, R. Schwarz, W. Steimer, W. Werner sowie die Kassenärztliche Vereinigung Nordbaden, Herr H. Fütterer, kfm. Direktor.
Bei der Auswertung halfen uns Herr R. Hummel und Frau S. Jabulowsky, Zentralinstitut für Seelische Gesundheit.

Literatur

Agosti, E., Agosti, F., Ernst, K.: Psychisch Kranke in einer Allgemeinpraxis. Eine diagnostische, soziologische und therapeutische Studie. Schweiz. med. Wschr. **104**, 322 (1974)

Australian College of General Practitioners, Royal National Morbidity Survey Report. Feb. 1962-Jan. 1963. Canberra: National Health and Medical Research Council (1966)

Bentsen, B.G.: Illness and General Practice. Oslo: Universitetsvorlaget 1970

Blohmke, M. (Hrsg.): Praktischer Arzt und Sozialmedizin. Stuttgart: Gentner 1968

Brock, R.R., Leist, G.C.: Über Morbiditätsstatistiken psychischer Erkrankungen. Ergebnisse und Methoden in einer Übersicht. Arch. Hyg. Bakteriol. **154**, 436 (1971)

Crombie, D., Pinsent, R.J., Lambert, P.M., Birch, D.: Comparison of the first and second national morbidity surveys. J. roy. Coll. gen. Practit. 25, 874 (1975)

Dreibholz, K.J., Sturm, E., Haehn, K.D., Hildebrandt, G.S., Kossow, A.: Diagnosenstatistik in der Allgemeinpraxis. Ärztl. Praxis 23, 2207 (1971)

Eberlein, R.: Der Zeitbedarf in der ärztlichen Allgemeinpraxis. In: Brandlmeier, P. (Hrsg.): Die Allgemeinpraxis. Berlin-Heidelberg-New York: Springer 1974

Finzen, A.: Psychiatrische Dienste und die Beeinflussung von Schlüsselpersonen in der Gemeinde. In: Kisker, K.P. u. Mitarb. (Hrsg.): Psychiatrie der Gegenwart, Bd. III, 2. Aufl.: Soziale und angewandte Psychiatrie. Berlin-Heidelberg-New York: Springer 1975.

Goldberg, D.P., Blackwell, B.: Psychiatric illness in general practice: a detailed study using a new method of case-identification. Brit. med. J. **1970 II**, 439

Goldberg, D.P., Cooper, B., Eastwood, M.R., Kedward, H.B., Shepherd, M.: A standardized psychiatric interview for use in community surveys. Brit. J. prev. soc. Med. 24, 18 (1970)

Häussler, S.: Allgemeinmedizin in Gegenwart und Zukunft. Schriftenreihe Arbeitsmedizin, Sozialmedizin, Arbeitshygiene, Bd. 34. Stuttgart: Gentner 1969

Kaeser, A.C., Cooper, B.: The psychiatric patient, the general practitioner and the out-patient-clinic. Psychol. Med. 1, 312 (1971)

Kernbichler, A.: Analyse einer Allgemeinpraxis. Unveröffentlichte Dissertation, Universität Kiel 1973

Kleining, G.: Soziale Mobilität in der Bundesrepublik Deutschland. II. Status- oder Prestige-Mobilität. Köln. Z. Soziol. 27, 273 (1975)

Leitner, J.: Über den Anteil der psychisch Erkrankten im Krankengut des praktischen
    Arztes. Med. Welt (Stuttg.)34, 1701 (1961)
Logan, W.P.D., Cushion, A.A.: Morbidity Statistics from General Practice, No. 1 (General).
    Studies on Medical and Population Subjects No. 14. London: H.M.S.O. 1958
Maier, E.: Das Krankengut des praktischen Arztes. Unveröffentlichte Dissertation, Uni-
    versität München 1971
Office of Population Censuses and Surveys: Morbidity Statistics from General Practice.
    London: H.M.S.O. 1974
Oliemans, A.P.: Morbiditeit in Die Huisartspraktijk. Leiden: Stenfert Kroese n.V. 1969
Pflanz, M.: Allgemeine Epidemiologie. Stuttgart: Thieme 1973
Robertson, N.C.: The Incidence of Referrals to the Psychiatric Services by Individual
    General Practitioners. In: Hall, D.J., Robertson, W.C., Eason, R.J. (Eds.): Proceedings
    of the Conference of Psychiatric Case Registers.Statistical and Research Report Series
    No. 7. London: H.M.S.O. 1973
Royal College of General Practitioners: Oral Contraceptives and Health. London: Pitman
    Medical 1974
Sachverständigen-Kommission: Bericht über die Lage der Psychiatrie in der Bundesrepu-
    blik Deutschland. Drucksage 7/4200 Deutscher Bundestag, 7. Wahlperiode, 1975
Shepherd, M., Cooper, B., Brown, A.C., Kalton, G.: Psychiatric Illness in General
    Practice. London: Oxford University Press 1966
Strotzka, H., Leitner, J., Czerwenka-Wenkstetten, G., Graupe, S.R.: Sozialpsychiatrische
    Felduntersuchung über eine ländliche Allgemeinpraxis. Soc. Psychiat. 1, 83 (1966)
Strotzka, H. u. Mitarb.: Kleinburg: Eine sozialpsychiatrische Feldstudie. Wien-München:
    Österreichischer Bundesverlag für Unterricht, Wissenschaft und Kunst 1969
Watts, C.A.H., Cawte, E.C., Kuenssberg, E.V.: Survey of mental illness in general practice.
    Brit. med. J. 1964 II, 1351
WHO: Psychiatry and Primary Medical Care. Report on a Working Group. Kopenhagen:
    WHO Regional Office for Europe 1973

Patienten mit psychischen Störungen in der Allgemeinpraxis und ihre psychiatrische Überweisungsbedürftigkeit

H. DILLING, S. WEYERER und I. ENDERS

1. Fragestellung

Aus der Literatur (Kaeser u. Cooper, 1971) aber auch aus einer eigenen früheren Untersuchung wissen wir, daß dem praktischen Arzt als Überweisungsfaktor in psychiatrische Institutionen vorrangige Bedeutung zukommt. 54% aller psychiatrischen Patienten in 5 von uns untersuchten Nervenarztpraxen in Oberbayern wurden durch praktische Ärzte überwiesen (Dilling, 1977). – Die Frage, welche Patienten von den praktischen Ärzten ausgewählt werden, um in den psychiatrischen Diensten untersucht oder behandelt zu werden, setzt die Beantwortung der anderen Frage voraus, welche der Patienten mit psychischen Auffälligkeiten von den praktischen Ärzten identifiziert und welche dieser Patienten von ihnen nicht als psychisch krank erkannt werden.

Im folgenden soll über eine Untersuchung aus den Jahren 1973/74 referiert werden, welche die Häufigkeit psychischer Störungen und die psychiatrische Überweisungsbedürftigkeit in den Praxen oberbayerischer Ärzte für Allgemeinmedizin zum Gegenstand hatte. Die Arbeit war Teil einer parallel in Mannheim und im Kreis Traunstein durchgeführten Studie über die Inanspruchnahme psychiatrischer Dienste.[1]

2. Methodisches Vorgehen

Die oberbayerische Untersuchung gliederte sich in mehrere Phasen. In einer retrospektiven Vorstudie wurden die Überweisungen praktischer Ärzte in psychiatrische Institutionen während eines Quartals untersucht. Neben den in Frage kommenden psychiatrischen Krankenhäusern wurden als ambulante Institutionen die Münchener Polikliniken, vor allem aber der einzige zum Zeitpunkt der Untersuchung im Landkreis Traunstein praktizierende Nervenarzt in die Studie einbezogen. – An Hand der Auswertung der Überweisungsfrequenz wurden vier Gruppen praktischer Ärzte gebildet, die mit unterschiedlicher Häufigkeit

---

[1] Die Finanzierung der Untersuchung erfolgte durch die Deutsche Forschungsgemeinschaft im Rahmen des Sonderforschungsbereiches 116. – Die Anregung zu dieser Untersuchung gab Prof. B. Cooper. Als psychiatrische Interviewer waren Frau Dr. I. Enders, Herr Dr. M. Hörmann und Frau Dr. E. Wiesner, als weitere Mitarbeiter Herr W. Bruder, Frau H. Hasel, Frau H. Lisson und Frau I. Pröscholdt beteiligt. Allen genannten, vor allem aber den bereitwillig mit uns zusammenarbeitenden praktischen Ärzten, sei sehr herzlich gedankt.

Patienten zum Psychiater überwiesen. Die Differenzierung erschien deshalb als Schichtungskriterium erforderlich, da in der begrenzten Zahl von praktischen Ärzten, die in der Hauptuntersuchung berücksichtigt werden konnten, Ärzte mit verschiedener Überweisungsfrequenz und damit möglicherweise auch unterschiedlicher Einstellung zur Psychiatrie vertreten sein sollten, um die Inanspruchnahme der Institution Nervenarzt genauer kennenzulernen.

Mehr als die Hälfte der insgesamt 105 Ärzte überwiesen 1-3 Patienten zum Nervenarzt, knapp ein Drittel 4-9 und 6% mehr als 10 Patienten innerhalb eines Quartals.

Im zweiten Untersuchungsschritt wurde in zwei Praxen und parallel dazu in der Münchener Psychiatrischen Universitätsklinik das Untersuchungsinstrument getestet und bezüglich der Symptombestimmung eine ausreichende Interraterreliabilität hergestellt. Es wurde ein am Maudsley Institute of Psychiatry entwickeltes halbstandardisiertes Interview nach Goldberg und Mitarbeitern (1970) verwendet, das speziell für Untersuchungen in der Allgemeinpraxis entworfen war.

Im dritten Schritt, dem Hauptteil der Untersuchung, wurden von drei ärztlichen Untersuchern in 18 innerhalb der vier Überweisungskategorien nach Zufall ausgewählten Praxen während der Jahre 1973/74 1.274 Interviews durchgeführt.

Die in die Untersuchung einbezogenen Praxen machen ein Fünftel (22%) aller im Landkreis Traunstein vorhandenen Allgemeinpraxen aus (n = 83; Stand April 1974: Adressenliste der Kassenärztlichen Vereinigung). In Mannheim lag der Auswahlsatz mit 12% niedriger. — Die meisten der 18 Allgemeinärzte müssen als Haus- bzw. Familienärzte ihrer Patienten angesehen werden. Folgt man einer Definition von Hummel und Mitarbeitern (1968), wonach eine „Praxis mit Stammpatienten" dadurch bestimmt ist, daß mindestens 50% der Patienten länger als 5 Jahre bei dem jeweiligen Arzt behandelt wurde, so fallen in unserer Untersuchung immerhin 11 Praxen unter diese Kategorie; nur in drei Praxen liegt der Wert unter 50%. In diesem Zusammenhang wird von den 4 Ärzten abgesehen, die weniger als 5 Jahre am Untersuchungsort praktizieren. — Alle 18 Ärzte können entsprechend einer Festlegung von Hummel und Mitarbeitern als „Familienärzte" angesprochen werden, nach der bei mindestens 40% der Patienten zusätzlich noch ein oder mehrere Familienmitglieder bei demselben Arzt behandelt werden müssen. In unserer Erhebung traf dies sogar für 67% der Patienten zu. Hierbei könnte es sich um ein Spezifikum kleinstädtisch-ländlicher Regionen handeln. — Aus einer Untersuchung im Stadt- und Landkreis einer deutschen Universitätsstadt ergab sich nämlich, daß 1964/65 nur zwei Drittel der praktischen Ärzte als „Familienärzte" zu bezeichnen waren (Hummel u. Mitarb.).

Die Probanden bildeten eine Zufallsstichprobe (Auswahlsatz 46%) aus der Klientel der Praxen während des jeweiligen Untersuchungszeitraums von etwa 14 Tagen. — Durch den Vergleich mit Sozialdaten und Diagnosen sämtlicher im Untersuchungszeitraum die Praxis beanspruchenden Patienten konnte sichergestellt werden, daß die Auswahl der Interviewten repräsentativ war. Verweigerungen der Untersuchung kamen extrem selten vor.

Die in die Untersuchung einbezogenen Patienten unterscheiden sich aufgrund selektiver Inanspruchnahme von der Bevölkerung des Landkreises Traunstein. So konsultieren Frauen häufiger den praktischen Arzt als Männer ($p < 0,001$)[2] (Anhang Tabelle I). Bezüglich verschiedener Altersgruppen sind die 15-44jährigen unterrepräsentiert ($p < 0,001$), ein Ergeb-

---

[2] Diese und die folgenden Signifikanzwerte wurden nach dem χ^2-Test errechnet.

nis, das für beide Geschlechter in gleicher Weise gilt. — Überdurchschnittlich häufig kommen verwitwete Patienten in die Allgemeinpraxis (p < 0,001), ebenso sind die in Einpersonenhaushalten lebenden Patienten überrepräsentiert (p < 0,001). Für Geschlecht, Alter und Familienstand lassen sich bei den in Mannheim untersuchten Patienten ganz entsprechende Verteilungen nachweisen. — Besonders oft konsultieren Nichtberufstätige, vor allem Hausfrauen, den Arzt.

Von den Berufstätigen sind lediglich die Angestellten hinsichtlich der Inanspruchnahme ärztlicher Dienste leicht überrepräsentiert. Die Werte für Selbständige, mithelfende Familienangehörige, Beamte und Arbeiter sind jeweils niedriger als die in der Bevölkerung (p < 0,001).

Ein letzter Teil der Untersuchung bezog sich auf die niedergelassenen Ärzte selbst. Mittels eines Fragebogens (Shepherd u. Mitarb., 1971) wurde versucht, ihre Einstellung gegenüber der Psychiatrie bzw. psychiatrischen Institutionen kennenzulernen, um die Resultate dieser Befragung später mit der Patientenbeurteilung und dem Überweisungsverhalten in Beziehung zu setzen.

3. Psychische Störungen in den Allgemeinpraxen

Bei 406 von den 1.274 interviewten Patienten (32%) wurden durch unsere Untersucher psychische Störungen festgestellt, die mit einer oder mehreren psychiatrischen Diagnosen gemäß der ICD-Klassifikation versehen wurden (Abb. 1). Die parallel dazu unabhängig vom Interview befragten praktischen Ärzte kamen auf eine Rate von 26%. In 16% stimmten Interviewer und Arzt in der Fallidentifikation überein. In 10% der Fälle schätzte nur der Arzt den Patienten als psychisch krank ein; dagegen stellten der Interviewer bei 16% der befragten Patienten psychische Störungen fest, die der Arzt nicht beobachtet hatte. Faßt man schließlich alle vom Interviewer und/oder vom praktischen Arzt als psychisch auffällig Klassifizierten zusammen, so kommt man auf die sicherlich überhöhte Rate von 42%, in die jeweils einmal falsch Positive eingehen.

Der Anteil von Patienten mit psychischen Störungen in den einzelnen Praxen zeigt große Unterschiede (Abb. 2). Geht man vom Urteil des psychiatrischen Interviewers aus, so liegt — bei einem Mittelwert von 32% — die Schwankungsbreite zwischen 14% und 56%

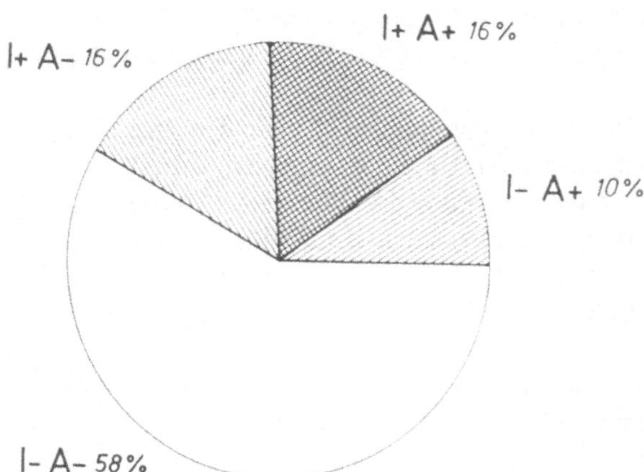

Abb. 1. Prozentualer Anteil von Patienten mit psychischen Störungen in 18 Allgemeinpraxen des Landkreises Traunstein. Fallidentifikation durch psychiatrische Interviewer und praktische Ärzte (I+ A+), nur durch psychiatrische Interviewer (I+ A−), nur durch praktische Ärzte (I− A+). n = 1.274

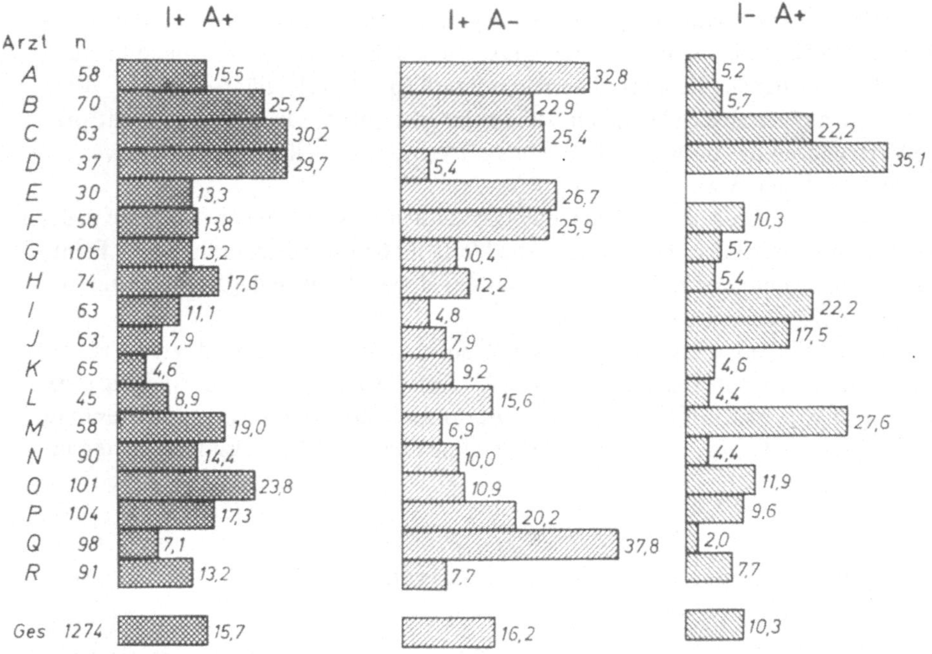

Abb. 2. Patienten mit psychischen Störungen in 18 Allgemeinpraxen: Aufschlüsselung nach Einzelärzten. Fallidentifikation durch psychiatrische Interviewer (I) und praktische Ärzte (A). Angaben in Prozent

($p < 0,001$). – Bei einer Fallidentifikation durch den Allgemeinpraktiker registriert man bei einer noch größeren Schwankungsbreite zwischen 9% und 65% ($p < 0,001$) einen Mittelwert von 26%, der somit etwas niedriger ist als bei den psychiatrischen Untersuchern. In einigen der untersuchten Praxen lag die vom Arzt angegebene Häufigkeit psychischer Störungen allerdings auch höher als die vom Interviewer ermittelte. – Die Mittelwerte in Mannheim lagen bei den praktischen Ärzten und bei den psychiatrischen Interviewern mit jeweils 35% deutlich höher. Die Schwankungsbreite für die einzelnen Praxen waren gleichfalls beträchtlich. Sie betrug für die durch Allgemeinpraktiker registrierten Patienten 15% bis 68% und für die von den Interviewern Diagnostizierten 28% bis 46%. – Unser Ergebnis stimmt mit dem von Shepherd und Mitarbeitern (1971) sowie von Øgar (1976) überein, wonach die Klientel praktischer Ärzte hinsichtlich des Anteils psychiatrischer Morbidität in den einzelnen Praxen stark differiert.

Die Patienten mit psychiatrischen Diagnosen unterschieden sich von den übrigen Patienten nur in wenigen Punkten (Anhang Tabelle II): Unter den psychisch auffälligen Patienten waren überdurchschnittlich viele zwischen 45 und 64 Jahre alt ($p < 0,01$), mehr Verwitwete und Geschiedene ($p < 0,05$) und mehr Personen, die in Einpersonenhaushalten lebten ($p < 0,05$). Alle übrigen getesteten Parameter wie Geschlecht, Sozialschicht, Schulbildung, Ausbildung und berufliche Stellung wiesen keine signifikanten Unterschiede zwischen beiden Gruppen auf.

Die *diagnostische Aufschlüsselung* der Patienten mit psychischen Störungen erfolgte in 8 Diagnosengruppen, die sich aus dem ICD-Diagnosenschema ableiten. In Tabelle 1 sind

Tabelle 1. Verteilung psychiatrischer Diagnosen in 18 Allgemeinpraxen. Diagnostische Beurteilung durch psychiatrische Interviewer (I) und praktische Ärzte (A). Bei 537 Patienten: 62 Mehrfachdiagnosen, insgesamt 599 Diagnosen

Beurteilung durch / Psychiatrische Diagnose	(1) I+ A+ I-Urteil		(2) I+ A+ A-Urteil		(3) I+ A−		(4) I− A+		(5) Gesamt (1) (3) (4)	
	abs.	%	abs.	%	abs.	%	abs.	%	abs.	%
(Prä)senile Demenz (290; 293,0)	11	5,5	9	4,5	29	11,9	12	7,8	52	8,7
Andere organische psychiatrische Erkrankungen (292; 293,1-9; 294 außer 294,3; 309)	7	3,5	4	2,0	12	4,9	6	3,9	25	4,2
Schizophrenie (295)	5	2,5	2	1,0	−	−	3	1,9	8	1,3
Affektive und andere Psychosen (296; 297; 298; 299)	28	13,9	28	13,9	13	5,3	7	4,5	48	8,0
Neurotische oder psychosomatische Erkrankungen (300, 305-308)	112	55,7	116	57,7	141	57,9	85	55,3	338	56,5
Persönlichkeitsstörungen (301; 302)	18	9,0	16	8,0	24	9,8	8	5,2	50	8,4
Alkoholismus oder Drogenabhängigkeit (291; 294,3; 303; 304)	6	3,0	9	4,5	10	4,1	7	4,5	23	3,8
Oligophrenie (310-315)	14	7,0	8	4,0	15	6,1	−	−	29	4,8
Nicht klassifizierbar	−	−	9	4,5	−	−	26	16,9	26	4,3
Gesamt	201	100	201	100	244	100	154	100	599	100

die Diagnosen entsprechend dem Urteil des Interviewers und dem des praktischen Arztes
dargestellt. Spalte (1) und (2) stellen die Fälle dar, die von beiden als psychisch auffällig
bezeichnet wurden. Die Diagnosenverteilung des Interviewers und des praktischen Arztes
im Rahmen dieser relativ globalen Diagnostik entsprechen sich weitgehend, ohne daß damit
allerdings etwas über die individuelle Übereinstimmung, bezogen auf den einzelnen Patienten, gesagt ist. Aus dem Vergleich mit den beiden folgenden Spalten (3) und (4) geht hervor, daß der Interviewer bei mehr Patienten eine psychiatrische Diagnose stellte, als übereinstimmend diagnostiziert wurden.

Abbildung 3 verdeutlicht die Anteile gemeinsam gestellter Diagnosen und den Anteil,
der jeweils von einem der beiden Beurteiler zusätzlich festgestellt wurde, bezogen auf alle
Patienten der Praxen. Mit Ausnahme der Schizophrenie und des Alkoholismus wurde in
allen Fällen ein höherer Prozentsatz von Patienten mit psychischen Störungen vom Interviewer festgestellt. — Die übereinstimmende Beurteilung psychischer Auffälligkeit ist bei
schwerwiegenderen Erkrankungen, wie Schizophrenie und affektiven Psychosen, relativ
am größten. Am geringsten ist die Übereinstimmung bei den Persönlichkeitsstörungen, bei
Alkoholismus oder Drogenabhängigkeit und bei (prä)seniler Demenz. Der größte Anteil
der Falldifferenz zwischen Interviewer und Arzt erklärt sich aus der wesentlich häufigeren
Stellung der Diagnose neurotische oder psychosomatische Erkrankungen durch den Psychiater, wenngleich auch der praktische Arzt diese Diagnose in vielen Fällen angab, in denen
der Interviewer keine psychische Auffälligkeit feststellte.

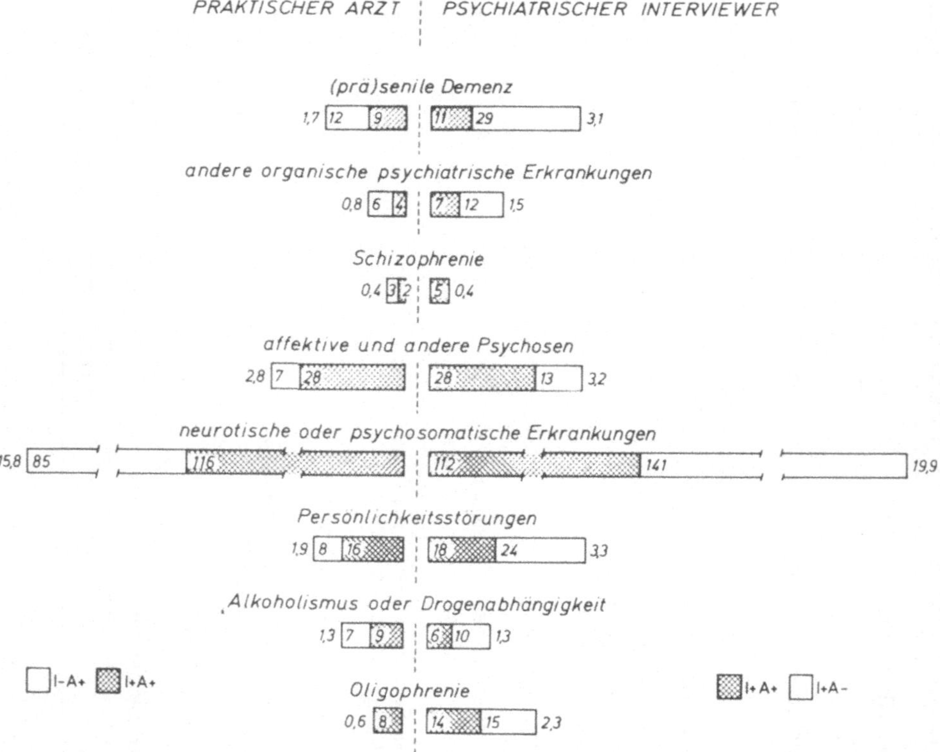

Abb. 3. Prozentualer Anteil von Patienten mit psychischen Störungen nach Diagnosen in
18 Allgemeinpraxen. Fallidentifikation durch praktische Ärzte bzw. psychiatrische Interviewer. n = 1.274

Bezüglich der Faktoren, die zu der oft unterschiedlichen Beurteilung führten, liegt die Vermutung nahe, daß der psychiatrische Interviewer durch die systematische Befunderhebung eine Reihe von psychischen Störungen entdeckte, die in einer üblichen Arzt-Patient-Beziehung verborgen bleiben. — Auf der anderen Seite gibt es psychische Störungen, die nur dem Hausarzt auf Grund seiner langjährigen Kenntnis des Patienten bekannt werden, und die in einer abgegrenzten Interview-Situation dissimuliert werden.

In der graphischen Diagnosenübersicht nach Geschlecht (Abb. 4) ist die Beurteilung des Interviewers zugrunde gelegt. Den weitaus größten Teil der psychisch Auffälligen

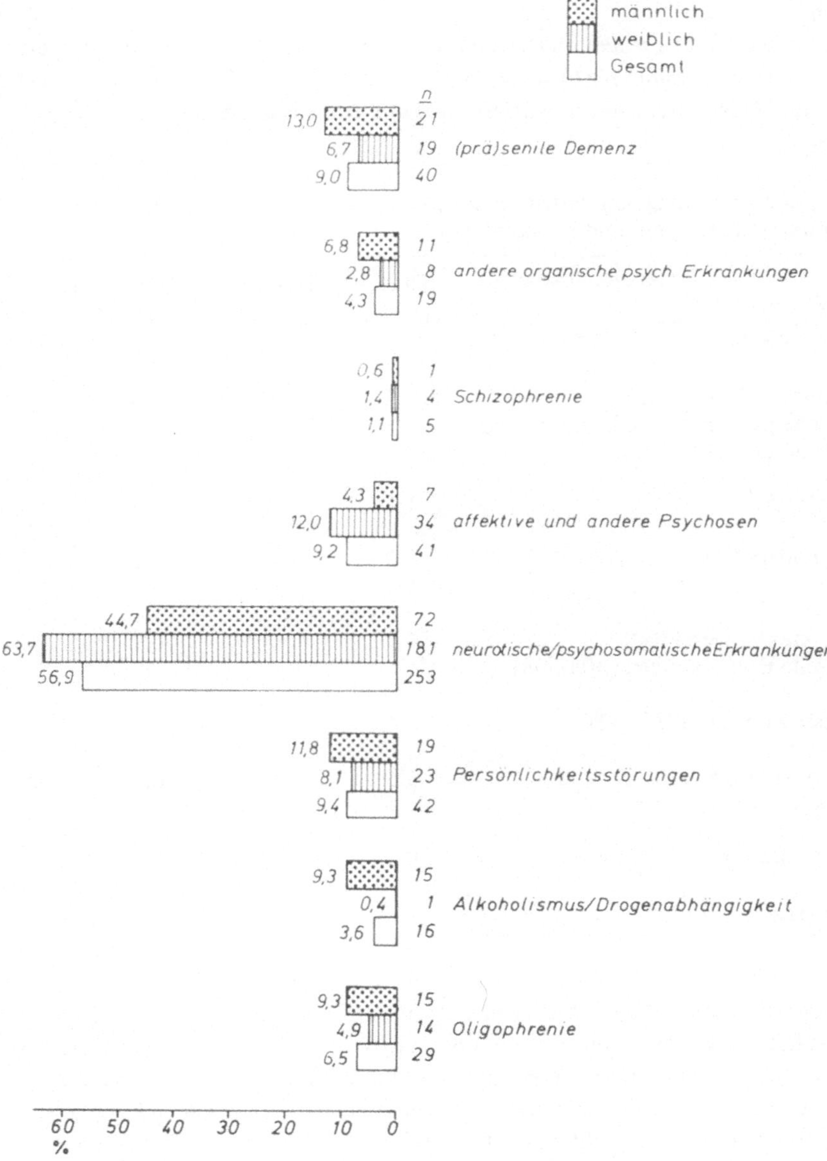

Abb. 4. Prozentuale Verteilung psychiatrischer Diagnosen in 18 Allgemeinpraxen nach Geschlecht. Fallidentifikation durch psychiatrische Interviewer. n = 445

stellen Patienten, die an neurotischen oder psychosomatischen Krankheiten leiden (57%).
Etwa gleich große Gruppen bilden die Patienten mit (prä)seniler Demenz, mit affektiven
und anderen Psychosen sowie mit Persönlichkeitsstörungen, die auf jeweils etwa 9% der
psychisch Auffälligen kommen. Die übrigen Diagnosenkategorien weisen prozentual geringe
Werte auf. – Die Geschlechtsverteilung entspricht für die einzelnen Diagnosen weitgehend
der von uns früher (Dilling u. Mitarb., 1975) bei in Praxen niedergelassenen Nervenärzte
festgestellten mit einem Überwiegen der Frauen bei den Diagnosen affektive und andere
Psychosen, neurotische und psychosomatische Störungen sowie geringfügig bei der Schizophrenie, während die übrigen Diagnosen prozentual einen höheren Anteil bei den Männern aufweisen.

Ein Vergleich der von uns gestellten Diagnosen mit denen der Mannheimer Psychiater
zeigt weitgehende Übereinstimmung (Tabelle 2). Häufiger wurden in Traunstein Persönlichkeitsstörungen und Oligophrenie diagnostiziert, in Mannheim Alkoholismus.

Tabelle 2. Diagnosenverteilung von Patienten mit psychischen Störungen in Allgemeinpraxen im Landkreis Traunstein und in Mannheim

Untersuchungsgebiet Psychiatrische Diagnose (Interviewer)	Landkreis Traunstein n = 445	Mannheim n = 364
(Prä)senile Demenz (290; 293,0) andere organische psychiatrische Erkrankungen (292; 293,1-9; außer 294,3; 309)	13,3	17,0
Schizophrenie (295)	1,1	1,6
Affektive und andere Psychosen (296; 297; 298; 299)	9,2	9,8
Neurotische Erkrankungen (300) psychosomatische Erkrankungen (305-308)	56,9	56,2
Persönlichkeitsstörungen (301; 302)	9,4	3,3
Alkoholismus oder Drogenabhängigkeit (291; 294,3, 303; 304)	3,6	6,6
Oligophrenie (310-315)	6,5	1,4
Nicht klassifizierbar	–	4,1

Vergleichbar mit unserer Studie ist die von Øgar, die 1972 in Norwegen durchgeführt
wurde und ebenfalls die Patienten eines Zeitraums von 14 Tagen einbezog. Die Beurteilung
erfolgte im Unterschied zu unserer Untersuchung nur durch die 56 an der Untersuchung
beteiligten Ärzte selbst, die bei den Männern in 24% und bei den Frauen in 28%, insgesamt
in 27% psychiatrische Diagnosen stellten, ein Prozentsatz, der dem von uns gefundenen entspricht, wenn man die Beurteilung der praktischen Ärzte zugrunde legt. Vergleicht man die

einzelnen Diagnosenanteile, so findet sich ebenfalls eine weitgehende Übereinstimmung (Tabelle 3). Jeweils 14% der Gesamtklientel wurden von den praktischen Ärzten den neurotischen Erkrankungen zugeordnet. Es folgen die psychosomatischen Erkrankungen in Norwegen mit 8%, in Bayern nur mit etwa 1%.[3] Auffallend ist, daß die Diagnosen Schizophrenie sowie affektive und andere Psychosen in Norwegen nur mit etwa 1%, im Kreis

Tabelle 3. Prozentualer Anteil von Patienten mit psychischen Störungen nach Diagnosen in 56 norwegischen Allgemeinpraxen, in 18 Allgemeinpraxen im Landkreis Traunstein sowie in 13 Allgemeinpraxen in Mannheim. Beurteilung jeweils durch praktische Ärzte. Gesamtzahl der beurteilten Patienten (15 Jahre und älter): Norwegen: n = 12.698; Landkreis Traunstein: n = 1.274; Mannheim: n = 1.026

Untersuchungsgebiet Psychiatrische Diagnose (Hausarzt)	Norwegen	Landkreis Traunstein	Mannheim
(Prä)senile Demenz (290; 293,0	1,4	1,7	4,5
Andere organische psychiatrische Erkrankungen (292; 293,1-9; außer 294,3; 309)		0,8	
Schizophrenie	0,9	0,4	0,8
Affektive und andere Psychosen (296; 297; 298; 299)		2,8	3,0
Neurotische Erkrankungen (300)	14,0	14,4	15,9
Psychosomatische Erkrankungen (305-308)	7,5	1,4	5,1
Persönlichkeitsstörungen (301; 302)	1,1	1,9	0,7
Alkoholismus oder Drogenabhängigkeit (291; 294,3; 303; 304)	0,9	1,3	2,2
Oligophrenie (310-315)	0,8	0,6	0,2
Nicht klassifizierbar	–	2,8	2,7
Gesamt	26,6	26,0	35,0

Traunstein mit 3% vertreten sind, was auch eher mit den Mannheimer Ergebnissen übereinstimmt. Die übrigen Diagnosen entsprechen sich weitgehend. Insgesamt scheint in der Einschätzung der Klientel zwischen beiden Untersuchungspopulationen Übereinstimmung zu herrschen. – In den Mannheimer Praxen dagegen liegen die meisten Raten etwas höher, und dementsprechend kommen die praktischen Ärzte dort auf einen deutlich höheren Anteil psychisch auffälliger Patienten von 35%.

---

[3] Dieser niedrige Wert erklärt sich aus einer sehr eng gefaßten Definition dieser Diagnose in unserer Studie.

Das Problem der nicht vom Hausarzt identifizierten psychisch Auffälligen sollte hier erwähnt werden. Es fragt sich, ob die sozialen oder diagnostischen Merkmale dieser nur vom Interviewer identifizierten psychiatrischen Patienten von denen jener abweichen, die der praktische Arzt erkannt hat. Es wird also die Frage nach der vom praktischen Arzt nicht entdeckten psychiatrischen Morbidität gestellt.

Trotz einiger leichter Tendenzen der Ungleichverteilung lassen sich bezüglich sozialer Merkmale keine signifikanten Unterschiede zwischen beiden Gruppen nachweisen. Unterschiedlich sind nur zwei Punkte, nämlich der Bekanntheitsgrad der Patienten und die Anzahl der früher zum Nervenarzt Überwiesenen. In der Gruppe der nur vom Interviewer Identifizierten sind 35% der Patienten weniger als zwei Jahre in der betreffenden Arztpraxis bekannt, in der Gruppe der dem Hausarzt bekannten Patienten mit psychischen Störungen 21% ($p < 0{,}001$). Eine frühere Überweisung zum Psychiater hatte bei den nur vom Interviewer Identifizierten in lediglich 6%, in der Gruppe der vom Hausarzt Diagnostizierten bei 30% der Patienten stattgefunden. Beim Vergleich der diagnostischen Urteile zeigt sich eine Tendenz der psychiatrischen Interviewer, häufiger (prä)senile Demenz, andere organische psychiatrische Erkrankungen, Persönlichkeitsstörungen sowie Oligophrenie zu diagnostizieren, während der praktische Arzt eher zur Diagnose der affektiven und anderen Psychosen neigt.

Bei der Abschätzung der durch den praktischen Arzt nicht identifizierten Morbidität muß bedacht werden, daß mehrere Diagnosen möglicherweise vom Hausarzt als selbstverständlich angenommen werden, so beispielsweise die Symptome der senilen Demenz oder die dem Arzt bereits seit vielen Jahren bekannte Oligophrenie mancher Patienten.

Von beträchtlicher Bedeutung für die Wertung unserer Ergebnisse ist die Klärung der Frage, welche epidemiologische Aussage auf Grund der vorliegenden Häufigkeitsraten möglich ist.

Man würde sicherlich in der Annahme fehlgehen, daß diese Raten dem entsprechenden Anteil von Patienten in der Gesamtklientel praktischer Ärzte entsprechen. Wir standen vor der Wahl, entweder eine größere Anzahl von Praxen während eines kürzeren Zeitraumes in die Untersuchung einzubeziehen oder nur sehr wenige genauer kennenzulernen. Die Entscheidung fiel zugunsten der größeren Anzahl von Praxen aus, denn auch bei einer Beschränkung auf wenige Praxen wäre es nicht möglich gewesen, in jeder einzelnen die Klientel während eines genügend langen Zeitraumes, etwa 1 Jahr lang, kontinuierlich und möglichst vollständig zu erfassen. Die Untersuchung der anfänglich ins Auge gefaßten Zufallsstichprobe aus den Karteien der praktischen Ärzte erwies sich als methodisch nicht durchführbar. Es wäre eine Einbestellung von Patienten erforderlich gewesen, die neben ihrem sehr großen Aufwand zu einer beträchtlichen Ausfallsquote geführt hätte.

Während die von Shepherd und Mitarbeitern in ihrer — immerhin 1 Jahr umfassenden — Untersuchung gefundenen Werte als repräsentativ für die Praxispopulationen angesehen werden können, dürfen wir bei unserer Untersuchung nur von der aktuellen Inanspruchnahme des praktischen Arztes ausgehen. Wir können also nur die jeweilige Belastung der Ärzte durch ihre Klientel und mithin auch durch den entsprechenden Anteil psychisch Kranker bestimmen, nicht aber die psychiatrische Morbidität, bezogen auf alle Patienten des praktischen Arztes.

Die Unterschiede zwischen den von uns gefundenen Raten psychischer Störungen und der psychiatrischen Morbidität der Gesamtklientel sind darin begründet, daß die Häufigkeit der Besuche beim Arzt für verschiedene Anteile der jeweiligen Klientel sehr unterschiedlich ausgeprägt ist (Gardiner u. Mitarb., 1974; Shepherd u. Mitarb., 1971). Es ist zu erwarten, daß psychisch Kranke, insbesondere die große Gruppe von Patienten mit neurotischen Störungen, den Arzt wesentlich häufiger aufsuchen als psychisch Unauffällige (Strotzka, 1969). Auch nach Meinung von Cooper und Morgan (1973) tendieren neurotische Patienten dahin, medizinische Dienste häufiger in Anspruch zu nehmen. Darum sei die Proportion neurotischer Erkrankungen unter der Klientel umso höher, je kürzer der Beobachtungszeitraum ist. Die Autoren zitieren ein Beispiel, daß in einer konsekutiven Serie von 500 Konsultationen die Hälfte der Patienten neurotische Symptome hatte (Goldberg u. Blackwell, 1970).

Um somit den tatsächlichen Anteil psychisch Kranker in der Klientel eines längeren Zeitraumes, beispielsweise eines Jahres zu ermitteln, müßte man die durchschnittliche Frequenz der Praxisbesuche von psychisch Auffälligen mit psychisch nicht gestörten Patienten vergleichen. Korrigiert um den aus dieser Relation gewonnenen Quotienten, ist zu vermuten, daß die Morbidität psychischer Störungen in den Allgemeinpraxen wesentlich niedriger liegt, als es zunächst den Anschein hat. So würden sich unsere Ergebnisse auch mit denen anderer Untersuchungen eher in Einklang bringen lassen, die eine Morbidität psychischer Störungen in Allgemeinpraxen um 15% fanden (Shepherd u. Mitarb., 1971; Strotzka, 1969).

Bezogen auf die einzelnen Diagnosen heißt das, daß auch die Diagnosenverteilung für den jeweiligen Beobachtungszeitraum unterschiedlich ist, daß also bestimmte Diagnosen häufiger, andere möglicherweise seltener auftreten, als der Gesamtklientel der Ärzte entsprechen würde. Mit größerer Häufigkeit in der von uns untersuchten Klientel ist bei den neurotischen Störungen zu rechnen, mit geringerer bei weniger behandlungsbereiten Patienten wie Schizophrenen oder Alkoholikern. Hier wirkt sich also das arztaffine oder arztaverse Verhalten der Patienten jeweils entscheidend aus (Moeller, 1972).

Ein weiteres Argument, das für die Verzerrung der von uns untersuchten Teilpopulation spricht, liegt darin, daß die erfaßte Klientel in ihren sozialen Merkmalen stärker als erwartet von der Vergleichsbevölkerung abweicht. Dasselbe gilt für die Untersuchung von Øgar, der ebenfalls einen sehr hohen Anteil an Frauen (64%) fand und dessen Untersuchungspopulation eine ähnliche Altersverteilung aufwies wie unsere. Shepherd und Mitarbeiter dagegen haben bei ihrer wesentlich länger dauernden einjährigen Untersuchung in London eine sehr gute Übereinstimmung zwischen der Klientel der untersuchten Praxen und der Vergleichsbevölkerung gefunden.

Die Bedeutung unserer Ergebnisse liegt also vor allem in der Abschätzung der tatsächlichen Beanspruchung praktischer Ärzte durch Patienten mit psychischen Störungen. Aus der Untersuchung geht hervor, daß je nach Beurteiler 26% bis maximal 42% der Patienten, die aktuell den praktischen Arzt aufsuchen, an psychischen Störungen leiden (Abb. 1). Unter Berücksichtigung der falsch Positiven leiden demnach etwa ein Viertel bis ein Drittel unter psychischen Störungen, so daß ihnen eine psychiatrische Diagnose zugeordnet werden kann. Ein großer Teil der Arbeit der praktischen Ärzte muß also auf diese Patienten abgestellt sein, die nach Øgar zusammen mit denen, die unter kardiovasculären und Erkrankungen des Bewegungsapparates leiden, die größte Bedeutung in der Praxis haben.

Auch Strotzka betont, daß für die von ihm gefundenen 15% psychisch Kranker in der Praxis mindestens 25% der Zeit des praktischen Arztes aufgewendet werden. — Auf Grund niederländischer Untersuchungen wurde ermittelt, daß sogar 50 bis 70% der Arbeitszeit praktischer Ärzte von Patienten mit sozialen Schwierigkeiten und emotionalen Störungen beansprucht wird (WHO-Report Euro 5427 I).

4. Psychiatrische Überweisungsbedürftigkeit

Unter psychiatrischer Überweisungsbedürftigkeit verstehen wir die vom praktischen Arzt bzw. vom Interviewer festgestellte Notwendigkeit ambulanter oder stationärer Diagnostik und/oder Therapie in psychiatrischen Fachinstitutionen. Die Bestimmung der Anzahl überweisungsbedürftiger Patienten erscheint vor allem deshalb wünschenswert, da man den Bedarf an psychiatrischen Diensten nicht nur auf Grund der Beanspruchung bereits bestehender Institutionen ermitteln sollte. Auch die aus Mangel an Einrichtungen nicht befriedigten diagnostischen oder therapeutischen Bedürfnisse müssen erfaßt werden. Es soll also die Überweisungsrate bestimmt werden, die zu realisieren wäre, wenn alle erforderlichen Institutionen zur Verfügung stünden. Zwischen der hier vor allem interessierenden Überweisungsbedürftigkeit und der gegenwärtig tatsächlich erfolgenden Überweisungsrate ist somit zu unterscheiden.

Das Urteil über die Überweisungsbedürftigkeit wird durch die Kenntnisse und Möglichkeiten des praktischen Arztes auf der einen Seite und das Hilfsangebot der Spezialisten auf der anderen bestimmt. Es hängt ferner ab von der Schwere der Erkrankung, dem diagnostischen und therapeutischen Schwierigkeitsgrad bzw. den entsprechenden Möglichkeiten in der jeweiligen Praxis, schließlich von einer Reihe weiterer Faktoren wie dem sozialen Status des Patienten, seinem Alter, seinem Bekanntheitsgrad in der Arztpraxis etc.

In manchen Fällen dürfte der praktische Arzt die gegenwärtige Überweisungsbedürftigkeit verneinen, da bereits frühere Überweisungen an den Psychiater erfolgten und die gegenwärtige Behandlung dem Arzt keine Schwierigkeiten bereitet. Aus der Sicht der praktischen Ärzte muß also zwischen Überweisungs- und Behandlungsbedürftigkeit unterschieden werden, die Behandlung erfolgt in vielen Fällen in der Allgemeinpraxis ohne Hinzuziehung eines Spezialisten. Dementsprechend ist zu erwarten, daß der Hausarzt und der psychiatrische Interviewer die Überweisungsbedürftigkeit häufig unterschiedlich beurteilen, je nach Information über den einzelnen Patienten und seine Lebenssituation, vor allem aber auch je nach Kenntnisstand und nach persönlicher Einstellung des Beurteilers. Je mehr Behandlungskompetenz der praktische Arzt sich zutraut, um so niedriger ist die Rate der überweisungsbedürftigen Patienten.

Die bisherigen Überlegungen illustrieren die Schwierigkeit der Festlegung des Parameters Überweisungsbedürftigkeit. Er ist in vielen Fällen nicht eindeutig bestimmbar, und eine sinnvolle Operationalisierung ist bislang nicht gelungen. Ist für Behandlungsbedürftigkeit möglicherweise noch eine weitgehende Einigung der anzuwendenden Kriterien zu erzielen, so spielen bei der Festlegung der Überweisungsbedürftigkeit so viele nicht kontrollierbare Variablen hinein, daß — zumindest bisher — nur Erfahrungswerte bestimmt werden können.

So wurde dieser Begriff von den Interviewern wesentlich extensiver ausgelegt als von den praktischen Ärzten (Abb. 5). Die Schwierigkeit der eindeutigen Eingrenzung von Überweisungsbedürftigkeit geht somit als unscharfer Faktor in die unterschiedlichen Raten der Interviewer und der praktischen Ärzte mit ein. Nur in 2% wurde übereinstimmend von beiden Beurteilern eine nervenärztliche Behandlung vorgeschlagen, darüber hinaus eine solche in 3% nur durch die praktischen Ärzte und in 11% nur durch die Interviewer.

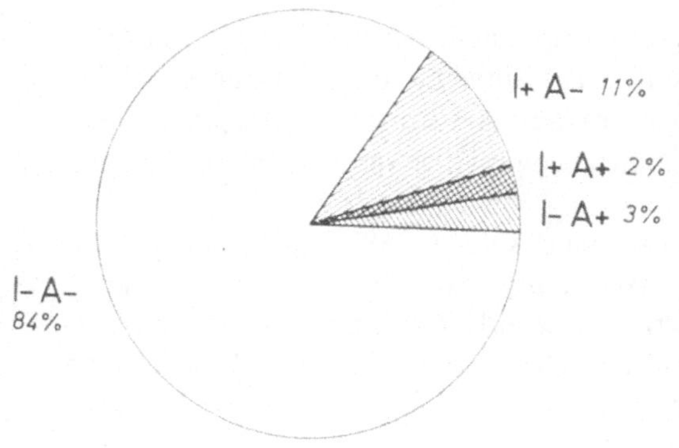

Abb. 5. Psychiatrische Überweisungsbedürftigkeit bei Patienten in 18
Allgemeinpraxen. Beurteilung durch
psychiatrische Interviewer (I) und
praktische Ärzte (A). n = 1.274

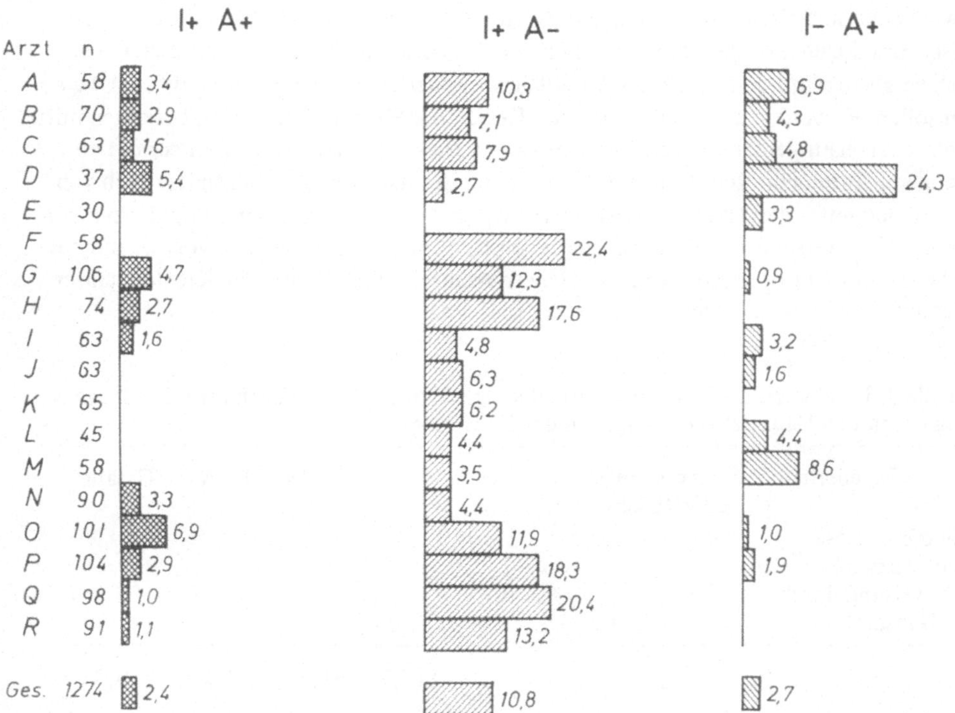

Abb. 6. Psychiatrische Überweisungsbedürftigkeit bei Patienten in 18 Allgemeinpraxen.
Aufschlüsselung nach Einzelärzten. Beurteilung durch psychiatrische Interviewer (I) und
praktische Ärzte (A). Angaben in Prozent

Ähnlich wie schon bei der Häufigkeit psychischer Störungen war auch bei den psychiatrischen Überweisungen die Variationsbreite in den einzelnen Praxen stark ausgeprägt
(p < 0,001) (Abb. 6). Erwähnt sei, daß der praktische Arzt mit der höchsten Rate (30%),
die einer viel niedrigeren Rate des Interviewers gegenüberstand, ein besonders großes Interesse für psychogene Erkrankungen zeigte.

Bezieht man die Zahl der überweisungsbedürftigen Patienten auf die aller Kranken mit psychischen Störungen, so beträgt die Rate auf Grund des Interviewerurteils 41% und ist damit doppelt so hoch wie der entsprechende Wert laut Beurteilung des praktischen Arztes (19%). Nur 15% werden übereinstimmend von Interviewer und Arzt für überweisungsbedürftig gehalten.

Kessel und Shepherd (1962) sowie Logan und Cushion (1958) fanden, daß 10% der psychisch kranken Patienten in Hausarztpraxen an psychiatrische Dienste überwiesen wurden. Dabei handelt es sich im Gegensatz zu unserer Untersuchung um tatsächlich realisierte Überweisungen. Bei der Fragwürdigkeit solcher Vergleiche dürfen derartige Werte allerdings nur als Anhaltszahlen verstanden werden.

Bei der Gegenüberstellung von überweisungsbedürftigen Patienten mit psychischen Störungen und sonstigen interviewten Patienten der Praxen stellten sich keine signifikanten Unterschiede bezogen auf Geschlecht, Familienstand, soziale Schicht, Lebenssituation sowie Schul- und Berufsausbildung heraus (Anhang Tabelle III). Auffallend ist, daß psychisch Kranke über 65 Jahre im Vergleich zur Gesamtpopulation der Interviewten wie auch verglichen mit den psychisch Auffälligen seltener zum Nervenarzt überwiesen werden sollen. Es werden also ähnlich wie von Kessel und Shepherd berichtet, Patienten mittleren Alters häufiger zum Psychiater überwiesen. Dieser Altersverteilung entspricht ein geringerer Anteil von Rentnern, ein erhöhter von Berufstätigen und besonders auch von Hausfrauen unter den Überweisungsbedürftigen (p $<$ 0,01). – In unserer Population wurden nur Überweisungen zum niedergelassenen Nervenarzt vorgeschlagen, vorwiegend bei Patienten mit neurotischen Störungen; Überweisungen in psychiatrische Krankenhäuser erschienen nicht erforderlich.

Tabelle 4. Psychiatrische Überweisungsbedürftigkeit und frühere psychiatrische Überweisung durch den Hausarzt (laut Angaben der Hausärzte)

Frühere psychiatrische Überweisung durch den Hausarzt \\ Psychiatrische Überweisungsbedürftigkeit	I+ A+	I+ A–	I– A+	I– A–	Gesamt
Ja	76,7	17,4	41,2	5,9	9,7
Nein	23,3	82,6	58,8	94,1	90,3
Gesamt (n)	30	138	34	1072	1274

Die Analyse der früher bereits tatsächlich erfolgten Überweisungen durch den Hausarzt (Tabelle 4) bestätigt, daß immerhin drei Viertel der übereinstimmend als überweisungsbedürftig angesehenen und knapp ein Fünftel der Patienten, die nur der Interviewer für überweisungsbedürftig hielt, den Nervenarzt bereits konsultierten. Von den gegenwärtig nicht Überweisungsbedürftigen wurden dagegen nur 6% auf Veranlassung des Hausarztes früher psychiatrisch behandelt.

Etwas niedriger liegen die von den Patienten selbst angegebenen Zahlen von früheren Behandlungen. Zwei Drittel der vom Arzt und Interviewer für überweisungsbedürftig gehaltenen Patienten wurden bereits früher — entweder nur ambulant (37%) oder stationär (30%) — vorbehandelt (Tabelle 5). Von den Patienten, die entweder der Arzt oder der Interviewer als überweisungsbedürftig beurteilten, waren fast ein Viertel früher in abulanter und etwa 5% in stationärer Behandlung. Von den Kranken schließlich, die nicht überwiesen werden sollten, haben nur 8% früher einen niedergelassenen Nervenarzt konsultiert, stationäre Aufnahmen fanden sich nur in knapp 1%.

Tabelle 5. Psychiatrische Überweisungsbedürftigkeit und frühere psychiatrische Behandlung von Patienten in 18 Allgemeinpraxen (laut Angaben der Patienten)

Psychiatrische Überweisungs- bedürftigkeit Frühere psychiatrische Behandlung	I+ A+	I+ A−	I− A+	I− A−	Gesamt
Keine	33,3	73,2	70,6	91,6	87,7
Nur ambulant	36,7	22,5	23,5	7,7	10,4
Stationär	30,0	4,4	5,9	0,8	2,0
Gesamt (n)	30	138	34	1072	1274

Es ist nicht überraschend, daß sich die vier Gruppen auch bezüglich der zum Untersuchungszeitpunkt verordneten Medikation unterscheiden. Ein Drittel der übereinstimmend Beurteilten und über ein Viertel der vom Interviewer als überweisungsbedürftig eingeschätzten Patienten wurde mit Psychopharmaka behandelt (Tabelle 6). Umgekehrt wurden die als nicht überweisungsbedürftig Eingeschätzten nur zu 7% mit Psychopharmaka therapiert.

Tabelle 6. Psychiatrische Überweisungsbedürftigkeit und gegenwärtige Behandlung mit Psychopharmaka (laut Angaben der Patienten)

Psychiatrische Überweisungs- bedürftigkeit Behandlung mit Psychopharmaka	I+ A+	I+ A−	I− A+	I− A−	Gesamt
Ja	33,3	27,5	11,8	6,5	9,6
Nein	66,7	72,5	88,2	93,5	90,4
Gesamt (n)	30	138	34	1072	1274

Bei den als überweisungsbedürftig beurteilten Patienten ist auch der Grad der Behinderung stärker ausgeprägt. Dies zeigt sich in einem häufigeren und intensiveren Vorkommen von Beschwerden im Goldberg-Interview (Tabelle 7). Im Vergleich zu den nicht überweisungsbedürftigen Patienten mit psychischen Störungen weisen mehr überweisungsbedürftige eine den Cut-off von 20 Punkten übersteigende Punktzahl auf. — Am zahlreichsten sind Patienten mit erhöhten Punktwerten, die von Interviewer und Arzt übereinstimmend als überweisungsbedürftig angesehen wurden (80%), danach folgen die nur vom Interviewer empfohlenen Überweisungen (65%) vor denen, die nur der Hausarzt als überweisungsbedürftig ansieht (44%). Der entsprechende Prozentsatz von Patienten, die nicht überwiesen werden sollen, liegt niedrig (15%), wenngleich höher als bei den Patienten, die keine psychiatrische Diagnose haben (4%).

Tabelle 7. Psychiatrische Diagnose (D) bzw. Überweisungsbedürftigkeit (Ü) und Punktzahl aufgrund des Goldberg-Interviews

Beurteilung durch	I+ A+		I+ A−		I− A+		I− A−		Gesamt
Punktzahl nach Goldberg	Ü	D	Ü	D	Ü	D	Ü	D	
< 20	20,0	34,0	34,8	47,6	55,9	87,0	85,1	95,7	77,3
≥ 20	80,0	66,0	65,2	52,4	44,1	13,0	14,9	4,3	22,7
Gesamt	30	200	138	206	34	131	1072	737	1274

Bezogen auf Diagnosen stellt man fest, daß die Mehrzahl der zu Überweisenden neurotische Störungen hatten (Tabelle 8). Überdurchschnittlich häufig erscheinen schizophrene Patienten, Patienten mit affektiven und anderen Psychosen sowie Alkoholiker und Drogenabhängige überweisungsbedürftig; wesentlich seltener wird solche Behandlung bei Alters- und organischen Psychosen sowie bei der Oligophrenie als indiziert angesehen. Analysiert man schließlich, ob Arzt oder Interviewer die Überweisungsbedürftigkeit konstatiert (Tabelle 9), so stellt man fest, daß der größte Teil der Überweisungsbedürftigkeit auf das Urteil des Interviewers in Abweichung vom Urteil des Hausarztes zurückgeht. Bezogen auf alle Patienten mit psychiatrischen Diagnosen (Intervieweurteil!) würden die Hausärzte nur 12% überweisen, die psychiatrischen Interviewer dagegen 39%. — Diese enorme Diskrepanz geht sicherlich unter anderem darauf zurück, daß die Interviewer keine Informationen über den Patienten hatten und damit auch nicht die Resultate von früheren psychiatrischen Untersuchungen kannten. Die Urteile des praktischen Arztes und des Psychiaters hinsichtlich der Überweisungsbedürftigkeit sind also kaum nebeneinander zu stellen.

Bei der Differenzierung nach Diagnosen sind einige Unterschiede zwischen Hausarzt und Interviewer festzustellen (Tabelle 9). Besonders hoch sind die Raten von Überweisungsbedürftigen für Patienten mit neurotischen Erkrankungen, für Persönlichkeitsstörungen, für Alkoholismus und für Oligophrenie, die auf den psychiatrischen Interviewer zurückgehen. Auffallend niedrig ist laut Urteil der praktischen Ärzte die Zahl der überweisungs-

Tabelle 8. Diagnosenverteilung von Patienten mit psychischen Störungen und von überweisungsbedürftigen psychiatrischen Patienten laut Urteil der psychiatrischen Interviewer. Anteil überweisungsbedürftiger Patienten an der Gesamtzahl der Patienten mit psychischen Störungen

	Psychiatrische Diagnosen		Psychiatrische Überweisungsbedürftigkeit		
	(1) abs.	(2) %	(3) abs.	(4) %	(5) % von (1)
(Prä)senile Demenz	40	9,0	7	3,6	17,5
Andere organische psychiatrische Erkrankungen	19	4,3	5	2,6	26,3
Schizophrenie	5	1,1	5	2,6	100,0
Affektive und andere Psychosen	41	9,2	26	13,5	63,4
Neurotische oder psychosomatische Erkrankungen	253	56,9	117	60,6	46,2
Persönlichkeitsstörungen	42	9,4	15	7,8	35,7
Alkoholismus und Drogenabhängigkeit	16	3,6	9	4,7	56,3
Oligophrenie	29	6,5	9	4,7	31,0
Gesamt	445	100	193	100	43,4

bedürftigen Patienten mit Neurosen und die der Kranken mit (prä)seniler Demenz. Bei den praktischen Ärzten besteht die Tendenz, Patienten mit anderen organischen Erkrankungen und mit affektiven und anderen Psychosen zum Facharzt zu überweisen.

Die Feststellung der Überweisungsbedürftigkeit durch den Hausarzt bedeutet noch nicht, daß der Betreffende auch tatsächlich beim Facharzt untersucht und behandelt wird, wie die Frage nach der früheren psychiatrischen Behandlung ergab. Trotz der Feststellung einer grundsätzlichen Notwendigkeit können der Realisierung der psychiatrischen Überweisung mehrere Gründe entgegenstehen: Schwierigkeiten, die nach Meinung des Hausarztes bei einer Überweisung auftreten, Ablehnung der psychiatrischen Untersuchung und Behandlung durch den Patienten und schließlich auch das Fehlen oder ein Unterangebot institutioneller Möglichkeiten.

Um die Gründe, die von seiten des Arztes einer Überweisung entgegenstehen, genauer kennenzulernen, haben wir die Ärzte gebeten, ein von Shepherd und Mitarbeiter (1971) ausgearbeitetes Interview zu beantworten, das zahlreiche Einstellungsfragen enthält (Tabelle 10). Wenn auch wegen der verschiedenen Versorgungssysteme in beiden Ländern eine exakte Parallelisierung des übersetzten Fragebogens nicht möglich ist, so gestattet die Befragung dennoch einen Vergleich mit den Ergebnissen aus England. Übereinstimmend wird in beiden Studien das Unbehagen der Patienten gegen eine Überweisung zum Nervenarzt

Tabelle 9. Psychiatrische Überweisungsbedürftigkeit auf Grund von Urteilen der psychiatrischen Interviewer bzw. Allgemeinärzte und diagnostische Beurteilung

Psychiatrische Überweisungs- bedürftigkeit Diagnosen	I+ A+ n = 32	I+ A− n = 142	I− A+ n = 19	I− A− n = 252	Gesamt n = 445
(Prä)senile Demenz	−	15,0	2,5	82,5	40
Andere organische psychiatrische Erkrankungen	5,3	10,5	10,5	73,7	19
Schizophrenie	40,0	40,0	20,0	−	5
Affektive und andere Psychosen	19,5	41,5	2,4	36,6	41
Neurotische oder psychosomatische Erkrankungen	5,1	37,2	4,0	53,8	253
Persönlichkeitsstörungen	9,5	21,4	4,8	64,3	42
Alkoholismus oder Drogenabhängigkeit	12,5	43,8	−	43,8	16
Oligophrenie	6,9	17,2	6,9	69,0	29
Gesamt	7,2	31,9	4,3	56,6	445

als häufigste Schwierigkeit genannt. Fast die Hälfte der Ärzte in London meinte, daß die Behandlung der Neurotiker ihre Sache sei und aus diesem Grunde sei auch keine Überweisung zum Psychiater erforderlich. Diese Meinung wurde von einem geringen Teil der Ärzte im Landkreis Traunstein geteilt, obwohl ihre Beurteilung der Überweisungsbedürftigkeit eigentlich dafür spricht, daß auch sie die Patienten mit Neurosen selten zum Facharzt überweisen. Ähnlich wie die erste lautet die dritthäufigste Antwort, daß die Patienten im Falle einer Überweisung als psychisch krank kategorisiert sind. In weiteren Punkten werden die Schwierigkeiten bei der stationären Unterbringung erwähnt, und der Mangel an leicht zugänglichen psychiatrischen Einrichtungen wird als Überweisungshindernis empfunden. Die in England sehr nachteilige lange Wartezeit zwischen der Anmeldung zur Konsultation und der Untersuchung findet sich bei uns nicht, sicherlich auch deshalb, da von den Ärzten in unserem Untersuchungsgebiet so gut wie keine festen Termine vergeben werden.

5. Überweisungsbedürftigkeit und Abschätzung des ambulanten psychiatrischen Behandlungsbedarfs

Die Art unserer Untersuchung bringt es mit sich, daß fast ausschließlich solche Patienten einbezogen wurden, bei denen auf Grund ihrer Erkrankung ambulante psychiatrische Behandlung in Frage kam, nicht aber solche, bei denen eine stationäre Behandlung erforder-

Tabelle 10. Einstellungsuntersuchung bei praktischen Ärzten zur Frage der psychiatrischen Überweisung: Vergleich zwischen Praxen im Landkreis Traunstein und in London (x = keine detaillierten Angaben bei Shepherd u. Mitarb., 1971)

Faktoren, welche eine Überweisung zum Psychiater beeinflussen können	Praktische Ärzte (Landkreis Traunstein) n = 18	Survey doctors (London) n = 75	National group (London) n = 149
Unbehagen der Patienten gegenüber einer Überweisung zum Nervenarzt	38,9	60,0	53,7
Schwierigkeiten, den Patienten in einem Krankenhaus unterzubringen	33,3	x	x
Der objektive Nachteil, daß die Patienten dann als psychisch krank kategorisiert sind	27,8	26,7	27,5
Mangel an leicht zugänglichen psychiatrischen Einrichtungen	22,2	13,3	5,4
Späte oder mangelnde Berichte aus dem Krankenhaus	22,2	x	x
Langer Zeitraum, bis der Nervenarzt Berichte über überwiesene Patienten schickt	16,7	5,3	5,4
Meinung, daß die Behandlung von Neurotikern Sache des praktischen Arztes ist	16,7	45,3	55,0
Mangelnde Verständigung zwischen praktischem Arzt und Nervenarzt	11,1	10,7	9,4
Enttäuschung von Patienten über die Untersuchung bzw. Behandlung beim Nervenarzt	11,1	x	x
Wartezeit zwischen der Anmeldung zur Konsultation und dem Untersuchungstermin	5,6	40,0	29,5
Oft kein Informationszuwachs durch Überweisung zum Nervenarzt	5,6	x	x
Keine Rücküberweisung vom Nervenarzt	5,6	x	x
Unbefriedigende Art und Weise, wie man mit den Patienten in einer psychiatrischen Klinik umgeht	5,6	17,3	18,1
Rücksicht auf die Nervenärzte, weil sie so beschäftigt sind	–	10,7	6,7
Unbefriedigende Teilung der Verantwortung	–	x	x
Sonstige	–	10,7	8,0

lich war. So bezieht sich die folgende Diskussion nur auf die Abschätzung des ambulanten Behandlungsbedarfs.

Von den 5% der Patienten, die von den Hausärzten als gegenwärtig überweisungsbedürftig angesehen werden, kommt nur ein sehr geringer Teil zum Nervenarzt. Nur 0,58% der Patienten aus den untersuchten Allgemeinpraxen wurden in einem Quartal beim Nervenarzt registriert. Die Bestimmung dieser Rate erfolgte auf Grund der retrospektiven Erhebung in der nervenärztlichen Praxis sowie auf Grund der Angaben der praktischen Ärzte über ihre Patientenzahl innerhalb von drei Monaten. Schätzt man unter Berücksichtigung der Wiederholer die Inanspruchnahme während eines Jahres, so dürfte die Rate Überwiesener, bezogen auf die Praxen, zwischen 1 bis 2% liegen.

Bezogen auf die Bevölkerung beträgt die Prävalenzrate der in einem Jahr ambulant psychiatrisch Behandelten etwa 1,1% (Dilling, 1977). Ein Vergleich zwischen den Raten Überweisungsbedürftiger und der Anzahl tatsächlich Behandelter, also der Prävalenzrate (Behandlungsprävalenz), stößt wegen der unterschiedlichen Zeiträume der Untersuchungen auf Schwierigkeiten. Unsere Studie bezieht sich nur auf die innerhalb von 14 Tagen behandelten Patienten. Von diesen hätten nach Meinung der Hausärzte 5%, nach Meinung der Interviewer 13% zum Psychiater überwiesen werden sollen. Wie oben begründet, ist eine Häufung von Patienten mit psychischen Störungen und somit auch eine größere Anzahl überweisungsbedürftiger Patienten in kurzen Untersuchungszeiträumen zu vermuten. Das bedeutet, daß keine Hochrechnung auf ein Quartal oder ein Jahr möglich ist, also auch kein Vergleich mit der tatsächlich vom Nervenarzt behandelten Zahl von Patienten.

Die Folgerung aus unseren Überlegungen liegt darin, daß aktuell eine beträchtliche Rate, die zwischen 5% und maximal 16% aller behandelten Patienten liegt, überweisungsbedürftig wäre. Ob es sich hier um eine einmalige Überweisung handeln müßte oder um mehrmalige Behandlungen, ob die meisten Patienten nach einer Überweisung keiner psychiatrischen Behandlung mehr bedürfen, rechnet zu den Faktoren, die die Inanspruchnahme nach einer anfänglich hohen Überweisungsrate in unvorhersehbarer Weise beeinflussen würden. In jedem Fall erweist sich, daß der Bedarf wesentlich höher liegt, als gegenwärtig durch die niedergelassenen Nervenärzte zu leisten wäre.

Beim einzelnen praktischen Arzt sind die wichtigsten, die Rate der Überweisungsbedürftigkeit beeinflussenden Faktoren sicherlich zum einen die verschieden ausgeprägte Fähigkeit, psychische Störungen überhaupt zu erkennen und zu diagnostizieren, zum anderen aber die therapeutische Kompetenz in diesem Bereich, die nach unseren Erfahrungen ebenfalls sehr unterschiedlich ist. Die sehr stark differierenden Überweisungsraten der praktischen Ärzte, die mit uns zusammenarbeiteten, sind also ohne genauere Kenntnis der Arbeitsweise des einzelnen Arztes, aber auch seiner Klientel nicht zu interpretieren.

Aus diesen Überlegungen folgt, daß die Überweisungsrate durch zusätzliche diagnostische und therapeutische Möglichkeiten des praktischen Arztes zu beeinflussen ist. Auch bei einer hohen Rate von behandlungsbedürftigen Patienten mit psychischen Störungen müßte sich die Rate der Überweisungsbedürftigen verhältnismäßig niedrig halten lassen. Da der praktische Arzt viele Patienten selbst ausreichend versorgen kann, reduziert sich der Anteil von überweisungsbedürftigen Patienten, und die Funktion des Facharztes verlagert sich stärker auf die Beratung der praktischen Ärzte.

Diese für die einzelnen Praxen auch in Zukunft stets vorauszusehende Relativität der Überweisungsbedürftigkeit sollte hier noch einmal unterstrichen werden. Dennoch müßte zur exakteren Klärung der Frage des Bedarfs eine für die gesamte Patientenpopulation der praktischen Ärzte repräsentative Untersuchung ins Auge gefaßt werden. Eine solche Studie würde dann eher Vergleiche mit Arbeiten wie von Shepherd und Mitarbeitern (1971) ermöglichen. Trotz der dargestellten Einschränkungen glauben wir, daß unsere Untersuchung zur Erarbeitung von Methoden der Bedarfsbestimmung an psychiatrischer Versorgung einen Beitrag leisten kann.

6. Zusammenfassung

In den Jahren 1973/74 wurde im Landkreis Traunstein eine Untersuchung durchgeführt, die wie eine entsprechende Studie in Mannheim zum Ziel hatte, die Häufigkeit psychischer Störungen bei Patienten in Allgemeinpraxen und deren psychiatrische Überweisungsbedürftigkeit zu bestimmen. Drei psychiatrische Untersucher beurteilten in 18 Allgemeinpraxen 1.274 Patienten mittels eines von Goldberg und Mitarbeitern (1970) entwickelten Interviews und stellten jeweils Diagnosen nach ICD (International Classification of Diseases). Es handelte sich um eine Zufallsstichprobe aller Patienten, die innerhalb von 14 Tagen den praktischen Arzt konsultierten. Etwa ein Drittel aller Patienten (32%) wies nach Interviewerurteil im jeweiligen Untersuchungszeitraum psychiatrische Symptome auf, nach Urteil der praktischen Ärzte nur etwa ein Viertel (26%). Diagnostisch die größte Bedeutung haben neurotische und psychosomatische Erkrankungen mit mehr als der Hälfte (57%) der psychisch auffälligen Patienten. Jeweils etwa 10% entfallen auf psychiatrische Altersstörungen, auf affektive und andere Psychosen sowie auf Persönlichkeitsstörungen. – Die wichtige Bestimmung der Überweisungsbedürftigkeit zum Psychiater, die durch viele schwer übersehbare Faktoren beeinflußt wird, ließ sich nur annähernd eingrenzen. 5% aller untersuchten Patienten hielt der niedergelassene praktische Arzt für überweisungsbedürftig, der psychiatrische Interviewer dagegen sogar 13%. Am häufigsten sollten Patienten mit neurotischen bzw. psychosomatischen Störungen überwiesen werden. – Im Anschluß an diese Ergebnisse werden Probleme der Ermittlung des Bedarfs an ambulanten psychiatrischen Diensten diskutiert.

7. Anhang

Tabelle I. Vergleich demographischer Angaben interviewter Patienten in 18 Allgemeinpraxen mit der Bevölkerung des Landkreises Traunstein (15 Jahre und älter). In Klammern: Werte aus der Paralleluntersuchung aus Mannheim

Merkmal	Ausprägung	Interviewte in 18 Praxen $n = 1.274$	Bevölkerung Landkreis Traunstein $n = 106.439$	Signifikanz
Geschlecht	Männlich	34,1 (37,9)	45,6 (47,9)	$\chi^2 = 68,37$;
	Weiblich	65,9 (62,1)	54,4 (52,1	1 df; $p < 0,001$
Alter	15-24	13,0 (7,9)	17,8 (16,4)	$\chi^2 = 112,42$;
	25-34	13,1 (10,4)	16,6 (20,4)	6 df; $p < 0,001$

Tabelle I (Fortsetzung)

Merkmal	Ausprägung	Interviewte in 18 Praxen n = 1.274	Bevölkerung Landkreis Traunstein n = 106.439	Signifikanz
	35-44	12,5 (13,7)	17,3 (17,0)	
	45-54	16,8 (15,8)	15,8 (14,2)	
	55-64	19,6 (21,5)	13,2 (16,2)	
	65-74	18,3 (22,2)	12,9 (11,1)	
	75 +	6,7 (8,5)	6,5 (4,7)	
Familienstand	Ledig	17,9 (15,2)	23,6	$\chi^2 = 83,13$; 3 df; $p < 0,001$
	Verheiratet/ getrennt	61,9 (60,0)	64,1	
	Verwitwet	17,7 (19,8)	10,5	
	Geschieden	2,5 (5,0)	1,9	
Haushalt	Einpersonen	15,9	8,9	$\chi^2 = 76,92$; 1 df; $p < 0,001$
	Mehrpersonen	84,1	91,1	
Berufstätigkeit	Ja	45,3	60,1	$\chi^2 = 113,55$; 1 df; $p < 0,001$
	Nein	54,6	40,0	
Berufliche Stellung	Selbständige	4,3	9,5	$\chi^2 = 238,09$; 6 df; (Hausfrauen ohne Beruf und Schüler/Studenten zusammengefaßt); $p < 0,001$)
	Mithelfende Familienangehörige	4,1	8,6	
	Beamte	1,4	3,8	
	Angestellte	15,6	12,2	
	Arbeiter	19,9	26,0	
	Rentner	24,8	22,9	
	Hausfrauen ohne Beruf	27,4	17,1	
	Schüler/ Studenten	2,4		

Tabelle II. Vergleich demographischer Angaben von Patienten mit und ohne psychiatrische Diagnose in 18 Allgemeinpraxen. Fallidentifikation durch Interviewer und/oder Ärzte

Merkmal	Ausprägung	psychiatrische Diagnose n = 537	keine psychiatrische Diagnose n = 737	Signifikanz
Geschlecht	Männlich	35,0	33,4	$\chi^2 = 0,36$; 1 df; $p > 0,05$
	Weiblich	65,0	66,6	
Alter	15-24	8,9	16,0	$\chi^2 = 20,82$; 6 df; $p < 0,01$
	25-34	13,0	13,2	

Tabelle II (Fortsetzung)

Merkmal	Ausprägung	psychiatrische Diagnose n = 537	keine psychiatrische Diagnose n = 737	Signifikanz
	35-44	13,6	11,7	
	45-54	19,2	15,1	
	55-64	22,2	17,8	
	65-74	16,6	19,5	
	75 +	6,5	6,8	
Familienstand	Ledig	15,5	19,7	$\chi^2 = 7,84$; 3 df; $p < 0,05$
	Verheiratet/ getrennt	61,5	62,3	
	Verwitwet	19,6	16,3	
	Geschieden	3,5	1,8	
Haushalt	Einpersonen	18,3	14,1	$\chi^2 = 4,07$; 1 df; $p < 0,05$
	Mehrpersonen	81,7	85,9	
Soziale Schicht nach Moore/ Kleining	I	1,3	1,1	$\chi^2 = 5,01$; 4 df; $p > 0,05$
	II	7,1	4,3	
	III	38,0	37,7	
	IV	41,5	42,7	
	V	12,1	14,1	
Schulbildung	Keine	–	0,4	$\chi^2 = 0,08$; 2 df (keine Schu bildung, Hilfs- und Volksschule zusammengefaßt); $p > 0,05$
	Hilfsschule	0,4	0,1	
	Volksschule	85,7	85,2	
	Mittelschule	10,1	10,2	
	Oberschule	3,9	4,1	
Ausbildung	Noch in der Schule	0,7	1,0	$\chi^2 = 0,89$; 4 df (noch in der Schule und keine Ausbildung zusammengefaßt); $p > 0,05$
	Keine	36,3	35,7	
	Angelernt	12,7	13,3	
	Abgeschlossene Lehre	34,8	36,5	
	Fachschule	12,3	10,9	
	Hochschule	3,2	2,7	
Berufliche Stellung	Selbständige	3,7	4,8	$\chi^2 = 11,55$; 7 df; $p > 0,05$
	Mithelfende Familienangehörige	3,7	4,3	
	Beamte	1,7	1,2	
	Angestellte	17,7	14,1	
	Arbeiter	17,3	21,9	

Tabelle II (Fortsetzung)

Merkmal	Ausprägung	Psychiatrische Diagnose n = 537	Keine psychiatrische Diagnose n = 737	Signifikanz
	Hausfrauen ohne Beruf	30,4	25,2	
	Rentner	23,7	25,6	
	Schüler und Studenten	1,9	2,9	

Tabelle III. Vergleich demographischer Angaben psychiatrisch überweisungsbedürftiger Patienten mit nicht überweisungsbedürftigen. Fallidentifikation durch Interviewer und/oder Ärzte

Merkmal	Ausprägung	Überweisungsbedürftig n = 202	Nicht überweisungsbedürftig n = 1.072	Signifikanz
Geschlecht	Männlich	34,2	34,1	$\chi^2 = 0,01$;
	Weiblich	65,8	66,0	1 df; p $>$ 0,05
Alter	15-24	11,4	13,3	$\chi^2 = 22,72$;
	25-34	15,8	12,6	6 df; p $<$ 0,001
	35-44	17,3	11,6	
	45-54	22,8	15,7	
	55-64	17,3	20,1	
	65-74	12,9	19,3	
	75 +	2,5	7,5	
Familienstand	Ledig	15,4	18,4	$\chi^2 = 5,28$;
	Verheiratet/getrennt	64,4	61,5	3 df; p $>$ 0,05
	Verwitwet	15,8	18,0	
	Geschieden	4,5	2,2	
Haushalt	Einpersonen	16,3	15,8	$\chi^2 = 0,10$;
	Mehrpersonen	83,7	84,2	1 df; p $>$ 0,05
Soziale Schicht nach Moore/Kleining	I	2,0	1,0	$\chi^2 = 5,71$;
	II	7,4	5,1	3 df (Schicht I
	III	33,2	38,7	und II zusam
	IV	45,5	41,6	mengefaßt);
	V	11,9	13,5	p $>$ 0,05
Schulbildung	Keine	—	0,3	$\chi^2 = 1,16$; 2 df
	Hilfsschule	0,5	0,2	(keine Schulbil
	Volksschule	83,2	85,8	dung, Hilfs- und Volksschule zu
	Mittelschule	12,4	9,7	sammengefaßt);
	Oberschule	4,0	4,0	p $>$ 0,05

Tabelle III (Fortsetzung)

Merkmal	Ausprägung	Überweisungs-bedürftig n = 202	Nicht über-weisungsbedürftig n = 1.072	Signifikanz
Ausbildung	Noch in der Schule	0,5	0,9	$\chi^2 = 4,66$; 4 df (noch in der Schule und keine Berufs-ausbildung zu-sammengefaßt); p $> 0,05$
	Keine	31,2	36,9	
	Angelernt	11,9	13,3	
	Abgeschlossene Lehre	42,1	34,6	
	Fachschule	11,4	11,5	
	Hochschule	3,0	2,9	
Berufliche Stellung	Selbständige	3,5	4,5	$\chi^2 = 20,09$; 7 df; p $< 0,01$
	Mithelfende Fa-milienangehörige	3,0	4,3	
	Beamte	3,0	1,1	
	Angestellte	18,3	15,1	
	Arbeiter	23,2	19,3	
	Hausfrauen ohne Beruf	32,7	26,4	
	Rentner	14,9	26,7	
	Schüler und Studenten	1,5	2,6	

Literatur

Cooper, B., Morgan, H.G.: Epidemiological Psychiatry. Springfield/Ill.: Ch. C. Thomas 1973

Dilling, H.: Niedergelassene Nervenärzte in der psychiatrischen Versorgung. Nervenarzt 78, 586-602 (1977)

Dilling, H., Weyerer, S., Lisson, H.: Zur ambulanten psychiatrischen Versorgung durch niedergelassene Nervenärzte. Soc. Psychiat. 10, 111 (1975)

Gardiner, A.Q., Petersen, J., Hall, D.J.: A survey of general practitioners' referrals to a psychiatric out-patient service. Brit. J. Psychiat. 124, 536-541 (1974)

Goldberg, D.P., Blackwell, B.: Psychiatric illness in general practice: a detailed study using a new method of case-identification. Brit. med. J. 1970 II, 439-443

Goldberg, D.P., Cooper, B., Eastwood, M.R., Kedward, H.B., Shepherd, M.: A standardized psychiatric interview for use in community surveys. Brit. J. Prev. Soc. Med. 24, 18-23 (1970)

Hummel, H.J., Kaupen-Haas, Kaupen, W.: Die Überweisung von Patienten als Bestandteil des ärztlichen Interaktionssystems. In: Kaupen-Haas, H. (Hrsg.): Soziologische Probleme medizinischer Berufe. Köln-Opladen: Westdeutscher Verlag 1968

Kaeser, A.C., Cooper, B.: The psychiatric patient, the general practitioner and the out-patient clinic. Psychol. Med. 1, 312-325 (1971)

Kessel, W.I.N., Shepherd, M.: Neurosis in hospital and general practice. J. ment. Sci. 108, 159-166 (1962)

Logan, W.P.D., Cushion, A.A.: Morbidity Statistics from General Practice, Vol. I
(general). Studies on Medical and Population Subjects, No. 14. London; HMSO
1958
Moeller, M.L.: Krankheitsverhalten bei psychischen Störungen und die Organisation
psychotherapeutischer Versorgung. Nervenarzt 43, 351-360 (1972)
Øgar, B.: Patients in Norwegian General Practice. Unveröffentlichtes Manuskript.
Oslo 1976
Shepherd, M., Cooper, B., Brown, A.C., Kalton, G.W.: Psychiatric Illness in General
Practice. London: Oxford University Press 1971
Strotzka, H.: Kleinburg. Eine sozialpsychiatrische Feldstudie. Wien: Österreichischer
Bundesverlag 1969
WHO-Euro 5427 I: Psychiatry and Primary Medical Care. Kopenhagen: WHO 1973

Epidemiologie der geistigen Behinderung bei Kindern und Jugendlichen

Zur Epidemiologie der geistigen Behinderung

Vorläufige Ergebnisse einer Felderhebung in Mannheim

M. C. LIEPMANN und K. R. MARKER

1974 wurde in Mannheim eine epidemiologische Querschnittsstudie über geistig behinderte Kinder im Schulalter begonnen. Damit wurde auf dem Gebiet der administrativen Forschung ein Beitrag zur realistischeren Schätzung des Versorgungsbedarfs Geistigbehinderter (GB) versucht. Voraussetzungen dafür sind Kenntnisse über Häufigkeit (Prävalenz), Verteilung und Schweregrad der Behinderung in einer bestimmten Population, über die daraus ableitbaren spezifischen Morbiditätsmuster und über Inanspruchnahme und Wirksamkeit bestehender Einrichtungen. Diese deskriptive Epidemiologie wird häufig unterbewertet (Pflanz, 1973); sie ist dennoch Ausgangsbasis für alle anderen epidemiologischen Zielsetzungen wie etwa die Aufdeckung von Risikofaktoren oder Evaluation bestehender Versorgungsinstitutionen.

Nach einer einleitenden Definition der geistigen Behinderung, einer Übersicht über Prävalenzstudien in anderen Ländern und über Prävalenzschätzungen für die BRD wird das Mannheimer Projekt beschrieben. Erste Ergebnisse werden mitgeteilt.

1. Definition und Klassifikation der geistigen Behinderung

Der Bericht über die Lage der Psychiatrie in der BRD[1] versteht unter GB „Kinder, Jugendliche und Erwachsene, deren geistige Entwicklung durch angeborene oder erworbene Störungen vorübergehend oder auf Dauer hinter der altersgemäßen Norm zurückgeblieben ist, so daß sie für ihre Lebensführung besonderer Hilfen bedürfen". Er fährt fort: „Mit der geistigen Behinderung sind oft Beeinträchtigungen der Sprache, der Motorik, der Sinnesleistungen, des Verhaltens, der emotionalen und Persönlichkeitsentwicklung sowie der sozialen Anpassung verbunden". Ähnliche Definitionen wurden für die BRD z.B. auch vom Deutschen Bildungsrat (1973), von Bach (1968, 1974) und z.B. vom Kultusministerium Baden-Württemberg (1968) vorgelegt und folgende Merkmale wiederholt genannt:

1. GB vermögen dem Bildungsgang der Sonderschule für Lernbehinderte nicht zu folgen.
2. Sie „erwecken den Eindruck"[2], bildungsschwach zu sein, insbesondere aufgrund kognitiver Schwäche; meist wird daher als Hauptkriterium eine Intelligenzminderung vorgeschlagen.

---

[1] Im folgenden zitiert als Enquête 1975. Zitat: a.a.O., S. 26.

[2] § 3 der Verordnung des Kultusministeriums Baden-Württemberg über die Pflicht zum Besuch der Sonderschule für bildungsschwache Kinder und Jugendliche, 1968, 1969.

3. Sie sind in ihrer sozialen Anpassung so schwer beeinträchtigt, daß sie auf besondere, meist lebenslange soziale und pädagogische Hilfen angewiesen sind.

Das erste Kriterium (Schulversagen) ist fast immer der Anlaß für differentialdiagnostische Bemühungen. Wegen der bekannten Streubreite von Schulleistungsnormen und der geringen Reliabilität der schulischen Beurteilungsmaßstäbe (Kanter, 1974) fließen hier vermutlich eher implizit als explizit die unterschiedlichsten Variablen institutioneller Art (z.B. Anspruchsniveau der jeweiligen Schule, Klassen- und Lehrerfrequenz) und Persönlichkeitsmerkmale des beurteilenden Lehrers und des zu beurteilenden Kindes mit ein.

Das zweite Kriterium (Intelligenzminderung) beherrscht international die Definition, obwohl die prognostische Validität einer punktuellen Messung — wie bei den gebräuchlichen Tests üblich — gerade bei GB umstritten ist. Die Entwicklung des vielversprechenden alternativen Konzepts der Lerntests ist jedoch noch nicht so weit vorangeschritten, daß es in der Praxis einsatzfähig wäre (zusammenfassend Flammer, 1975). Ein weiterer Mangel von Intelligenztests ist, daß sie für Normalpopulationen konstruiert und an ihnen geeicht sind, somit in Extrembereichen an Differenzierungsfähigkeit verlieren. Am ehesten sind von den in der BRD verwendeten Verfahren noch der Hamburg-Wechsler-Intelligenztest für Kinder (HAWIK) und der Binet-Bobertag-Norden-Test (BBN) bei Lernbehinderten (LB) und GB im Schulalter einsetzbar; beide IQs sind — wenn auch mit Einschränkungen — vergleichbar (Kautter u. Mitarb., 1971). Dennoch bleiben bei beiden Tests die oben genannten Einwände bestehen. Der Wert des BBN wird zusätzlich durch die fehlende Standardisierung geschmälert. Die ursprünglich von den Autoren zur Differentialdiagnose zwischen GB und LB gedachte Testbatterie für geistig behinderte Kinder (Bondy u. Mitarb., 1969) hat zwar eine Testkonstruktion an beiden Gruppen durchlaufen, es findet sich aber bei allen Subtests ein zumindest für epidemiologische Untersuchungen unbefriedigend großer Überschneidungsbereich (Kleber, 1972; für den Subtest CMM: Lüer u. Steinhagen, 1972). Dennoch setzte sich in der BRD im pädagogischen, zunehmend auch im medizinischen Bereich anhand des IQ-Kriteriums eine Unterteilung der Kinder mit Intelligenzminderung durch, die mit der Schulgliederung parallel läuft (vgl. z.B. Mutters, 1972):

Lernbehinderung (bzw. Sonderschulen für Lernbehinderte)	—	mit dem traditionellen Begriff der Debilität vergleichbar; IQ-Grenzen von 60/65 bis 80/85
geistige Behinderung (bzw. Sonderschulen für Geistigbehinderte)	—	etwa der früher gebräuchlichen Gruppierung von Imbezillität und Idiotie entsprechend; IQ < 60/65

Die 8. Revision des ICD (Diagnosenschlüssel, 1971) sieht 4 Grade der Oligophrenie vor und zusätzlich einen für Grenzfälle zur normalen Intelligenz. Die American Association on Mental Deficiency (Grossman, 1973) übernimmt diese Einteilung, schließt jedoch die Grenzfälle (borderline intelligence) aus ihrer Definition von Mental Deficiency aus, indem sie einen IQ zwei oder mehr Standardabweichungen unterhalb des Mittelwertes fordert (und zusätzlich noch „deficits in adaptive behaviour").

Um Tests mit unterschiedlichen Normskalen vergleichen zu können, sollte die Grenzziehung in Standardabweichungen vom Mittelwert angegeben werden. Die im anglo-amerikanischen Raum am häufigsten verwendeten Tests z.B. haben zwar den gleichen Mittelwert (100), aber unterschiedliche Standardabweichungen (Binet-Stanford: sd = 16, Wechsler-Skalen: sd = 15). Eine Verwirrung entsteht gelegentlich allein dadurch, daß IQ-Werte als Grenzen diskutiert werden und der Referenztest nicht genannt wird.

Die drei unteren Intelligenz-Grade in der 8. Revision des ICD (moderate, severe, profound) werden häufig zusammengefaßt (für Großbritannien vgl. z.B. Penrose, 1938; Mental Health Act, 1959; Kushlick, 1966). In der Tat stellt die Feinabstufung nach IQ in diesem Extrembereich eine Scheingenauigkeit dar. Es ergibt sich somit − ähnlich wie in der BRD − eine Zweiteilung in mild [3] und severe mental retardation [4], allerdings mit niedrigerer Grenzziehung bei IQ 50/55 und nicht wie hierzulande üblich bei IQ 60/65. Eine Übersicht gibt Tabelle 1.

Tabelle 1. Grade der Intelligenzminderung

Mental Deficiency: ICD, 8. Rev.		Testwert-Abweichung vom Mittelwert (in Standardabweichungen)	IQ-Grenzen nach Binet-Stanford (sd = 16) (im ICD genannt)	IQ-Grenzen nach Wechsler-Skalen (sd = 15)
Grade	ICD Nr.			
borderline	310	−1 bis −2	68-85	70-84
mild	311	−2 bis −3	52-67	55-69
moderate	312	−3 bis −4	36-51	40-54
severe	313	−4 bis −5	20-35	25-39
profound	314	mehr als −5	$\leqslant 19$	$\leqslant 24$

Mit dem dritten Kriterium (soziale Anpassung) wird eine Reihe von Verhaltensweisen zusammengefaßt, die von der Selbstversorgung (Gehen, Essen, Waschen etc.) bis zu Verhaltensstörungen reichen. Von der American Association on Mental Deficiency (AAMD) wird soziale Anpassung als gleichwertiges Kriterium neben dem IQ zur Definition der GB herangezogen (Grossman, 1973), so daß als GB bezeichnet wird, wer sowohl unterdurchschnittliche Intelligenz als auch unterdurchschnittliche soziale Anpassung zeigt. „Soziale Anpassung" ist ein komplexes Konstrukt. Sie ist u.a. stark abhängig vom Alter und von Umweltanforderungen.

Im angelsächsischen Raum gibt es einige Skalen zur Messung der „sozialen Anpassung" (z.B. die Vineland Social Maturity Scale, Doll, 1936; die AAMD Adaptive Behavior Scale, Nihara u. Mitarb., 1974; Übersicht über weitere Skalen bei Williams, 1973).

Meßtechnische Schwierigkeiten liegen in der Vielzahl und Heterogenität der zu berücksichtigenden Verhaltensbereiche und in der Art der Erfassung (meist Fremdrating durch Bezugspersonen, selten aufwendige Verhaltensbeobachtungen). Das einzige und bekannte deutschsprachige Instrument, das eine Testkonstruktion durchlaufen hat, ist die Kurzform der Vineland Social Maturity Scale (VSMS) aus der TBGB von Bondy und Mitarbeitern (1969). Diese zeigt allerdings selbst bei GB bereits vom 11. Lebensjahr an Deckeneffekte.

Bei der Diskussion der Klassifikationskriterien darf nicht übersehen werden, daß sich hier drei Interessen nicht vollständig decken:
− das Interesse von Epidemiologen an einer klaren, international einheitlichen und praktikablen Falldefinition;

---

[3] Annähernd synonyme Bezeichnungen sind: mildly handicapped, mildly subnormal, cultural-familial retarded, feeble minded, educationally retarded, educable retarded oder learning handicapped.

[4] Annähernd synonyme Bezeichnungen sind: severely mentally handicapped, severely subnormal, secondary environmental retardation.

– das Interesse der jeweiligen Administration, Kinder den vorhandenen (national und lokal unterschiedlichen) Schul- und Versorgungssystemen zuzuordnen;
– das Interesse des jeweiligen Kindes bzw. seiner Eltern oder des in der Einzelfalldiagnostik Arbeitenden an einer jeweils individuell optimalen Förderung.

Die Epidemiologie wird, um einen Gesamtüberblick geben zu können, zunächst mit groben Kriterien auskommen müssen. Auch in der vorliegenden Arbeit beschränken wir uns zunächst auf die Kriterien nach IQ und Beschulung.

2. Zur Prävalenz Geistigbehinderter: ausländische Untersuchungen

Epidemiologische Studien über GB beziehen sich vorwiegend auf *schwere* geistige Behinderung (IQ < 50), einmal, weil sie offenkundig große Versorgungsprobleme bereitet, zum anderen, weil die Fallidentifikation hier zuverlässiger zu sein scheint, als bei leicht geistig Retardierten[5].

Aus Tabelle 2 ist ersichtlich, daß für Großbritannien seit der im Jahre 1929 von Lewis durchgeführten nationalen Untersuchung zahlreiche epidemiologische Befunde über GB vorliegen (Übersichten bei Heber, 1970; Abramowicz u. Richardson, 1975; Kushlick u. Blunden, 1974).

Die englischen und amerikanischen Untersuchungen sowie die aus Polen erzielten hinreichende Übereinstimmung bzgl. der Prävalenz schwerer geistiger Behinderung (IQ < 50) bei Schulkindern. Die Raten bewegen sich in einer Größenordnung von 3,0 bis 4,1‰ bezogen auf die altersgleiche Gesamtbevölkerung. Die Untersuchungen aus Schottland, Irland, z.T. die aus Schweden, insbesondere aber aus Holland, liefern höhere Raten. Die Höhe der ermittelten Prävalenzrate hängt u.a. entscheidend von den Methoden der Fallidentifikation und von der Falldefinition ab. Sie erhöht sich z.B. erheblich, wenn anstelle des international üblichen cut-offs bei IQ = 50 ein IQ von 60 — wie in der BRD üblich — zur Abgrenzung der GB von den LB gewählt wird. Daher sind die in Tabelle 2 zusammengefaßten empirischen Befunde mit Angaben deutscher Autoren nicht vergleichbar.

3. Prävalenzschätzungen über Geistigbehinderte für die Bundesrepublik Deutschland

In der BRD gibt es bislang keine umfassende empirische Arbeit, die über Häufigkeit und Schweregrad der geistigen Behinderung verbindliche Aussagen macht. Anhaltspunkte bieten allein folgende, z.T. widersprüchliche Schätzungen:

1. v. Bracken (1965) rechnet mit 5‰ (d.h. 50.000) lebenspraktisch Bildungsfähigen im Vorschulalter und bestätigt 1970 (v. Bracken u. Has) diesen Schätzwert anhand der von Sondersorge und Barth (1963) im Landkreis Bergstraße West (Hessen) durch-

---

[5] „Von der Sache her sind genaue und zuverlässige Angaben über Vorkommen von Lernbehinderungen unter Kindern und Jugendlichen nicht möglich. Nachdem nicht eindeutig feststeht, was unter Lernbehidnerungen zu verstehen ist, lassen sich auch keine exakten Daten über die Auftretenshäufigkeit gewinnen" (Kanter, 1975, S. 196).

Tabelle 2. Prävalenzraten verschiedener epidemiologischer Untersuchungen zur schweren geistigen Behinderung (IQ $<$ 50). Bei den mit + gekennzeichneten Studien wurde IQ $<$ 52 als Kriterium verwendet

Untersuchungsgebiet Autor und Jahr der Erhebung	Untersuchte Altersgruppe	Prävalenzrate pro 1.000
England und Wales: Lewis (1926-1929)		
Städtische Gebiete	7-14	3,71
Ländliche Gebiete	7-14	5,61
USA, Baltimore: Lemkau u. Mitarb. (1936-1943)	10-14	3,3
USA, Onandaga County: New York State Department of Mental Hygiene, Mental Health Research Unit (1953)	5-17	3,6
+ Schweden, „Southern Swedish Survey", ländliche Gebiete: Åkesson (1959)	alle Alters- gruppen	5,8
England, Middlesex: Goodman u. Tizard	7-14	3,45
(1960)	10-14	3,61
	5-14	3,34
England, Salford: Susser u. Kushlick (1961)	15-19	3,62
Schottland, Aberdeen: Birch u. Mitarb. (1962)	8-10	3,7
Nord-Irland; städtische und ländliche Gebiete: Scally u. McKay (1962)	15-19	4,7
England, Wessex: Kushlick (1963)		
a) County Boroughs	15-19	3,54
b) Counties	15-19	3,84
England, Isle of Wight, Rutter u. Mitarb. (1970)	5-14	3,4
Schottland, Edinburgh: Drillien u. Mitarb. (1962-1964)	7,5-14,5	5,0
+ Schweden, „Western Swedish Survey", (2 Inseln, ländliche Gebiete an der West- küste): Åkesson (1964)	alle Alters- gruppen	6,1
Polen: Wald (1964-1967)	5-14	3,06
Holland, Amsterdam: Sorel (1966-1967)	10	7,25
	13	7,34
England, Camberwell: Wing (1967)	5-9	4,09
	10-14	3,66
	5-14	3,89
England, Camberwell: Wing (1970)	5-9	4,41
	10-14	3,94
	5-14	4,19
+ Schweden, „Urban Swedish Survey", Mölndal: Wallin (1974)	alle Alters- gruppen	2,5

geführten Untersuchung: Innerhalb einer Gesamtbevölkerung von 82.000 Einwohnern mit 9.361 Volks-, Real- und Sonderschülern wurden als „praktisch bildbar" 42 Kinder (7-14 Jahre) beurteilt.

2. Mutters (1971) bestätigt die von der Bundesvereinigung Lebenshilfe vertretene Ansicht, daß 6-7%o der schulpflichtigen Kinder geistig behindert sind, und stellt folgende Rechnung auf: In der BRD gibt es 9,5 Millionen Kinder zwischen dem 6. und 17. Lebensjahr; in die Sonderschule für GB kommen hiervon etwa 5,5%o (d.h. 52.000 Kinder). Andererseits nennt er für die WHO-Working Group on Data Collection and Classification in Services for the Mentally Retarded 1972 folgende Zahlen:
   a) Lernbehinderte   2-3% der Kinder im schulpflichtigen Alter (IQ 61-80)
   b) Geistigbehinderte   0,8-1% der Kinder im schulpflichtigen Alter (IQ $\leqslant$ 60)

3. Sander (1975) kommt aufgrund deutscher Expertenschätzungen zu folgender, zusammenfassender Annahme: „. . ., daß durchschnittlich 0,6% der Kinder im Schulpflichtalter als sonderschulbedürftige Geistigbehinderte zu betrachten sind". In der Regel wird dabei „. . . die obere Grenze der sonderschulbedürftigen geistigen Behinderung durch Hilfsschulunfähigkeit bestimmt" (a.a.O., S. 36).

4. Die Enquête (1975, S. 261) rechnet unter Berücksichtigung der geringeren Lebenserwartung der GB mit einem Anteil von etwa 6%o GB in der Gesamtbevölkerung.

5. Schülerzahlen aus Sonderschulen liefern allenfalls Minimalsätze (Wegener, 1971), da viele geistig behinderte Kinder nicht beschult oder in auswärtigen Heimen untergebracht sind. Insofern sind amtliche Statistiken mehr oder weniger unvollständig. Dies wurde kürzlich in einer von Wagner und Baetcke (1976) an hessischen Schulen für Praktisch Bildbare (entspricht der Bezeichnung: Sonderschule für GB) bestätigt: 73,9% der „offiziell" bekannten GB (N = 3.721) besuchten Schulen und Heimschulen. Oder: ausgehend von der Annahme, daß mit 0,6% geistig behinderten Schulkindern zu rechnen ist, müßten theoretisch 4.211 GB vorhanden sein, von denen 3.721 (= 88%) bekannt sind.
Für die Mannheimer Prävalenzstudie lieferte eine von Wing (1967) in Camberwell/London durchgeführte epidemiologische Untersuchung Anhaltspunkte.[6] In einer persönlichen Mitteilung wurden uns Daten für dieselben Altersjahrgänge und für das in der BRD gebräuchliche Kriterium (IQ $\leqslant$ 60) zur Verfügung gestellt. Wing ermittelte eine Prävalenzrate von 7,9%o für Kinder zwischen dem 7. und 16. Lebensjahr mit IQ $\leqslant$ 60; eine Rate also, die über den geschätzten 6%o [s.o. Punkt (3) und (4)] liegt.
Danach wären bei gleicher Rate für Mannheim unter insgesamt 38.969 Kindern deutscher Staatsangehörigkeit 308 GB (IQ $\leqslant$ 60) zu erwarten.

4. Das Projekt „Geistig behinderte Kinder in Mannheim" — Ziele und Methoden

„Exakte epidemiologische Daten über GB und insbesondere über betreuungsbedürftige GB liegen in der Bundesrepublik Deutschland noch nicht vor" (Enquete 1975, S. 261). *Hauptziel* der 1974 in Mannheim begonnenen epidemiologischen Studie ist deshalb die Ermittlung der Prävalenz geistig behinderter Kinder im Schulalter sowie eine Abschätzung von

---

[6] Die Studie von Wing wird von Abramowicz und Richardson 1975 als sehr reliabel beurteilt.

Art und Ausmaß ihrer Behinderung(en). Ziel ist die Identifikation *aller* GB der Geburts-jahrgänge 1958 bis 1967, die oder deren (Pflege)eltern 1974 mit Hauptwohnsitz in Mann-heim gemeldet waren.[7]

Wir ermitteln:

1. *Eine administrative Prävalenz:* Als GB werden alle Kinder der oben genannten Unter-suchungspopulation angesehen, die 1974 keine Lernbehinderten-, Grund-, Haupt- oder weiterführende Schule besuchten, d.h. im einzelnen:
   - entweder die Schule für Geistigbehinderte (früher: Sonderschule für Bildungsschwache) besuchten,
   - oder in speziellen Klassen für GB in anderen Sonderschulen untergebracht waren,
   - oder bereits aus einer dieser Schulen nach Beendigung der Schulpflicht ausgeschult waren,
   - oder nie bzw. nach kurzen Probeaufenthalten nicht mehr beschult wurden (meist von der Schulpflicht befreit waren, gelegentlich Einrichtungen der Lebenshilfe be-suchten, häufig in Heimen, aber auch zuhause gepflegt wurden und einen $IQ \leqslant 60$ hatten, ersatzweise als „geistig behindert", „imbecill" oder „idiotisch" von Kliniken, dem Gesundheitsamt oder Schulamt diagnostiziert waren).
2. *Eine Erhebungsprävalenz:* Als GB werden alle Kinder der oben genannten Untersuchungs-population angesehen, die — unabhängig von der Beschulungsart — einen $IQ \leqslant 60$ haben (national übliche obere Grenze für GB).[8]
   Innerhalb dieser Gruppe wurde noch die Rate der Kinder mit $IQ < 50$ ermittelt (inter-national üblicher cut-off zwischen GB und LB) um Vergleiche mit ausländischen Prä-valenzraten zu ermöglichen.

Zur *Fallidentifikation* wurde, um möglichst alle potentiellen Fälle zu erfassen, bislang mit 429 Einrichtungen, die GB betreuen, Kontakt aufgenommen, davon 30 in Mannheim, weitere 374 in der BRD und 25 in der Schweiz und in Österreich. Die Mitarbeit der Mann-heimer Einrichtungen konnte ausnahmslos erreicht werden. Die Rücklaufquote aus Ein-richtungen außerhalb Mannheims beträgt bislang 68,7%; sie ist für die Einrichtungen in Baden-Württemberg mit 100% am höchsten.

Erhebungen aus Akten durch Mitarbeiter des Projekts wurden vorgenommen, sobald geistig behinderte Kinder aus Mannheim in der betreffenden Einrichtung zu erwarten bzw. gemeldet waren. So insbesondere:
- in der Mannheimer Schule für Geistigbehinderte,
- in der Mannheimer Körperbehinderten-Schule
- in 6 Mannheimer Schulen für Lernbehinderte,
- im Mannheimer Jugendamt,
- im Staatlichen Schulamt Mannheim,
- im Staatlichen Gesundheitsamt Mannheim,
- in den Universitätskliniken für Kinder- und Jugendpsychiatrie in Heidelberg und Mannheim,
- in den Universitätskinderkliniken Heidelberg und Mannheim

---

[7] In der unten berichteten Vorauswertung wurden Blinde und Gehörlose (bei vorliegender fachärztlicher Diagnose) sowie Kinder ausländischer Staatsangehörigkeit ausgeschlossen.

[8] Die IQ-Werte stammen aus Schul- und Krankenakten; fehlende IQs wurden geschätzt, vgl. unten, Punkt 5.

— in 15 Heimen in der BRD, in denen geistig behinderte Kinder aus Mannheim untergebracht sind;
— im Einwohnermeldeamt Mannheim wurde für jedes Kind der Untersuchungspopulation
das Wohnsitzkriterium überprüft.[9]

Sekundär aus Akten der jeweiligen Einrichtung wurden erhoben: Personalien, Familien-
und Lebensverhältnisse, vorliegende medizinische Diagnosen, IQ-Werte, schulische u.a.
Förderungsversuche, gegenwärtige Beschulung u.a.

In primären Einzelfalluntersuchungen wurden insgesamt 305 Kinder von Psychologen
mit folgenden Subtests der TBG (Bondy u. Mitarb., 1969) getestet: Columbia Mental
Maturity Scale (CMM), ein Indikator für allgemeine Intelligenz, Peabody Picture Vocab-
ulary Test (PPVT) als Maß für den passiven Wortschatz, Kreise-Punktier-Test (KP) als
Maß für feinmotorische Koordination. Die Kurzform der Vineland Social Maturity Scale
(VSMS aus der TBGB) wurde von Erziehern oder Eltern ausgefüllt. Außerdem schätzte
der Psychologe das spontan oder nach Provokation mit Standardfragen auftretende
Sprachverhalten des Kindes anhand einer 10stufigen Skala und problematisches Verhalten während der Untersuchung ein.

Medizinische Einzelfalluntersuchungen, die nicht den Anspruch einer vollständigen
neurologisch-psychiatrischen und gründlichen Allgemeinuntersuchung erheben, konnten
bei insgesamt 290 Kindern durchgeführt werden. Systematisch erhoben wurden einige
Maße (Gewicht, Körpergröße, Kopfumfang etc.) und körperliche Behinderungen (z.B.
beim Gehen, Sehen, Hören) sowie neurologische Auffälligkeiten (z.B. Reflexe, Paresen).

5. Vorläufige Ergebnisse des Mannheimer Projekts zu Prävalenz GB

Die Auswertung der Daten ist noch nicht abgeschlossen. Dennoch läßt sich bereits jetzt
sagen, daß
— die Rate nach den Kriterien der administrativen Prävalenz [vgl. oben 2. (1)] mindestens
8,1‰,
— die Erhebungsprävalenz [vgl. oben 2. (2)] bei der Grenzziehung IQ $\leqslant$ 60 mindestens
7,2‰, bei der Grenzziehung IQ $<$ 50 mindestens 4,1‰ betragen wird.
Die Raten beziehen sich auf die Geburtsjahrgänge 1958 bis 1967 und das Prävalenzjahr 1974; die untersuchten GB waren somit 7 bis 16 Jahre alt.
Es wurden jeweils nur Kinder deutscher Staatsangehörigkeit berücksichtigt. Taube und
Blinde, bei denen eine deutliche geistige Behinderung nicht gesichert erschien, wurden ausgeschlossen.
Zur Berechnung nach dem IQ ist anzufügen: Hier sind Kinder aus den 6 Mannheimer
Sonderschulen für Lernbehinderte miteinbezogen. Es wurde jeweils der zeitlich jüngste IQ
aus Akten verwendet (in etwa 80% war dieser nach dem Binet-Bobertag-Norden-Test er-

---

[9] Zu danken ist dem Kultusministerium Baden-Württemberg, dem Gesundheits- und
Schulamt Mannheim und den oben genannten Einrichtungen, darunter den Johannes-
Anstalten in Mosbach und Schwarzach, insbesondere den Eltern, die durch ihre Zustim-
mung (bis auf wenige Ausnahmen, $<$ 2%) eine derartige Untersuchung erst ermöglichten,
sowie der Deutschen Forschungsgemeinschaft, die das Projekt finanzierte.

mittelt worden). Bei ca. 40% der Kinder lag kein IQ vor. In diesen Fällen wurder IQ mit Hilfe multipler Regression aus den von uns primär erhobenen Testdaten geschätzt (multiples R mit dem IQ = .705).

Bei in wenigstens zwei Testversuchen als „nicht testbar" beurteilten Kindern wurde ein IQ < 50 angenommen.

Ziel ist eine Jahresprävalenz, die im Vergleich zur Stichtagsprävalenz weniger jahreszeitlichen Schwankungen unterliegt. Dabei wird bei Umschulungen in 1974 die in 1974 längstdauernde Beschulungsart gewertet. Bei Wohnungswechsel nach und aus Mannheim in 1974 werden für die Endauswertung jeweils halbe Fälle gezählt.

Die genannten Raten können sich bei weiteren positiven Rückläufen aus den oben genannten Einrichtungen sowie nach Sichtung einer Reihe noch nicht in die Berechnung eingegangener fraglicher Fälle noch erhöhen.

Da es sich zumindest bei schwerer geistiger Behinderung um eine langjährige, meist lebenslange Störung handelt, deren Beginn häufig nicht exakt feststellbar ist und z.T. bereits vor der Geburt liegt, sind *Incidenzraten* kaum sinnvoll. Da aber viele GB lange nach der Geburt, häufig erst mit Schuleintritt oder während der ersten Schuljahre diagnostiziert bzw. aktenkundig werden, nehmen insbesondere administrative Prävalenzraten über die ersten Lebensjahre hin stetig zu. Lapouse und Weitzner (1970) sichten eine Vielzahl epidemiologischer Befunde und kommen zu dem Schluß: „The peak of prevalence in the majority of studies appears to be reached in the age group 10-14 and is immediately followed by a decrease to almost the half rate found at this age range in the next five year period . . ." (a.a.O., S. 205). Nach Schulentlassung fallen in der Regel kaum noch „neue Fälle" auf; im Gegenteil, viele Kinder, die nach den Kriterien: Schulleistung und IQ im Schulalter auffällig waren, erweisen sich später zu Beruf und Selbstversorgung fähig, so daß die Rate wieder absinkt. Allerdings muß hierbei auch die höhere Sterblichkeit der GB mitberücksichtigt werden [10], wobei nach Gruenberg (1964) die „. . . mortality alone cannot account for the fact that after the age of fourteen the prevalence is rarely half as high as at the age of fourteen". Da in unserer Untersuchung 7 bis 16jährige berücksichtigt wurden, können wir davon ausgehen, daß die Jahrgänge mit den üblicherweise höchsten Prävalenzraten eingeschlossen sind. Eine genauere Analyse muß der Endauswertung vorbehalten bleiben.

6. Erste Ergebnisse bei einer Stichprobe der Mannheimer GB

Eine 40%-Stichprobe aus den bisher identifizierten Kindern wurde wie folgt zusammengestellt:

Aus den Kindern, die die unter „administrativer Prävalenz" genannten Kriterien erfüllten, wurden nach einem gemischten Verfahren ca. 40% ausgewählt: Zunächst wurde nach einem Quotenplan die jeweils zu ziehende Anzahl pro Erhebungseinrichtung ermittelt. Diese Zahl wurde dann per Zufall innerhalb der jeweiligen Erhebungseinrichtung gezogen. Entfernte Heime (Distanz zu Mannheim > 60 km) wurden wegen der kleinen Zahlen zusammen als eine Erhebungseinrichtung behandelt.

---

[10] Tarjan u. Mitarb., 1973, S. 371, und Birch u. Mitarb., 1970, S. 8.

Die Stichprobe ist repräsentativ hinsichtlich Erhebungseinrichtung aufgrund des Auswahlverfahrens und hinsichtlich Geburtsjahrgang (p > 0,65) und Geschlecht (p > 0,85) aufgrund statistischer Prüfung für die bisher nach dem Kriterium der administrativen Prävalenz identifizierten geistig behinderten Kinder Mannheims.

Die Verteilung der Stichprobe auf Alter und Geschlecht zeigt Tabelle 3. Stichtag für das das Alter ist der 31.12.1974.

Tabelle 3. Verteilung der 40%-Stichprobe geistig behinderter Kinder Mannheims auf Alter und Geschlecht

Geschlecht	Alter in Jahren										Summe
	7	8	9	10	11	12	13	14	15	16	
Männlich	2	3	7	9	13	10	11	10	7	8	80
Weiblich	4	3	6	8	4	6	8	7	5	0	51
Summe	6	6	13	17	17	16	19	17	12	8	131

Im folgenden werden einige Teilleistungsfähigkeiten und Zusatzbehinderungen bei GB mitgeteilt (6.1); und zuhause lebende geistig behinderte Kinder mit institutionalisierten GB hinsichtlich dieser und einiger sozialer Variablen miteinander verglichen (6.2). Es folgen Angaben über Einschulung und Beschulung (6.3) und Hinweise auf Risikoindikatoren (6.4-6.6). Dabei wird als Risikoindikator dasjenige Merkmal angesehen, das bei GB im Vergleich zur Gesamtbevölkerung überzufällig häufig auftritt. Dementsprechend wir die Verteilung folgender Merkmale bei GB mit der Verteilung in der Bevölkerung verglichen: Geschlecht (6.4), Alter und Familienstand der Mutter bei Geburt des Kindes (6.5) und soziale Shicht (6.6).

6.1 Einige Fähigkeiten bzw. Behinderungen bei GB

Nach Eggert (1972, S. 185 ff.) wird von 70% der 5jährigen und 80% der 6jährigen „normalen" Kinder im CMM, einem sprachfreien Test zur Messung der allgemeinen Intelligenz, ein Rohwert von 27 erreicht oder überschritten. Mehr als ein Drittel der GB (s. Tabelle 4) die zum Zeitpunkt der Untersuchung zwischen 7 und 16 Jahre alt waren, erzielten jedoch in diesem Test eine geringere Punktzahl; darunter sind 16 Kinder, die als „nicht testbar" beurteilt worden waren. Auch in der VSMS, die im wesentlichen alltägliche praktische Fähigkeiten erfaßt (Anziehen, Waschen etc.), erlangen ein Viertel der GB unserer Stichprobe *nicht* den Stand, den 6-7jährige „normale " Kinder ausnahmslos erreichen (Eggert, 1972, S. 307 ff.)

Um einen Überblick über die neben der geistigen Behinderung vorhandenen Zusatzbehinderungen geben zu können, wurden — insbesondere aus Daten der medizinischen Einzelfalluntersuchungen — eine Reihe kombinierter Indices gebildet, die zunächst kurz erläutert werden sollen:

Motorik: Als „Behinderung vorhanden" wurde gewertet, wenn ein Kind entweder nicht ohne Hilfe Treppen steigen konnte und/oder nicht gehen konnte und/oder wenigstens

Tabelle 4. Teilleistungsfähigkeiten der GB im Vergleich zu „normalen" Kindern

Testwerte	erreichen f (adj. %)	erreichen nicht f (adj. %)	Angabe fehlt f
CMM Rohwert $\geqslant 27$[a]	82 (63,6)	47 (36,4)	2
VSMS Rohwert $\geqslant 20$[b]	95 (75,0)	31 (25,0)	5

[a] Dieser Rohwert wird nach Eggert in Eggert (1972, S. 185 ff.) von 70% der 5jährigen und 80% der 6jährigen „normalen" Kinder erreicht oder überschritten.

[b] Dieser Rohwert wird nach Eggert in Eggert (a.a.O., S. 307 ff.) von 65% der 4-5jährigen und 100% der 6-7jährigen „normalen" Kinder erreicht oder überschritten.

zwei der folgenden Items nicht erfüllte: Wirft einen Ball, fängt einen Ball aus 3 m Entfernung (mindestens 1 x bei 3 Versuchen), hält Bleistift in Schreibposition, zeichnet Kreise mit Armen und Beinen in die Luft ohne auffällige Schwierigkeit.

Sehen: Als „Behinderung vorhanden" wurde gewertet, wenn ein Kind nicht wenigstens die zweitkleinste Bilderreihe (= 8 aus 9 Reihen) bei Prüfung mit der Sehtafel mit beiden Augen erkannte oder eine fachärztliche Diagnose vorlag oder Schielen vorhanden war. In Fällen, in denen die Sehtafel nicht angewendet werden konnte (z.B. wegen sprachlicher Behinderung), wurde aufgrund allgemeiner Beobachtungen (z.B. unsichere Orientierung, mangelndes Fixieren, nahes Herangehen an Beobachtungsgegenstände) eine Sehbehinderung erschlossen.

Hören: Als „Behinderung vorhanden" wurde gewertet, wenn fehlendes Reagieren auf Umgangs- oder Flüstersprache oder auf unvermittelte Knipsgeräusche oder eine fachärztliche Diagnose vorlag.

Sprache: Als „Behinderung vorhanden" wurde gewertet, wenn das Item 10 der Skala: Niveau der Sprachentwicklung (vgl. Anhang): „Gebraucht Nebensatzkonstruktionen sowie Vergangenheit, Gegenwart (und Zukunft)" spontan oder nach Provokation durch Standardfragen nicht erreicht wurde, oder wenn Sprachstörungen (z.B. Stammeln, Stottern) vorlagen, bzw. die Sprache des Kindes für Fremde nicht ohne Mühe verstehbar war.

Anfälle: Diese Variable wurde aus Akten erhoben. Genaue Angaben über Art und Dauer des Auftretens waren selten, so daß bereits „Anfälle berichtet" als „Behinderung vorhanden" gewertet werden mußte. Daß gelegentlich vorschulische Fieberkrämpfe mitgewertet wurden, ist nicht auszuschließen.

Verhaltensstörungen: wurden aus Akten erhoben. Von den 29 genannten sind 15 unter Hyperaktivität/Aggressivität, 2 unter Autismus, 8 unter Enuresis und 4 unter „Sonstige" grob zu klassifizieren. Es besteht Grund zur Annahme, daß Verhaltensstörungen in sehr unterschiedlichem Ausmaß und nach sehr unterschiedlichen Kriterien Eingang in die Akten der verschiedenen Einrichtungen fanden. Die hier berichteten Ergebnisse sollten daher als vorläufig und sehr wahrscheinlich als Unterschätzung des Problems angesehen werden.

In Tabelle 5 ist jeweils der Anteil der in den oben definierten Funktionsbereichen zusätzlich behinderten Kinder angegeben.

Von 128 GB der Stichprobe, für die hinreichend sichere Angaben vorlagen, sind nur 14 in *keinem* der oben definierten Bereiche zusätzlich behindert.

25 Kinder weisen in einem, 46 in zwei, 23 in drei, 15 in vier, 4 in fünf und 1 Kind in allen sechs genannten Bereichen Zusatzbehinderungen auf.

10 von 131 GB (das sind 8%) können nicht ohne Unterstützung gehen.

Tabelle 5. Zusätzliche Behinderungen bei GB

Zusatzbehinderung in folgenden Bereichen	vorhanden		nicht vorhanden		Angabe fehlt
	f	(adj. %)	f	(adj. %)	f
Motorik	19	(14,8)	109	(85,2)	3
Sehen	56	(44,1)	71	(55,9)	4
Hören	9	(7,1)	119	(92,9)	3
Sprache	97	(75,8)	31	(24,2)	3
Anfälle	24	(18,6)	105	(81,4)	2
Verhaltensstörungen	29	(22,7)	99	(77,3)	3

Anhand der erhobenen neurologischen Daten wurden zwei Indices gebildet:[11] WNEURO: Dies ist ein Index, der „harte" und „weiche" Anzeichen von zentralneurologischer Schädigung zusammenfaßt. Als „Anzeichen" wurde gewertet, wenn eines der folgenden Items zutraf: Anfälle nach Einschulung oder vor Einschulung bei gleichzeitiger Gabe von Antiepileptica, Seitendifferenzen bei direkter oder konsensueller Pupillenreaktion, Seitendifferenzen bei Biceps- und Brachiorradial- oder Quadriceps- und Triceps-surae-Reflex, auslösbarer Babinski, Spastik, Parese, Tremor, Athetose oder Chorea, gesteigerter Tonus der Extremitäten, stark auffällige Koordinationsschwierigkeiten beider Extremitäten (Kreise in die Luft zeichnen).

HNEURO: Dies ist ein Index aus eher „harten" neurologischen Daten. Als „Anzeichen" wurde gewertet, wenn eines der ersten 7 Items von WNEURO (bis Chorea einschließlich) zutraf.

Von insgesamt 128 geistig behinderten Kindern, für die entsprechende Angaben vorlagen, haben nach Index WNEURO 47 (36,7%), nach Index HNEURO 29 (26,7%) Anzeichen zentralneurologischer Schädigung.

6.2 Geistig behinderte Heimkinder vs. geistig behinderte zuhause lebende Kinder — ein Querschnittsvergleich

Tabelle 6 zeigt die Lebensverhältnisse der geistig behinderten Kinder im Prävalenzjahr 1974.

In einem beschreibenden Querschnittsvergleich sollen nun die im Heim lebenden Kinder Kindern, die zuhause bei Eltern, einem Elternteil oder Pflegeeltern leben, gegenübergestellt werden. Aus derartigen Querschnittsvergleichen geht nicht hervor, ob die Unterschiede Folge oder Ursache der Heimunterbringung sind[12] (hierfür wären kontrol-

---

[11] Die Computerkombination der Daten wird noch durch ein Expertenrating über die Wahrscheinlichkeit einer der geistigen Behinderung zugrundeliegenden Hirnschädigung ergänzt.

[12] Zur Familiensituation GB und der Problematik des Querschnittsvergleichs von Heim- vs. Zuhausekindern vgl. Holt (1958), Carr (1958), Farber (1959), Tizard u. Grad (1961), Kelman (1964), Wolfensberger (1967), Fowle (1968), Barsch (1968), Hewett (1970), Pinkerton (1970), Younghusband u. Mitarb. (1970).

lierte prospektive Längsschnittuntersuchungen notwendig), wohl aber lassen sich gezieltere Suchfelder für weitere Hypothesen abstecken.

Tabelle 6. Lebensverhältnisse der Stichprobe GB in 1974

Lebensverhältnisse 1974	f	%	adjustiert %
Mit beiden Eltern	81	61,8	64,8
Mit Mutter	10	7,6	8,0
Bei anderen Verwandten (z.B. Großeltern)	4	3,1	3,2
Im Heim	30	22,9	24,0
Unbekannt	6	4,6	–
Summe	131	100,0	100,0

Bei wechselnden Lebensverhältnissen im Laufe des Jahres 1974 wurden die in 1974 am längsten dauernden Lebensverhältnisse berichtet. Bei 6 Kindern der Stichprobe lagen keine genügend sicheren Angaben vor; sie blieben daher bei diesen Auswertungen unberücksichtigt. „Mit beiden Eltern" umfaßt auch diejenigen Fälle, in denen ein leiblicher Elternteil einen Partner heiratete, der nicht leiblicher Vater oder Mutter des geistig behinderten Kindes ist. Die Kategorien „mit Vater allein" und „bei Pflegeeltern, die nicht blutsverwandt sind", traten nicht auf. Die 6 Kinder mit unbekannten Lebensverhältnissen bleiben in den folgenden Auswertungen unberücksichtigt.

Tabelle 7 zeigt Mittelwertsvergleiche von Geburtsjahr und psychologischen Testergebnissen der Heim- und Zuhausekinder. Danach sind die Heimkinder im Mittel älter und schneiden im Mittel in den Tests schlechter ab als die Zuhausekinder. Bei dem aus Akten stammenden IQ allerdings und bei der VSMS wird diese Tendenz nicht signifikant.

Tabelle 7. Heim- vs. Zuhausekinder: Geburtsjahr und verschiedene Tests

	GB Heim		GB Zuhause		t-Wert	p zweis.
Variable	M	S	M	S		
Geburtsjahr	61,2	2,3	62,5	2,4	2,47	0,02
IQ	44,4	15,5	49,4	12,2	1,82	0,07
CMMTW	36,2	15,1	43,6	12,9	2,63	0,01
PPVTTW	35,8	18,0	45,9	14,9	3,04	0,002
KPTW	39,0	9,1	45,5	11,0	2,83	0,005
VSMSTW	48,0	14,5	51,2	12,9	1,15	0,25

Streuungsunterschiede bestehen in keiner Variablen (F-Test, $\alpha = 0,05$). Heim: N = 30, Zuhause: N = 95 außer bei PPVTTW (30,93) und KPTW (28,85, Zahlen jeweils entsprechend). Bei den Altersstufen > 12 J., für die in den Normtabellen der TBGB keine T-Werte vorlagen, wurden T-Werte der 12jährigen verwendet. Bei „nicht-testbaren" Kindern wurden die in der Normtabelle jeweils niedrigsten tabellierten T-Werte eingesetzt. Dieses Vorgehen war nötig, um unterschiedlich hohe Datenausfallraten bei GB-Heim und GB-Zuhause zu vermeiden. Fehlende IQ-Angaben wurden (wie unter Punkt 5, S. 170 beschrieben) geschätzt.

Weiterhin wurden die beiden Gruppen hinsichtlich der oben, S. 173, definierten Funktionsbereiche miteinander verglichen. Tabelle 8 gibt die jeweiligen Häufigkeiten für die einzelnen Bereiche wieder. Signifikanztests wurden über Vierfelder-χ^2 gerechnet.

Tabelle 8. Heim- vs. Zuhausekinder: zusätzliche Behinderungen

Zusatzbehinderung hinsichtlich	GB Heim vorhanden		nicht vorhanden		GB Zuhause vorhanden		nicht vorhanden		Signifikanz-Vierfelder-χ^2 ($\alpha = 0{,}05$)
	f	(%)	f	(%)	f	(%)	f	(%)	
Motorik	5	(17,3)	24	(82,7)	14	(13,1)	79	(84,9)	n.s.
Sehen	17	(58,6)	12	(41,4)	51	(56,4)	41	(44,6)	n.s.
Hören	2	(6,9)	27	(93,1)	7	(7,6)	86	(92,4)	n.s.
Sprache	24	(82,7)	5	(17,3)	68	(73,2)	25	(26,8)	n.s.
Verhaltensstörungen	14	(46,7)	16	(53,3)	15	(16,3)	77	(83,7)	0,001
Anfälle	11	(36,7)	19	(63,3)	12	(12,9)	81	(87,1)	0,001

%-Angaben beziehen sich auf die jeweilige Zahl der Fälle mit genügend sicheren Angaben in der betreffenden Subgruppe (Heim bzw. Zuhause).

Vergleicht man Heim- und Zuhausekinder nach Zusatzbehinderungen in den einzelnen Bereichen gesondert, ergeben sich nur bei Verhaltensstörungen und bei Anfällen überzufällige Häufungen bei den Heimkindern; da dies die beiden Bereiche sind, wo wir auf Aktenangaben zurückgriffen, ist Vorsicht am Platze: möglicherweise fließen hier unterschiedliche Dokumentationsgewohnheiten ein.

In Heimen finden sich, wie Tabelle 9 zeigt, mehr Kinder mit multiplen Zusatzbehinderungen, jedoch keineswegs ausschließlich im Heim: das einzige Kind mit Zusatzbehinderungen in allen sechs überprüften Bereichen ist nicht im Heim, sondern wird von seinen Eltern zuhause gepflegt.

Tabelle 9. Heim- vs. Zuhausekinder: Anzahl der Zusatzbehinderungen

Anzahl der Zusatzbehinderungen	GB Heim f	(%)	GB Zuhause f	(%)	Summe
0-1	6	(20,0)	31	(33,7)	37
2-3	14	(46,7)	51	(55,4)	65
4-6	10	(33,3)	10	(10,9)	20
Summe	30	(100,0)	92	(100,0)	122

Ein Bereich wird als eine Behinderung gezählt. %-Angaben beziehen sich auf die jeweilige Zahl der Fälle mit genügend sicheren Angaben in der betreffenden Subgruppe (Heim bzw. Zuhause). $\chi^2 = 8{,}689$, df $= 2$, p $< 0{,}05$.

Keine Verteilungsunterschiede fanden sich beim Vergleich der Heim- und Zuhausekinder hinsichtlich Anzeichen zentralneurologischer Schädigung (Indizes HNEURO und WNEURO) sowie hinsichtlich Geschlecht und Berufsstatus der Eltern.

In den Tabellen 10 bis 13 werden Heim- und Zuhausekinder in Variablen verglichen, die die familiären Verhältnisse anzeigen. Dabei zeigt sich, daß Heimkinder häufiger unehelich geboren sind, daß sie häufiger aus einer unvollständigen Familie kommen und daß für sie häufiger eine Amtsvormundschaft besteht.

Tabelle 10. Heim- vs. Zuhausekinder: Ehelichkeit der Geburt

Ehelichkeit der Geburt	GB Heim		GB Zuhause		
	f	(Spalten %)	f	(Spalten %)	Summe
Ehelich	14	(56,0)	74	(88,1)	88
Unehelich	11	(44,0)	10	(11,9)	21
Summe	25	(100,0)	84	(100,0)	109

Kinder, bei denen diese Angaben fehlten, wurden nicht in die Tabelle aufgenommen; mit χ^2 (korrigiert nach Yates) = 10,779, df = 1, p < 0,001 besteht ein deutlicher Zusammenhang.

Tabelle 11. Heim- vs. Zuhausekinder: Vollständigkeit der Familie

Eltern	GB Heim		GB Zuhause		
	f	(Spalten %)	f	(Spalten %)	Summe
Leben zusammen	13	(48,1)	77	(83,7)	90
Leben getrennt (oder ein Teil verstorben)	12	(44,4)	15	(16,3)	27
Beide verstorben	2	(7,4)	0	(0,0)	2
Summe	27	(100,0)	92	(100,0)	119

Kinder, bei denen diese Angaben fehlten, wurden nicht in die Tabelle aufgenommen. Faßt man die Kategorien „Eltern getrennt" und „beide verstorben" zusammen, ergibt sich mit χ^2 = 14,311, df = 1, p < 0,001 ein deutlicher Zusammenhang.

Vollends deutlich werden die ungünstigeren familiären Verhältnisse der Heimkinder, wenn man die drei zuletzt genannten Variablen zu einem Index „Familie" kombiniert:

Als „Familie unauffällig" wurde gewertet, wenn das Kind ehelich geboren war, die Eltern zum Zeitpunkt der Erhebung zusammen lebten und die Eltern Vormund des Kindes waren; „Familie auffällig" bedeutet, daß mindestens eines der drei Kriterien nicht zutraf.

Tabelle 13 zeigt, daß bei den Heimkindern 72,7% der Familien auffällig sind gegenüber nur 22,5% der Zuhausekinder. Es läßt sich daraus schließen, daß die familiären Verhältnisse das wichtigste Suchfeld sind, wenn man nach Faktoren fragt, die die Heimeinweisung geistigbehinderter Kinder bedingen.

Tabelle 12. Heim- vs. Zuhausekinder: Vormundschaft

Vormundschaft	GB Heim f	(Spalten %)	GB Zuhause f	(Spalten %)	Summe
Eltern	16	(55,2)	91	(97,8)	107
Amt und andere	13	(44,8	2	(2,2)	15
Summe	29	(100,0)	93	(100,0)	122

Kinder, bei denen diese Angaben fehlten, wurden nicht in die Tabelle aufgenommen; mit χ^2 (korrigiert nach Yates) = 33,48, df = 1, p = 0,0001 ist der Zusammenhang hochsignifikant.

Tabelle 13. Heim- vs. Zuhausekinder: familiäre Verhältnisse

Familie	GB Heim f	(Spalten %)	GB Zuhause f	(Spalten %)	Summe
Unauffällig	6	(27,3)	62	(77,5)	68
Auffällig	16	(72,7)	18	(22,5)	34
Summe	22	(100,0)	80	(100,0)	102

Kinder mit unvollständigen Angaben wurden nicht in die Tabelle aufgenommen. Mit χ^2 (korrigiert nach Yates) = 17,39, df = 1, p < 0,0001 ist der Zusammenhang hochsignifikant.

6.3 Zur Beschulung geistig behinderter Kinder in Mannheim

Wie Tabelle 14 zeigt, sind nur 4, das sind 3,7% der Stichprobenkinder, für die entsprechende Angaben vorlagen, zum gesetzlich vorgesehenen Termin eingeschult worden, d.h. daß nahezu alle Kinder der Stichprobe bereits zum Zeitpunkt der Einschulung durch ihre Behinderung aufgefallen sind. Leider konnte aus den Akten nicht sicher eruiert werden, in welcher

Tabelle 14. Einschulung geistig behinderter Kinder in Mannheim

Einschulung	f	%	adjustiert %
Zum Termin	4	3,1	3,7
1mal zurückgestellt	63	48,1	58,9
2mal zurückgestellt	21	16,0	19,6
Mehr als 2mal zurückgestellt	1	0,8	0,9
Verspätet ohne nähere Angaben	11	8,4	10,3
Hauslehrer	1	0,8	0,9
Nicht eingeschult	6	4,6	5,6
Fehlende Angaben	24	18,3	—
Summe	131	100,0	100,0

Schulart diese Einschulung erfolgte. Ganz deutlich wird jedenfalls, daß bei der überwiegenden Mehrzahl der Kinder das Zurückstellverfahren angewendet wurde. Inwieweit Zurückstellung vom Schulbesuch mit einer Zuweisung zum Sonderschulkindergarten o.ä. kombiniert wurde — nur dies erscheint nach neueren pädagogischen Grundsätzen sinnvoll — konnte wiederum nicht mit genügender Sicherheit erhoben werden.[13]

Eine Übersicht über die Beschulung im Jahr 1974 gibt Tabelle 15. Sie zeigt, daß 11,6% der Stichprobe GB ohne regelrechte Beschulung waren. Inwieweit die Schwere der Behinderung oder der Mangel an adäquaten Schulplätzen jeweils dafür verantwortlich war, läßt sich noch nicht mit Sicherheit sagen. Einzelne Beispiele, bei denen jeweils die eine Alternative nahezu ausschließlich zum Tragen kam, sind bekannt.

Tabelle 15. Beschulung geistig behinderter Kinder in Mannheim

Beschulung in 1974	f	total %	adjustiert %
Schule für GB	106	80,9	82,2
Schule für Körperbehinderte	7	5,3	5,4
Heimgruppe oder ähnliches	1	0,8	0,8
Ohne Beschulung	15	11,5	11,6
Unbekannt	2	1,5	
Summe	131	100,0	100,0

Bei Änderungen während 1974 wurde die 1974 zeitlich längstdauernde Beschulungsart angegeben; „ohne Beschulung" bezieht sich auf noch im Schulpflichtalter stehende GB.

6.4 Geschlechtsverteilung

Eine Überrepräsentation männlicher Personen unter den GB wird häufig berichtet, so z.B. von Eggert (1970), Dupont (1975), Bernsen (1976); weitere Belege bei Abramowicz und Richardson (1975) und Lapouse und Weitzner (1970).

Tabelle 16. Verteilung der deutschen Bevölkerung Mannheims der Geburtsjahrgänge 1958-1967 (2, 3) und der Stichprobe GB (4, 5) nach Geschlecht

(1)	(2)	(3)	(4)	(5)	(6)
	Bevölkerung MA am 31.12.1974		Stichprobe GB		
Geschlecht	f	Spalten %	f	Spalten %	e_i
Männlich	19.986	51,3	80	61,1	67,2
Weiblich	18.983	48,7	51	38,9	63,8
Summe	38.969	100,0	131	100,0	131

Die Erwartungswerte für die GB (6) wurden aufgrund der Annahme errechnet, daß sich die GB entsprechend Spalte (3) verteilen. Mit $\chi^2 = 5,0061$, df = 1 und $p < 0,05$ ist die Abweichung der berichteten Häufigkeiten signifikant.

---

[13] In Mannheim gab es 1974 allerdings nur einen Sonderschulkindergarten für GB mit etwa 15 Plätzen.

Auch wir finden unter den Mannheimer GB männliche Kinder deutlich häufiger als aufgrund der Gesamtbevölkerung zu erwarten wäre (s. Tabelle 16). In der Stichprobe ist das Verhältnis weiblich:männlich = 1:1,5.

6.5 Alter und Familienstand der Mutter bei Geburt des geistig behinderten Kindes

Aus dem weiten Bereich der Risikoindikatoren wurden zwei weitere Variablen ausgewählt: Alter und Familienstand der Mutter bei Geburt des Kindes. Sie sind retrospektiv verhältnismäßig reliabel zu erheben; annähernd vergleichbare Daten für Mannheim standen zur Verfügung. In Tabelle 17 und 18 werden die GB hinsichtlich Ehelichkeit und Alter der Mutter bei Geburt mit Daten aus der Mannheimer Bevölkerung verglichen.

Tabelle 17. Verteilung der Lebendgeborenen ortsansässiger Mütter (2-5) und der Stichprobe GB (7) nach Ehelichkeit der Geburt (1). Spalten % sind angefügt (6, 8)

(1)	(2)	(3)	(4)	(5)	(6)	(7)	(8)	(9)
	Gebärende aus Mannheim			Summe (2)-(4)		Stichprobe GB		
Ehelichkeit	1961	1966	1967	f	%	f	%	e_i
Ehelich	4.556	4.703	4.475	13.734	91,3	90	80,4	102,3
Unehelich	484	404	422	1.310	8,7	22	19,6	9,7
Summe	5.040	5.107	4.897	15.044	100,0	112	100,0	112

Die Erwartungswerte für die Stichprobe (9) wurden errechnet unter der Annahme, daß sich die 112 GB entsprechend Spalte (6) verteilen. Die Abweichung der bei den GB beobachteten Häufigkeiten davon ist mit $\chi^2 = 16,859$, df = 1, p < 0,001 hochsignifikant.

Tabelle 18. Verteilung der ortsansässigen Gebärenden der Jahre 1966-1968 (2) und der Mütter der Stichprobe GB (4) nach Alter der Mutter bei Geburt (1). Spalten% sind angefügt (3, 5).

(1)	(2)	(3)	(4)	(5)	(6)
Alter der Mutter bei Geburt des Kindes	Gebärende aus Mannheim der Jahre 1966-1968		Stichprobe GB		
	f	%	f	%	e_i
< 20	1.270	8,7	11	9,1	10,5
21-25	4.193	28,8	30	24,8	34,8
26-30	4.847	33,3	28	23,1	40,3
31-40	3.856	26,5	50	41,3	32,0
> 40	402	2,8	2	1,7	3,3
Summe	14.568	100,0	121	100,0	121

Die Erwartungswerte für die Stichprobe (6) wurden unter der Annahme errechnet, daß sich die 121 GB entsprechend Spalte (3) verteilen. Die Abweichungen der bei den GB beobachteten Häufigkeiten davon ist mit $\chi^2 = 15,077$, df = 4, p < 0,001 signifikant.

Die Vergleiche mit Bevölkerungsdaten waren nur annäherungsweise möglich, da jeweils nur Daten ortsansässiger Mütter inklusive einer unbestimmten Anzahl von Ausländerinnen und nur für wenige Geburtsjahrgänge vorlagen. Kinder der Stichprobe mit fehlenden Angaben wurden nicht in die Tabelle aufgenommen. Detailliertere Auswertungen, die z.B. auch berücksichtigen, ob es sich um Erstgebärende handelt, sind erst bei größeren Zahlen sinnvoll.

Bei den GB zeigt sich eine signifikante Überrepräsentation alter (> 30 Jahre) und nicht verheirateter Mütter. Ob diese Überrepräsentation eher auf höhere Schwangerschafts- und Geburtsrisiken (z.B. mehr Beckenendlagen bei alten Erstgebärenden, mehr Frühgeburten bei unverheirateten Müttern) sowie die Zunahme der Chromosomenaberrationen mit dem Alter der Mutter hinweist oder eher auf Benachteiligung der Kinder in der frühen Sozialisation (z.B. fehlender Vater, arbeitende Mutter, erziehungsüberforderte ältere Mutter), kann anhand unserer Daten nicht entschieden werden; mit beidem ist zu rechnen.

6.6 Soziale Schicht und geistige Behinderung

Kushlick (1966) und Kushlick und Blunden (1974) stellen die These auf, „. . . that in industrial societies parents of severely subnormal children are evenly distributed among all the social strata in the society, whilst those of mildly subnormal subjects are predominantly from the lower social classes".[14]

Soziale Schichtzugehörigkeit wäre somit nur für „mildly subnormal" nicht jedoch für „severely subnormal" (GB, IQ < 50) ein Risikoindikator.

Für die Mannheimer Stichprobe liegen mit Ausnahme von 10 (= 7,6%) Kindern Berufsangaben für den Vater, ersatzweise der Mutter vor. Diese wurden nach Kleining und Moore (1968) eingestuft[15]. Die Ergebnisse zeigt Tabelle 19.

Für Mannheim lagen Berufsstatistiken nur nach anderer Kategorisierung vor. Die Stichprobe wurde deswegen auch nach dieser eingestuft und mit den Berufen erwerbstätiger Männer Mannheims 1970 verglichen (vgl. Tabelle 20 und 21). Da die Stichprobe nach dem Kriterium „administrative Prävalenz" zusammengestellt war und diese sich keineswegs nur aus schwer GB (IQ < 50) zusammensetzt, wurde auch noch nach IQ aufgeschlüsselt (Tabelle 22).

Ein signifikanter Zusammenhang mit dem IQ läßt sich nicht nachweisen, jedoch eine deutliche Überrepräsentation der Unterschicht, verglichen sowohl mit den Angaben von

---

[14] Kushlick und Blunden (1974, S. 50). Mit „severely subnormal" sind Kinder mit IQ < 50, mit „mildly subnormal" Kinder mit IQ = 51-70 gemeint.

[15] Die Berufsangaben stammten aus Akten der Erhebungsinstitutionen und aus dem Einwohnermeldeamt. Es muß damit gerechnet werden, daß sie nicht immer dem Stand von 1974 entsprachen. Gelegentlich waren sie sehr ungenau wie „Arbeiter" oder „Kaufmann", die dann der unteren Unterschicht (UU) bzw. der unteren Mittelschicht (UM) zugeordnet wurden. Derartige Ungenauigkeiten, sowie noch offene „missings", schränken das Ergebnis ein; Nacherhebungen sind geplant.

Tabelle 19. Soziale Schichtverteilung

(1)	(2)	(3)	(4)	(5)	(6)
Kleining und Moore (1968)		Stichprobe GB			
Berufsstatusgruppen	% der Bevölkerung	f	%	adjustiert %	e_i
O + OM + MM	17	4	3,1	3,3	26,6
UM (i. + n.i.)	38	21	16,0	17,3	46,0
OU (i.+ n.i.) + UU + SV	45	96	73,3	79,3	54,4
Fehlende Angaben	–	10	7,6	–	–
Summe	100,0	131	100,0	100,0	121

Die Verteilung der Bevölkerung der BRD (2) und der Eltern der Stichprobe GB (3-5) nach Berufsstatus. Die Statusgruppen nach Kleining und Moore (1968) wurden aus Gründen der Einschätzbarkeit und statistischen Prüfbarkeit zusammengefaßt (1). Es bedeutet: O = Oberschicht, OM = obere Mittelschicht, MM = mittlere Mittelschicht, OU = Obere Unterschicht, UU = untere Unterschicht, SV = Sozialverachtete, i. = industriell, n.i. = nichtindustriell. Erwartungswerte für die Stichprobe GB (6) wurden errechnet unter der Annahme, daß sich die 121 GB mit vorhandenen Angaben entsprechend Spalte (2) verteilen. Die Abweichung der bei den GB beobachteten Häufigkeiten (3) hiervon ist mit $\chi^2 = 64,60$, df = 2, p < 0,001 hochsignifikant.

Kleining und Moore als auch mit der Mannheimer Bevölkerungsstatistik und zwar sowohl für die leicht GB (IQ 50-70) (in Übereinstimmung mit Kushlicks These) als auch für die schwer GB (IQ < 50) (abweichend von Kushlicks These). Allerdings besteht der Einwand, daß die Bezugspopulation nicht exakt genug und somit das vorliegende Ergebnis nur als grobe Näherung anzusehen ist.

Tabelle 20. Verteilung auf Berufsgruppen

(1)	(2)	(3)	(4)	(5)
	Mannheim 1970		Stichprobe GB	
Stellung im Beruf	f	%	f	%
1. Selbständige	8.239	8,1	7	5,9
2. Mithelfende Familienangehörige	513	0,5	0	0
3. Beamte, Angestellte inclusive kaufmännische und technische Lehrlinge	39.893	39,0	24	20,3
4. Arbeiter inclusive gewerbliche Lehrlinge	53.549	52,4	87	73,8
Summe	102.193	100,0	118	100,0

Verteilung der erwerbstätigen Männer Mannheims in 1970 (2, 3) und der Eltern der Stichprobe GB nach der Stellung im Beruf (1). Bei 10 Fällen der Stichprobe fehlten Berufsangaben, in weiteren 3 war eine Einordnung nicht möglich.

Tabelle 21. Verteilung auf Berufsgruppen (zusammengefaßt)

(1)	(2)	(3)	(4)	(5)	(6)
	Mannheim 1970		Stichprobe GB		
Stellung im Beruf	f	%	f	%	e_i
1-3	48.644	47,6	31	26,3	56,2
4	53.549	52,4	87	73,7	61,8
Summe	102.193	100,0	118	100,0	118

Verteilung wie in Tabelle 15, jedoch Berufsgruppen 1-3 zusammengefaßt. Erwartungs-werte für die GB (6) wurden unter der Annahme errechnet, daß sich die 118 GB entsprechend Spalte (3) verteilen. Die Abweichung der bei den GB beobachteten Häufig-keiten (4) hiervon ist mit χ^2 = 21,27, df = 1, p < 0,0001 hochsignifikant.

Tabelle 22. Verteilung der Stichprobe GB auf IQ-Gruppen und Berufsstatus der Eltern

(1)	(2)	(3)	(4)	(5)	
	IQ $\leqslant$ 50		IQ 51-70		
Berufsstatus	f	Spalten%	f	Spalten%	Summe
O + OM + MM + UM	16	23,2	9	18,0	25
OU + UU + SV	53	76,8	41	82,0	94
Summe	69	100,0	50	100,0	119

Fehlende Akten-IQs wurden geschätzt wie unter Punkt 5 beschrieben. Kinder mit IQ > 70 und fehlenden Angaben zum Beruf sind nicht in die Tabelle aufgenommen. Ein signi-fikanter Zusammenhang zwischen IQ und Berufsstatus besteht mit χ^2 (Korrektur nach Yates) = 0,2096 nicht.

7. Diskussion

7.1 Probleme von Sekundärerhebungen

Ein Teil unserer Daten beruht auf Sekundärerhebungen aus den Akten verschiedener Ein-richtungen. Das bringt Probleme wie hohe Anteile fehlender Angaben (z.B. fand sich bei ca. 70% der Fälle keine schlüssige Kausaldiagnose) und fragliche Reliabilität (so war z.B. die Diagnose „geistige Retardierung" fast nur in einer Einrichtung und dort als einzige zu finden; ferner ergab sich keine Korrespondenz zwischen dem IQ und den Diagnosen „Debilität", „Imbecillität" und „Idiotie", wie im ICD vorgesehen).

Die IQs entnahmen wir aus Schulakten. Dabei ergab sich neben dem Problem der fehlenden IQs, die durch Schätzungen ersetzt werden konnten (vgl. oben Punkt 5), auch noch dies, daß unterschiedliche Tests (verschiedene Binetversionen, HAWIK, Snijders-Oomen) verwendet waren, daß die neuesten IQs z.T. mehrere Jahre zurücklagen und daß sie häufig im Rahmen eines Umschulungsverfahrens von der aufnehmenden Institution, in aller Regel von Sonderschullehrern der Schule für Geistigbehinderte, also nicht von einer „neutralen" Stelle erhoben waren.

184

Höhn (1959, 1962), Hofmann (1959, 1961) und Kautter und Mitarbeiter (1971) konnten jedoch zeigen, daß der BBN-IQ bei Hilfsschülern weitgehend mit dem HAWIK vergleichbar ist. Der Standardmeßfehler muß allerdings beim BBN etwas höher bei etwa 5 IQ-Punkten angesetzt werden (beim HAWIK bei etwa 3 IQ-Punkten).

Durch die multiple Korrelation der IQs von 0,705 mit unseren Testdaten betrachten wir die Verwendung der Akten-IQs für Übersichtszwecke als hinreichend abgesichert und eine Schätzung der fehlenden IQs für möglich. Dabei ergab sich, daß Akten-IQs vorwiegend in den unteren IQ-Bereichen fehlten, während im Bereich der Umschulungsgrenze (IQ um 60) nahezu immer IQs vorlagen. Hätte man angenommen, daß die fehlenden IQs sich entsprechend den vorhandenen verteilen, hätte man einen merklichen Fehler begangen: IQ $\leqslant$ 50 nach Schätzung (vor Schätzung): 58% (44%), IQ 51-60: 23% (27%), IQ $>$ 60: 19% (29%), jeweils Anteile an der Stichprobe GB.

7.2 Zur Bedeutung von Prävalenzraten

Auch wenn die berichteten Ergebnisse auf einer Vorauszählung beruhen, ließ sich dennoch zeigen, wie die Höhe von Prävalenzraten von den zur Falldefinition verwendeten Kriterien und den Methoden der Fallidentifikation abhängig ist. Die administrative Prävalenz, bezogen auf Mannheimer Kinder deutscher Staatsangehörigkeit zwischen dem 7. und 16. Lebensjahr, die 1974 keine Lernbehinderten-, Grund-, Haupt- oder weiterführende Schule besuchten, beträgt mindestens 8,1‰.

Die von der Beschulung unabhängigen Prävalenzraten nach IQ hingegen sind für Kinder der definierten Untersuchungspopulation mit IQ $\leqslant$ 60 (obere Grenze für GB lt. kultusministerieller Erlasse) etwa 7,2‰ und für Kinder mit IQ $<$ 50 (international üblicher cut-off zwischen GB und LB) um 4,1‰.

Der Vergleich von Prävalenzraten wird also nur in dem Maße sinnvoll sein, als die in den verschiedenen Untersuchungen verwendeten Falldefinitions- und Identifikationskriterien bekannt sind und übereinstimmen. Auffällig ist der hohe Anteil der leicht GB (IQ $>$ 60) unter den nach administrativen Kriterien gefundenen Kindern; dies wirft die Frage der Schulzuordnung im Grenzbereich (IQ 50-70) auf, der in einer späteren Arbeit nachgegangen werden soll.

7.3 Geistigbehinderte sind Mehrfachbehinderte

Anhand von Einzelfalluntersuchungen wurde festgestellt, daß geistig behinderte Kinder am häufigsten zusätzlich sprachbehindert (75,8%) und im Sehvermögen eingeschränkt sind (44,1%). Nur 11% der GB weisen in den von uns untersuchten Bereichen keine Zusatzbehinderungen auf, weitere 20% eine, der Rest mehrere Zusatzbehinderungen, so daß wir bestätigen müssen, daß Geistigbehinderte Mehrfachbehinderte sind (Buchka, 1973).

7.4 Heimkinder

Von 125 geistig behinderten Kindern der Stichprobe war 1974 etwa 1/4 in Heimen untergebracht. Ein erster Vergleich zwischen zuhause versorgten GB und Heimkindern ergab *keine* Unterschiede bzgl. Geschlecht, Berufsstatus der Eltern, neurologischen Auffälligkeiten, auch nicht hinsichtlich der mittleren Häufigkeit zusätzlicher motorischer, visueller, akustischer und sprachlicher Behinderungen; wohl aber häufen sich multiple Zusatzbehinderungen bei Kindern in Heimen (inwieweit dies auf genauere Dokumentation von Verhaltensstörungen und Anfällen in Heimakten zurückzuführen ist, muß offen bleiben).

Unterschiede jedoch ergaben sich im CMM, PPVT und KP. In diesen Tests schnitten die Heimkinder im Mittel signifikant schlechter ab; tendenziell auch in den Werten für „soziale Reife" (abgeschätzt mit der Kurzform der VSMS) und in den aus Akten stammenden Intelligenzquotienten. Auch die unter dem Sammelbegriff „Verhaltensstörungen" zusammengefaßten Vermerke in Krankenakten sowie Angaben über „Anfälle" waren bei Heimkindern häufiger zu finden als bei den zuhause lebenden GB.

Massive Unterschiede ergaben sich bzgl. der Familienverhältnisse. Danach stammen Heimkinder häufiger aus unvollständigen Familien, sie wurden häufiger unehelich geboren und die Vormundschaft liegt häufiger beim Jugendamt. Anhand dieses Querschnittsvergleichs läßt sich zwar nicht die Frage beantworten, ob alle der gegenwärtig in Heimen untergebrachten Kinder tatsächlich dort sein müßten oder anders ausgedrückt: unter welchen Versorgungsbedingungen einige der Heimkinder in die Gemeinde bzw. in ihre Familien zurückkehren könnten; unsere Untersuchungsbefunde deuten jedoch daraufhin, daß die Schwere der Behinderung in den seltensten Fällen Hauptanlaß für die Heimeinweisung war. Wesentlicher scheinen Verhaltensprobleme der Kinder, vor allem aber familiäre Faktoren zu sein. Immerhin ist aber bei 27% der Heimkinder die elterliche Familie hinsichtlich der durch uns erhobenen Daten unauffällig. Detailliertere Untersuchungen sind notwendig und bereits geplant.

7.5 Untere Beschulungsgrenze

Nur 3,7% der GB wurde zum gesetzlich vorgesehenen Termin eingeschult. Fast alle waren mindestens einmal vom Schulbesuch zurückgestellt worden, meist jedoch ohne adäquate Förderungsalternative.

Bei 11,6% der Kinder fehlte in 1974 jegliche Beschulung; sie wurden als sog. Pflegefälle zuhause oder in Heimen versorgt. Inwieweit eine solche, gesetzlich zwar nicht vorgesehene, aber offensichtlich praktizierte „untere Beschulungsgrenze" gerechtfertigt ist (zur Kritik s. Wagner, 1976) kann in Anbetracht der wenigen Informationen, die wir hierüber bislang auf seiten des einzelnen Kindes ermittelt bzw. ausgewertet haben und unter Berücksichtigung der gegebenen Schulsituation (Anzahl ausgebildeter Sonderschullehrer, Häufigkeit und Intensität schulärztlicher Betreuung etc.) nicht abgeschätzt werden.

7.6 Risikoindikatoren

Erste Hinweise auf Risikoindikatoren lieferten unsere Befunde über Geschlechtsverteilung, Ehelichkeit des Kindes bei seiner Geburt sowie über den Berufsstatus der Eltern.

Über die Überrepräsentation männlicher GB – in der Mannheimer Stichprobe ergab sich ein Verhältnis von Mädchen zu Jungen wie 1:1,5 – wird häufig berichtet, allerdings in unterschiedlichem Ausmaß. So findet z.B. Eggert (1970) für die Eichstichprobe der

TBGB ein Verhältnis weiblich:männlich = 1:1,5, Dupont (1975) 1:1,14, Bernsen (1976) 1:1,28, jeweils entsprechend (weitere Belege bei Abramowicz u. Richardson, 1975, und Lapouse u. Weitzner, 1970). Die Überrepräsentation wurde für männliche Kinder und Jugendliche aller Altersstufen gefunden. Abweichend findet allein Åkesson (1961, 1967, 1968) bei 0-10jährigen ein Verhältnis von 1:1.

Bei Anwendung von Schulleistungskriterien (Lesen, Sprache) als Beurteilungsmaßstab oder bei Beschränkung auf die Gruppe der schwer organisch geschädigten GB im Vorschulalter wird die Überrepräsentation noch deutlicher (vgl. Gruenberg u. Kiev, 1967). So ermittelte L. Wing (1967) in Camberwell für 0-4jährige männliche GB (IQ $\leqslant$ 50) eine Prävalenzrate von 3,76, für weibliche eine Rate von 2,45%o. Eine stärkere Überrepräsentation der Jungen wird beim oberen Grenzbereich vermutet (Lapouse u. Weitzner, 1970; Abramowicz u. Richardson, 1975). Diese Befunde weisen daraufhin, daß bei verschiedenen Subgruppen der GB möglicherweise unterschiedliche Faktoren die Überrepräsentation der Jungen bedingen.

Als Ursachen werden diskutiert: 1. Biologische Faktoren, z.B. konstitutionell unterschiedliche Schädigungsresistenz mit Verweis auf höhere männliche Konzeptionsraten, unterschiedliche Frühabortraten und peri- und postnatale Sterblichkeit[16], Reifungsverzögerung bei Jungen u.a.m. Diese werden insbesondere zur Erklärung der Häufung männlicher geistig behinderter Kinder im Vorschulalter herangezogen. 2. Soziokulturelle Faktoren, z.B. geschlechtsspezifische Anforderungsstandards bei Eltern, Lehrern und im Beruf, oder auch die Betonung bestimmter Fertigkeiten und Verhaltensweisen wie Schönschrift, Sprache oder Bravheit in den ersten Schuljahren. Zu dem geschlechtsspezifischen Unterschied tragen möglicherweise auch die verwendeten Intelligenztests bei, die trotz gleichem Mittelwert der Geschlechter in der Standardisierungsstichprobe doch Unterschiede in den unteren Extrembereichen aufweisen können (s. Rutter u. Mitarb., 1970).

Deutlich überrepräsentiert sind Unterschichtkinder bei den GB Mannheims und zwar sowohl bei den leicht GB (IQ 50-70) wie auch bei den schwer GB (IQ $<$ 50). Ähnliche Ergebnisse fanden auch Drillen und Mitarbeiter (1966) und Bayley (1973). Gegen diese beiden Untersuchungen ist ebenso wie gegen die Mannheimer Studie einzuwenden, daß die Vergleichspopulationen nicht ganz exakt sind: Wir hätten die Eltern der GB mit Eltern gleichaltriger nicht geistig behinderter Kinder hinsichtlich Berufsstatus vergleichen müssen, Daten die für Mannheim nicht leicht zu erhalten sind. Die Häufung der leicht GB in der Unterschicht findet sich regelmäßig; dagegen fand sich diese Häufung bei schwer GB in einer Reihe von Untersuchungen nicht (Lewis, 1929; Lemkau u. Mitarb., 1943; Birch u. Mitarb., 1970; Wing, 1971), was zu der oben zitierten These (Kushlick u. Blunden, 1974) führte. Allerdings vergleicht Lewis schwer vs. leicht GB nur hinsichtlich ihrer „home conditions"; diese sind bei den leichter Behinderten schlechter. Institutionalisierte GB allerdings wurden nicht einbezogen. Von den oben genannten Autoren verwendeten nur Birch und Mitarbeiter exakte Vergleichsstatistiken. Sie berichten, daß sich die Eltern der schwer geistig behinderten Kinder in Aberdeen auf alle sozialen Schichten entsprechend den Eltern aller Kinder gleichen Alters und Wohnsitzes verteilen, daß sich aber für die leichter Behinderten eine Überrepräsentation der Unterschicht ergab. Birch und Mitarbeiter untersuchten jedoch nur zwei Geburtsjahrgänge. Alle anderen Untersuchungen weisen hinsichtlich der Bezugspopulation Mängel auf, so daß mit Abramowicz und Richardson

---

[16] Diese Frage geht das von der DFG finanzierte Projekt „Schwangerschaftsverlauf und Kindesentwicklung" eingehender in einer prospektiven Studie an.

(1975) resümiert werden muß: Birch und Mitarbeiter sprechen für Kushlicks These, alle anderen Untersuchungen haben gewisse Mängel, weitere Untersuchungen sind notwendig.

8. Anhang. Skala: Niveau der Sprachentwicklung

Wir stellten die Items nach einer Vorlage von L. Wing zusammen. Ziel war, das in der Untersuchungssituation beobachtete Sprachverhalten zu raten. Zwischen Medizinern und Psychologen ergab sich dabei eine Übereinstimmung von .82 (Spearman-Rangkorrelation, Vorauswertung von 127 Kindern, die vom Mediziner und Psychologen jeweils getrennt untersucht wurden). Das Item 10 erreichten 30,8% der 6-9jährigen, 32,1% der 10-12jährigen, 38,1% der 13-15jährigen; mit Item 2 oder geringer wurden in allen Jahrgängen zwischen 9 und 14% eingestuft.

00 Überhaupt keine Sprache oder Laute
01 Macht gelegentlich einige Lautgeräusche
02 Lallt und plappert ohne Sinn
03 Plappert mit Sinn („bäh bäh" für etwas Unangenehmes)
04 Wiederholt von anderen gesprochene Worte
05 Nennt die Namen einiger Personen oder Gegenstände, wenn es danach gefragt wird
06 Nennt spontan die Namen einiger Gegenstände oder Personen
07 Spricht in Zwei-Wort-Sätzen (z.B. „Essen haben")
08 Spricht einige längere Sätze mit Haupt- und Zeitwörtern, läßt jedoch die kleinen verbindenden Wörter (Pronomina, Präpositionen, Artikel, Konjunktionen) aus (z.B. „Sonntag nicht Schule gehen")
09 Spricht spontan Sätze mit kleinen verbindenden Wörtern, aber nur in Gegenwartform
10 gebraucht Nebensatzkonstruktionen (z.B. Sätze mit „aber", „weil") sowie Vergangenheit, Gegenwart (und Zukunft).

9. Zusammenfassung

Einleitend werden die Kriterien, Schulversagen, Intelligenzminderung und soziale Anpassung die bei der Definition der geistigen Behinderung verwendet werden, diskutiert. Eine Übersicht über ausländische Arbeiten ergibt Prävalenzraten von 2,5 bis 7,34 ‰ für schwere geistige Behinderung (IQ < 50), wobei die Mehrzahl zwischen 3,3 und 4,1% liegen. Für die BRD liegen nur Schätzungen vor, einige werden genannt. Eine 1974 in Mannheim begonnene epidemiologische Studie über Geistigbehinderte im Schulalter wird beschrieben, erste Ergebnisse werden mitgeteilt. In Mannheim ergibt sich beim Kriterium IQ < 50 eine Prävalenzrate von mindestens 4,1‰, beim Kriterium Beschulung (ersatzweise Diagnose) eine Rate von mindestens 8,1‰. Zusätzliche Behinderungen fanden sich bei 89% der untersuchten Kinder, am häufigsten Sprachstörungen und Einschränkung der Sehkraft. 24% der Kinder lebten in Heimen. Heimkinder unterschieden sich von zuhause Lebenden v.a. durch ungünstigere Familienverhältnisse. Im Vergleich zur gleichaltrigen Gesamtbevölkerung fanden sich bei den Geistigbehinderten signifikant häufiger Jungen, Kinder lediger und alter Mütter sowie Kinder aus der Unterschicht, letzteres abweichend von Thesen anderer Autoren auch bei schwer geistig Behinderten (IQ < 50).

188

Literatur

Abramowicz, H.K., Richardson, S.A.: Epidemiology of severe mental retardation in children: Community studies. Amer. J. ment. Defic. 80, 18-39 (1975)

Åkesson, H.O.: Epidemiology and Genetics of Mental Deficiency in a Southern Swedish Population. Uppsala: Almqvist u. Wiksell 1961

Åkesson, H.O.: Urban-rural distribution of low-grade mental defectives. Acta Genetica et Statistica Medica 13, 275-289 (1963)

Åkesson, H.O.: Severe mental deficiency in a population in western Sweden. Acta Genetica et Statistica Medica 17, 243-247 (1967)

Åkesson, H.O.: Severe mental deficiency in Sweden. Goeteborg: Akademifoerlaget 1968

Bach, H.: Geistige Behinderung und Lernbehinderung. Lebenshilfe 7, 128-131 (1968)

Bach, H.: Geistig Behinderte unter Pädagogischem Aspekt. In: Deutscher Bildungsrat, Gutachten und Studien der Bildungskommission, Sonderpädagogik 3. Stuttgart: Klett 1974

Barsch, R.H.: The Parent of the Handicapped Child. Springfield, Ill.: Ch. C Thomas 1968

Bayley, M.: Mental Handicap and Community Care, a Study of Mentally Handicapped People in Sheffield. London-Boston: Routledge and Kegan Paul 1973

Bernsen, A.H.: Severe mental retardation in the county of Arhus, Denmark. A community study on prevalence and provision of service. Acta Psych. Scand. 54, 43-66 (1976)

Birch, H.G., Richardson, St.A., Baird, Sir D., Horobin, G., Illsley, R.: Mental Surbnormality in the Community. A Clinical and Epidemiologic Study. Baltimore: Williams and Wilkins 1970

Bondy, C., Cohen, R., Eggert, D., Lüer, G.: Eine Testbatterie für geistig behinderte Kinder. Weinheim: Beltz 1969

Bracken, H. von: Entwicklungsgestörte Jugendliche. München: Juventa 1965

Bracken, H. von, Has, F.: Entwicklungsgestörte Jugendliche, 3. erw. Aufl. München: Juventa 1970

Carr, J.: The Effect of the Severely Subnormal on Their Families. In: Clarke, A.M., Clarke, A.D.B. (eds.): Mental Deficiency. The Changing Outlook, 3rd Ed., pp. 807-839. London: Methuen 1974

Deutscher Bildungsrat, Empfehlungen der Bildungskommission. Zur Pädagogischen Förderung Behinderter und von Behinderung bedrohter Kinder und Jugendlicher. Bonn: Bundesdruckerei 1973

Deutscher Bundestag, Unterrichtung durch die Bundesregierung: Bericht über die Lage der Psychiatrie in der BRD. Drucksache 7/4200. Bonn 1975

Diagnosenschlüssel und Glossar psychiatrischer Krankheiten. Dtsch. Übersetzung der Internationalen Klassifikation der WHO: ICD, 8. Revision, übersetzt von W. Mombour und G. Kockott, 2. Aufl. Berlin-Heidelberg-New York: Springer 1972

Dittmann, W.: Die Häufigkeit des Auftretens von Kindern mit Down-Syndrom (Mongolismus) in Sonderschulen für geistig Behinderte. Prax. Kinderpsychol. Kinderpsychiat. 23, Heft 4 (1974)

Doll, E.A.: The Measurement of Social Competence. Minneapolis: Educational Publishers 1953

Drillien, C.M., Jaemson, S., Wilinson, E.M.: Studies in Mental Handicap. Part 1: Prevalence and Distribution by Clinical Type and Severety of Deffect. Arch. Dis. Childh. 41, 528-538 (1966)

Dupont, A.: Severely mentally retarded children living at home. A symposion. REAP 1, 107-112 (1975)

Eggert, D.: Kurzform zur Messung des motorischen Leistungsstandes von normalen und und behinderten Kindern (Los KF 18). Weinheim: Beltz 1972

Eggert, D.: Tests für geistig Behinderte. Studien zur Pädagogischen Psychologie, Band 6. 2. Aufl. Weinheim: Beltz 1970

Eggert, D.: Empirische Untersuchungen zur Psychodiagnostik der geistigen Behinderung:
    Entwicklung und Weiterführung der Testbatterie für geistig behinderte Kinder (TBGB).
    Heilpädagogik, 21. JG. 1970, Verband Deutscher Sonderschulen
Eggert, D.: Zur Diagnose der Minderbegabung. Weinheim: Beltz 1972
Enquête: Siehe Deutscher Bundestag
Farber, B.: Effects of a severely mentally retarded child on family integration. In:
    Monographs of the Society for Research in Child Development, Serial No. 71, Vol. 24,
    No. 2 (1959)
Flammer, A.: Individuelle Unterschiede im Lernen. Weinheim-Basel: Beltz 1975
Fowle, C.M.: The effect of the severely mentally retarded child on his family. Amer. J.
    ment. Defic. 73, 468-473 (1968)
Goodman, N., Tizard, J.: Prevalence of Imbecility and idiocy among children. Brit. med.
    J. 1962 I, 216-219
Grossman, H.J. (ed.): Manual on Terminology and Classification in Mental Retardation.
    1973 Revision, AAMD 1973
Gruenberg, E.M.: Epidemiology. In: Stevens, H.A., Heber, R. (eds.): Mental Retardation.
    Chicago-London: University of Chicago Press 1964
Gruenberg, E.M., Kiev, A.: The Age Distribution of Mental Retardation. In: Zubin, T.,
    Jervis, G.A. (eds.): Psychopathology of Mental Development, pp. 233-243. London-
    New York: Grune & Stratton 1967
Heber, R.: Geistige Retardation: Begriff und Klassifikation. In: Weinert, F. (Hrsg.):
    Pädagogische Psychologie, S. 367-389. Köln-Berlin: Kiepenheuer u. Witsch 1967
Hewett, F.M.: Strategies of special education. Ped. Clin. N. Amer. 20, 695-704 (1973)
Höhn, E.: Psychologische Interpretation einer korrelationsstatistischen Vergleichsunter-
    suchung über den Stanford-Lückert-Intelligenztest und den Intelligenztest nach Binet-
    Bobertag-Norden. Z. Heilpädagogik 10, 213-217 (1959)
Höhn, E.: Die Verwendbarkeit des Binetariums, des Stanford-Intelligenztests und des
    HAWIK bei der Hilfsschulauslese. Schule und Psychologie 9, 315-321 (1962)
Hofmann, K.H.: Die mathematische Auswertung einer korrelationsstatistischen Vergleichs-
    untersuchung über das Intelligenztestverfahren nach Binet-Bobertag-Norden und das-
    jenige nach Stanford-Lückert. Z. Heilpädagogik 10, 206-213 (1959)
Hofmann, K.H.: Korrelationsstatistiken zwischen dem Binet- und dem Stanfordintelligenz-
    test sowie dem Binet-Test und dem HAWIK bei einem Hilfsschulkollektiv. Diagnostika
    7, 106-117 (1961)
Holt, K.S.: The Counselling of Parents of Mentally Handicapped Children. In: Richards,
    B.W. (ed.): Proceedings of London Conference on the Scientific Study of Medicine,
    Vol. 2, pp. 556-559. Dagenham: May & Baker 1962
ICD: Siehe Diagnosenschlüssel
Kanter, G.: Lernbehinderungen, Lernbehinderte, deren Erziehung und Rehabilitation.
    In: Deutscher Bildungsrat, Gutachten und Studien der Bildungskommission, Sonder-
    pädagogik 3. Stuttgart: Klett 1974
Kautter, H., Metzler, N., Schell, H.: Untersuchung zur Reliabilität des Hamburg-Wechsler-
    Intelligenztests für Kinder (HAWIK) und des Binetariums nach Binet-Simon-Norden
    (BBN) bei lernbehinderten Sonderschülern (Hilfsschülern). In: Moeckel, A. (Hrsg.):
    Sonderschule im Wandel. Neuburgweier/Karlsruhe: Schindele 1971
Kelman, H.R.: The Effect of a Brain-damaged Child on the Family. In: Birch, H.G. (ed.):
    Brain Damage in Children, the Biological and Social Aspects, pp. 77-99 (1964)
Kleber, W.: Die TBGB in der Einzelfalldiagnose. In: Eggert, D. (Hrsg.): Zur Diagnose der
    Minderbegabung. Weinheim: Beltz 1972
Kleining, G., Moore, H.: Soziale Selbsteinstufung. Köln. Z. Sozialpsychol. 20, 502-522
    (1968)
Knoerr, K., Gaertner, H.: Mütterliches Lebensalter und Verlauf der ersten Schwangerschaft
    und Geburt. Gynaecologica 139, 129 (1955)
Kultusministerium Baden-Württemberg: Kultus und Unterricht. Amtsblatt des Kultusmini-
    steriums Baden-Württemberg. Sondernummer 3, 17, 536 (1968)

Kushlick, A.: The prevalence of recognized mental subnormality of IQ under 50 among children in the south of England, with reference to the demand for places for residential care. Proceedings of the third international (Copenhagen) congress on the scientific study of mental retardation. O.O. 2, 550-556 (1964)
Kushlick, A.S.: A Community Service for the Mentally Subnormal. In: Soc. Psychiat. 1, 73 (1966). Dtsch. in: Cranach, V., Finzen, M.-A. (Hrsg.): Sozialpsychiatrische Texte. Berlin-Heidelberg- New York: Springer 1972
Kushlick, A.: Residential care for the mentally subnormal. Roy. Soc. Hlth. J. 90, 255-261 (1970)
Kushlick, A.: Epidemiology of Mental Handicap. Referat, gehalten auf dem 2. WPA-DPGN-Symposium on Psychiatric Epidemiology in Mannheim, Juli 1972. Unveröffentlicht
Kushlick, A., Blunden, R.: The Epidemiology of Mental Subnormality. In: Clarke, A.M., Clarke, A.D.B. (eds.): Mental Deficiency, the Changing Outlook, Vol. 3, pp. 31-81. London: Methuen 1974
Kushlick, A., Cox, G.: The Ascertained Prevalence of Mental Subnormality in the Wessex Region on 1st July 1963. In: Proc. First Congr. Int. Ass. Sci. Study Ment. Defic. Montpellier/France, 12-20 Sept. 1967. Reigate, Surrey: Michael Jackson 1967
Lapouse, R., Weitzner, M.: Epidemiology. In: Wortis, J. (ed.): Mental Retardation, Vol. 1. New York-London: Grune & Stratton 1970
Lemkau, P., Tietze, C., Cooper, M.: Mental hygiene problems in an urban district. Fourth paper. Ment. Hyg. 27, 279-295 (1943)
Lewis, E.O.: Report of an Investigation into the Incidence of Mental Deficiency in Six Areas, 1925-1927. Report of the Mental Deficiency Commitee, Part 4, 1929
Lüer, G., Steinhagen, K.: Probleme der Differenzierung im Subtest-CMM der „Testbatterie für geistig behinderte Kinder (TBGB)". In: Eggert, D.: Zur Diagnose der Minderbegabung. Weinheim: Beltz 1972
Mutters, T.: Steigende Mitgliederzahlen und ihre Bedeutung. Lebenshilfe 10, 132-146 (1971)
Mutters, T.: WHO-working Group on Data Collection and Classification in Services for the Mentally Retarded 1972
New York State Department of Mental Hygiene: Mental Health Research Unit: A Special Census of Suspected Referred Mental Retardation. Onondaga County, New York. Technical Report of the Mental Research Unit. Syracuse, N.Y.: Syracuse University Press 1955
Nihira, K., Foster, R., Shellhaas, M., Leland, H.: AAMD Adaptive Behavior Scale. Amer. Ass. ment. Defic. Washington 1974
Penrose, L.S.: The Biology of Mental Defect. London: Sidgwick and Jackson 1963, (3rd Ed.)
Pflanz, M.: Allgemeine Epidemiologie. Stuttgart: Thieme 1973
Pinkerton, P.: Parental acceptance of the handicapped child. Develop. Med. Child Neurol. 12, 207-212 (1976)
Rutter, M., Tizard, J., Whitmore, K.: Education, Health and Behavior. London: Longman Group Ltd. 1970
Rutter, M., Graham, P., Yule, W.: Neuropsychiatric Study in Childhood. Clin. Div. Med. No. 35
Sander, A.: Die statistische Erfassung von Behinderten in der BRD. In: Deutscher Bildungsrat, Gutachten und Studien der Bildungskommission, Sonderpädagogik 1. Stuttgart: Klett 1975, 2. Aufl.
Scally, B., McKay, D.: Mental subnormality and its prevalence in northern Ireland. Acta Psychiat.Neurol. Scand. 40, 203-211 (1964)
Silverstein, A.B.: Note on prevalence. Amer. J. ment. Defic. 77, 380-382 (1973)
Sheridan, M.D.: Hearing and Speech of School Children, 1946
Sondersorge, R., Barth, H.: Die Erfassung geistig behinderter Kinder in einem Landkreis. Lebenshilfe 2, 55-62 (1963)
Sorel, F.M.: Prevalence of Mental Retardation. Tilburg: Tilburg University Press 1974

Susser, M.W., Kushlick, A.A.: A Report on the Mental Health Services of the City of
    Salford for the Year 1960. Salford: Salford Health Department 1961
Tarjan, G., Wright, S.W., Eyman, R.K., Keeran, C.V.: Natural History of mental retardation:
    Some aspects of epidemiology. Amer. J. ment. Defic. 77, 369-379 (1973)
Tizard, J., Grad, J.C.: The Mentally Handicapped and Their Families. Maudsley Mono-
    graphs No. 7, 2nd Ed. London: Oxford University Press 1962
Verordnungen des Kultusministeriums Baden-Württemberg zum Besuch der Sonderschule
    für bildungsschwache Kinder und Jugendliche 1968, 1969
Wagner, A., Baetcke, K.: Beiträge zur Schule für Geistigbehinderte. Bern-Stuttgart-Wien:
    Huber 1976
Wald, J.: Epidemiology of low-grade mental deficiency in Poland, organization of the
    study and method of sampling. Epidemiol. Rev. 22, 3-4 (1968)
Wallin, L.: Severe Mental Retardation in a Swedish Industrial Town. Stockholm: Esselte
    Stud., Scandiv. University Books 1974
Wegener, H.: Die Minderbegabten und ihre sonderpädagogische Förderung — Sondergut-
    achten. In: Roth, H. (Hrsg.): Begabung und Lernen, 10. Aufl. 1976
Williams, P.G.: Social Skills. In: Mittler, P. (Ed.) Assessment for Learning in the Mentally
    Handicapped, pp. 163-176. Edinbourgh-London: Churchill Livingstone 1973
Wing, L.: Severely retarded children in a London area: Prevalence and provision of
    services. Psychol. Med. 2, 405-415 (1971)
Wolfensberger, W.: Counselling Parents of the Retarded. In: Baumeister, A.(ed.): Mental
    Retardation. London: University of London Press 1967, p. 329
Younghusband, E., Davie, R., Birchall, D., Kellmer Pringle, M.L. (eds.): Living with
    Handicap. The National Bureau for Co-operation in Child Care, 1970

Methodenprobleme

Stabilitäten und Übergangswahrscheinlichkeiten psychiatrischer Diagnosen

J. KLUG, E.-R. REY und R. WELZ

Unter einer „klinischen Diagnose" versteht man die Zuordnung eines Begriffs oder eines Satzes von Begriffen zu beobachtbaren Normabweichungen. Dies geschieht aus der Sicht des Diagnostikers mit der Absicht, sich selbst und anderen soweit wie möglich über die Ätiologie, die augenblickliche Manifestation und die Prognose des Patienten Aufschluß zu geben.

Ein auf solche Art und Weise verliehener Oberbegriff entsteht durch Abstraktion einer Vielzahl von Einzelinformationen, die der Diagnostiker auf verschiedenen Ebenen sammelt.

Durch fortschreitende Abstraktion und Nivelierung individueller Differenzen der Befundinformation gelangt man zu Ereignisklassen, die nicht nur für ein Individuum gelten, sondern für eine Klasse von Individuen. Dabei wird gefordert, daß jedes Mitglied in dieser Ereignisklasse den übrigen Mitgliedern der Ereignisklasse ähnlicher ist, als jedem anderen Mitglied in jeder anderen Ereignisklasse. Jede einzelne Ereignisklasse kann man dann als Diagnose bezeichnen, und die Summe der Ereignisklassen als diagnostisches System.

Dieses formale Vorgehen beinhaltet auf der Seite des Informationssammlers (Untersuchers) eine Reihe von Schrittabfolgen im psychodiagnostischen Entscheidungsprozeß, welche mit unterschiedlichen Methoden und mit unterschiedlicher Genauigkeit erfolgen können:

1. Die Art des verwendeten Interviews und damit der Informationsgehalt variiert zwischen den einzelnen Untersuchern (Fiedler, 1950).
2. Die Wahrnehmung und Bewertung von Einzelinformationen aus dem Interview hängt ab vom Ausbildungsstand und von der Ausbildungsart des Untersuchers (Sharpe u. Mitarb., 1969).
3. Es existiert kein allgemeinverbindlicher verbaler Zeichenvorrat, der es erlauben würde, jeder Beobachtung ein und nur ein verbales Zeichen zuzuordnen (Sharpe u. Mitarb., 1969).
4. Die Kriterien für die Vergabe einer bestimmten Diagnose variieren zwischen den Untersuchern (Kendell u. Mitarb., 1971).
5. Verschiedene diagnostische Systeme werden als Bezugsrahmen für die Vergabe von Diagnosen gewählt.
   Noch bis zum Jahre 1968 bestand die „New York State Commission" auf ihrem eigenen von Theodore Hoch und Adolph Meyer entwickelten Klassifikationssystem. Es ist deshalb durchaus verständlich, wenn Zubin noch 1967 schreibt: „The present status of the classification of behavior disorders is, to say the least, chaotic. There at least 50 different types of classification in varying degrees of use throughout the world . . . (Zubin, 1967, S. 375).

Es bedarf hier keiner besonderen Erwähnung, daß die vom Untersucher verwendeten Modelle und Theorien über menschliches Verhalten im allgemeinen und über abweichendes Verhalten im besonderen der wissenschaftstheoretische Hintergrund dafür ist, in welcher Variabilität sich die unter Punkt 1 bis 5 aufgezeigten Schritte realisieren (vgl. Zubin, 1969).

Eine weitere Schwierigkeit der Informationssammlung und Bewertung resultiert daraus, daß das zu beobachtende Verhalten des Patienten über die Zeit hinweg variieren kann und daß unterschiedliche Erkrankungsursachen zu identischen Symptombildern führen können.

Aus den oben gemachten Aussagen resultiert unmittelbar die Frage, wie zuverlässig sind psychiatrische Diagnosen wenn

a) mindestens zwei voneinander unabhängige Untersucher zu demselben Zeitpunkt einen Patienten untersuchen (Inter-Rater-Reliabilität, Beobachter-Übereinstimmung),
b) ein und derselbe Patient in einer Zeitabfolge mehrmals beurteilt wird (Stabilität, Konsistenz),
c) eine definierte Population in 2 zufällige Stichproben unterteilt wird und die Häufigkeit der psychiatrischen Diagnosen in beiden Gruppen bestimmt wird (Häufigkeitsübereinstimmung).

Die in der Literatur berichteten Zuverlässigkeiten zeigen ihrerseits zwei Arten von Variabilität: Variation des Übereinstimmungsmaßes selbst (Prozentwerte, Kontingenz-Koeffizienten, Wahrscheinlichkeitswerte, Kappa) (Spitzer u. Mitarb., 1967), und erhebliche Variationen innerhalb eines Maßes, wenn auch bei unterschiedlichen Fragestellungen. So berichten Kreitman und Mitarbeiter (1961) von 0% Übereinstimmung bei der Diagnose Schizophrenie und Schmidt und Fonda (1956) von 92% Übereinstimmung bei der Zuordnung zu Diagnosegruppen.

Die möglichen Gründe der Nichtübereinstimmung untersuchen Ward und Mitarbeiter (1962) an 75 ambulant versorgten psychiatrischen Patienten. Die 4, jeweils paarweise untersuchenden Diagnostiker stimmten bei 40 Patienten in der Diagnosevergabe nicht überein. Die Gründe der Nichtübereinstimmung lagen zu 5% bei dem Patienten, zu 32,5% bei dem Untersucher und zu 62,5% bei dem nosologischen System.

Hierbei ist zu berücksichtigen, daß die beiden Faktoren, die bei einer mangelnden Übereinstimmung am stärksten beteiligt sind, durch Training von Untersuchern und Standardisierung von nosologischen Systemen optimiert werden können. Durch Verwendung von strukturierten psychiatrischen Interviews, wie sie von Spitzer und Mitarbeiter (1964) und Wing und Mitarbeiter (1967) vorgeschlagen wurden, läßt sich eine Übereinstimmung zwischen zwei Untersuchern von 83% erreichen.

Was die „nosographische Sprachverwirrung" betrifft (Gross, 1969), so stellt zweifellos die Einführung eines psychiatrischen Diagnosenschlüssels durch die WHO und die Verwendung eines allgemein verbindlichen Glossars einen Fortschritt dar (Degkwitz u. Mitarb., 1975).

Diagnosen werden solange von geringem Wert sein, solange der Grad der Zuverlässigkeit zu wünschen übrig läßt und deshalb Prognosen mit praktischer Relevanz nur schwer ableitbar sind. Die Exaktheit einer prognostischen und therapeutischen Schlußfolgerung aufgrund einer Diagnose kann deshalb nie größer sein, als die Exaktheit, mit der die Diagnose gestellt wird.

Eine notwendige Bedingung für die Validität eines Systems ist dessen nachgewiesene Reliabilität. Zwar ist ein reliables System nicht auch zwingenderweise valide, aber ein nicht-reliables System ist unumgänglich invalide.

Die Reliabilität vorzugsweise nur nach einer Methode zu schätzen (Beobachterübereinstimmung), führt zu verzerrten Befunden. Der Nachweis, daß zu einem einzigen Zeitpunkt hohe Übereinstimmung zwischen zwei Beobachtern vorhanden ist, kann dadurch eingeschränkt werden, daß die Instabilität des diagnostischen Systems möglicherweise ansteigt, wenn zu unterschiedlichen Zeitpunkten die Diagnose vergeben wird. Obwohl bei diesem Vorgehen die Übereinstimmung durchschnittlich geringer ist als bei der Prüfung zwischen Beobachtern, liegt gerade hierin ein Grund, um vermehrt Stabilitätsuntersuchungen durchzuführen (Kendell, 1975).

1. Fragestellung

Das Ziel dieser Arbeit ist es, drei Fragenkomplexe zu beantworten:

1. Wie groß ist die Stabilität der psychiatrischen Diagnose bei identifizierten Patienten, die in einem definierten Zeitintervall mehrmals psychiatrisch versorgt werden?
2. Geht ein Wechsel der Diagnose einher mit einem Wechsel der versorgenden Institution?
3. Besitzt jede Diagnose die gleiche Wahrscheinlichkeit, bei einem vorliegenden Diagnosenwechsel gewählt zu werden, oder gibt es, ausgehend von der jeweils vorangehenden Diagnose, unterschiedliche Übergangswahrscheinlichkeiten für die darauffolgende Diagnose?

2. Stichprobe

Ausgangsbasis für die Untersuchung ist der Datensatz des kumulativen psychiatrischen Fallregisters in Mannheim. Bei der kontinuierlichen Beobachtung einer Population, die psychiatrische Dienste in Anspruch nimmt, liefert ein kumulatives psychiatrisches Fallregister (Wing, 1973) die Basis für epidemiologische, evaluative und administrative Fragestellungen.

Diese Dokumentationsform ist die Voraussetzung für langfristige Beobachtungen in einem definierten Versorgungsgebiet und ermöglicht dadurch die nahezu exakte Kontrolle der Häufigkeit von Wiederaufnahmen bei identifizierten Patienten in ein und derselben oder in wechselnden Institutionen. In dem Zeitraum der Untersuchung vom 30.5.1973 bis zum 29.5.1975 wurden in 19 psychiatrischen ambulanten bzw. stationären Einrichtungen insgesamt 4.405 Kontakte Mannheimer Patienten registriert. Aus diesem Gesamtkollektiv wurden jene Patienten ausgewählt, die in dem definierten Zeitraum mindestens viermal psychiatrisch versorgt wurden, was einer Stichprobe von 115 Patienten entspricht.

Diese Untersuchungspopulation läßt sich hinsichtlich Alter und Geschlecht folgendermaßen charakterisieren:

Alter: $\bar{x} = 39{,}04$ Jahre; $s = 14{,}52$ Jahre
Geschlecht: männlich 57, weiblich 58 Patienten

Die zeitlichen Distanzen zwischen den 4 kontrollierten Versorgungszeitpunkten ergeben folgendes Bild:

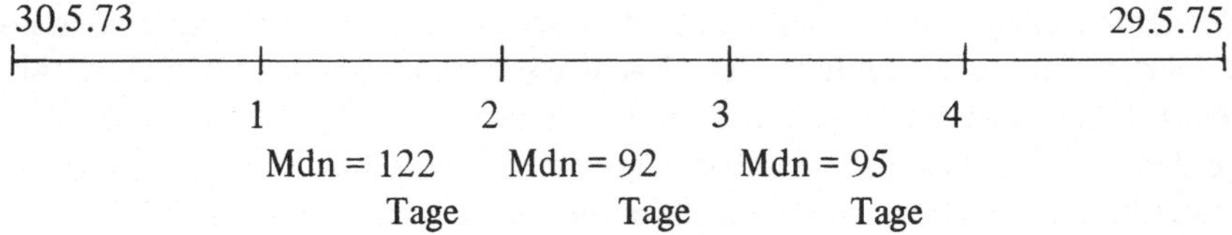

3. Methode

Von den 115, die Kriterien der Stichprobe erfüllenden Patienten, wurden folgende Merkmale erhoben:

1. Alter,
2. Geschlecht,
3. Zeitpunkt der 1ten, 2ten, 3ten, 4ten Versorgung,
4. Institution bei der 1ten, 2ten, 3ten, 4ten Versorgung,
5. Hauptdiagnose bei der 1ten, 2ten, 3ten, 4ten Versorgung.

Für die Frage der Übereinstimmung psychiatrischer Diagnosen wurde das von Cohen (1960) vorgeschlagene und von Spitzer und Mitarbeitern (1967) angewandte Kappa-Maß verwendet (siehe auch Bartko u. Carpenter, 1976; und Maxwell, 1977). Es ist dadurch gekennzeichnet, daß es die Zufallsübereinstimmung mitberücksichtigt und daß der Wertbereich von -1 bis $+1$ definiert ist. Negative Werte kennzeichnen Übereinstimmungen, die geringer als der Zufall sind, der Wert 0 charakterisiert eine zufällige Übereinstimmung und der Wert $+1$ vollständige Übereinstimmung.

Kappa (K) berechnet sich wie folgt:

$$K = \frac{Po - Pc}{1 - Pc}$$

wobei gilt: Po = beobachtete relative Häufigkeit der Übereinstimmung
Pc = erwartete relative Häufigkeit der Übereinstimmung

Mit Hilfe von Kappa läßt sich sowohl die generelle Übereinstimmung zwischen zwei Diagnostikern bzw. zwei Zeitpunkten berechnen, als auch die Übereinstimmung für jede einzelne Diagnosegruppe.

Die generelle Übereinstimmung berechnet sich mit Hilfe folgender Datenordnung (Tabelle 1).

Da sich das Gesamtübereinstimmungsmaß zusammensetzt aus den Übereinstimmungen für jede Diagnosegruppe, ist es möglich, durch adäquate Datenordnung die Teilübereinstimmungen zu berechnen (Tabelle 2).

Die Frage des Zusammenhangs zwischen Diagnosen- und Institutionswechsel wurde mit einem 4 Felder-χ^2-Test geprüft. Die spezifische Fragestellung des Diagnosewechsels, d.h. von welcher Diagnose zu welcher Diagnose wird mit welcher Wahrscheinlichkeit gewechselt, wurde mit Hilfe eines Markoff-Modells behandelt. Fallen Daten in natürlicher Weise an, in unserem Fall psychiatrische Diagnosen, dann spricht man von Zeitreihen.

Tabelle 1. Ordnungsschema zur Berechnung von Kappa als Übereinstimmungsmaß für zwei Diagnostiker und über alle Diagnosekategorien

Diagnosenkategorie	Diagnostiker 1	Diagnostiker 2	Übereinstimmung	Po	Pc
A	h_{a1}	h_{a2}	$h_{a1} \cap h_{a2}$		
B	h_{b1}	h_{b2}	$h_{b1} \cap h_{b2}$		
.	.	.	.		
.	.	.	.		
K	h_{k1}	h_{k2}	$h_{k1} \cap h_{k2}$		
	$n = \sum\limits_{a1}^{k1} h$	$n = \sum\limits_{a2}^{k2} h$		$\sum Po$	$\sum Pc$

$$\sum Po \; = \; \frac{h_{a1} \cap h_{a2}}{n} + \cdots + \frac{h_{k1} \cap h_{k2}}{n}$$

$$\sum Pc \; = \; \frac{h_{a1} \times h_{a2}}{n^2} + \cdots + \frac{h_{k1} \times h_{k2}}{n^2}$$

Tabelle 2. Ordnungsschema zur Berechnung von Kappa als Übereinstimmungsmaß für zwei Diagnostiker und eine Diagnosekategorie

Diagnostiker 2	definierte Kategorie	Restkategorien	
definierte Kategorie	$h_{a1} \cap h_{a2}$	$h_{a1} - (h_{a1} \cap h_{a2})$	h_{a1}
Restkategorien	$h_{a2} - (h_{a1} \cap h_{a2})$	$(n - h_{a2}) - [h_{a1} - (h_{a1} \cap h_{a2})]$	$n - h_{a1}$
	h_{a2}	$n - h_{a2}$	n

(Zeilenbeschriftung links: Diagnostiker 2)

$$\sum Po \; = \; \frac{h_{a1} \cap h_{a2}}{n} + \frac{(n - h_{a2}) - [h_{a1} - (h_{a1} \cap h_{a2})]}{n}$$

$$\sum Pc \; = \; \frac{h_{a1} \times h_{a2}}{n^2} + \frac{(n - h_{a1}) \times (n - h_{a2})}{n^2}$$

Bei einer solchermaßen definierten Zeitreihe werden die Ausprägungen zumindest einer Variablen in einem definierten Zeitraum beobachtet.

Hängt die augenblickliche Realisation einer Variable nur und nur von der unmittelbar vorangegangenen Realisation ab, so handelt es sich um einen Markoff-Prozeß. Markoff-Prozesse mit diskreter Variable, die im Zeitablauf diskret beobachtet werden, heißen Markoff-Ketten (vgl. Kemeny u. Snell, 1960; Cox u. Miller, 1965; Feller, 1968).

In diesem Modell wird also die Realisation eines Ereignisses (E_k) nicht mehr mit einer festen Wahrscheinlichkeit (p_k) verknüpft, sondern jedes Ereignispaar (E_j, E_k) wird mit einer bedingten Wahrscheinlichkeit (p_{jk}) verbunden. Man kann daher eine Markoff-Kette durch die bedingten Wahrscheinlichkeiten des Systems und durch den Anfangszustand (d.h. die Verteilung der Anfangszustände) vollständig beschreiben.

Generell ergibt sich die neue Verteilung als Matrixprodukt:

$$U'(1) = U'(O)\,P$$

wobei gilt: $U'(O) =$ Verteilung der Anfangszustände
$P =$ Quadratische Matrix der Übergangswahrscheinlichkeiten

Durch wiederholte Anwendung der Matrixmultiplikation erhält man eine Kette von Verteilungen, in der sich die schrittweisen Veränderungen im beobachteten System wiederspiegeln.

Man erhält somit den Vektor $U'(n)$, dessen Komponenten die Wahrscheinlichkeit für die einzelnen Zustände nach n Zustandsänderungen angeben, durch Multiplikation des Vektors $U'(O)$ der Anfangswahrscheinlichkeiten mit der n-ten Potenz der Übergangsmatrix P.

$$U'(n) = U'(O)\,P^n$$

Die hier beobachtete Zeitreihe umfaßt 4 Ausprägungen pro Patient für die Variable „psychiatrische Hauptdiagnose".

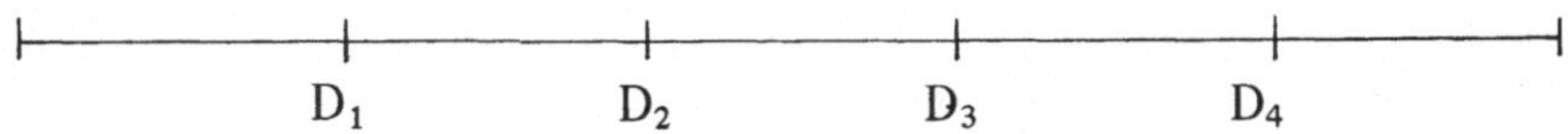

Die 4 Meßwerte werden danach unterschieden, ob sie einem anderen Wert vorausgehen oder einem Wert nachfolgen.

„antecedente Diagnosen"   „konsequente Diagnosen"
D_1 D_2
D_2 D_3
D_3 D_4

Analog dieser Einteilung lassen sich die 3 Übergangsmatrizen bilden: $D_1 \times D_2$; $D_2 \times D_3$; $D_3 \times D_4$ mit einem jeweiligen $n = 115$. Aus diesen 3 Matrizen erhält man die allgemeine Übergangsmatrix durch Addition der Teilmatrizen. Die relative Häufigkeitsmatrix P erhält man, indem jede Zellhäufigkeit durch die entsprechende Zeilensumme dividiert wird.

4. Ergebnisse

In dem kontrollierten Datensatz fanden sich bei einer 3stelligen Auswertung der nach der ICD-Klassifikation vergebenen Diagnosen 12 Kategorien. Die Kategorien 310 (Minderbegabung) bis 315 (nicht näher bestimmbarer Schwachsinnsgrad) sind aufgrund der geringen Fallzahlen zusammengefaßt, alle anderen Kategorien sind „reine" Kategorien.

Die Diagnosenvergabe und die jeweiligen Übereinstimmungen zeigt Tabelle 3.

Die entsprechenden Übereinstimmungsmaße gibt Tabelle 4 wieder. Berechnet wird die allgemeine Übereinstimmung zwischen jeweils 2 Zeitpunkten und die spezielle Übereinstimmung für jede einzelne Diagnosekategorie mit Hilfe von Kappa.

Tabelle 3. Diagnosenvergabe und Übereinstimmungen zu den 4 Inanspruchnahmezeiten

Diagnose ICD		Häufigkeiten der Diagnosen zu den 4 Inanspruchnahmezeitpunkten				Übereinstimmungen			
		1	2	3	4	1-2	2-3	3-4	1-2-3-4
291	Alkoholpsychosen	9	9	11	6	3	5	4	1
293	Psychosen bei anderen organischen Hirnstörungen	5	6	6	5	3	3	2	1
295	Schizophrenie	32	29	29	34	25	22	29	22
296	Affektive Psychosen	15	18	18	18	12	15	14	10
297	Paranoide Syndrome	3	1	2	3	0	0	2	0
298	Andere Psychosen	2	4	5	4	0	2	0	0
300	Neurosen	12	14	9	11	6	6	6	3
301	Persönlichkeitsstörungen	5	7	3	5	3	1	1	1
303	Alkoholismus	16	12	14	14	8	7	7	4
304	Medikamentenabhängigkeit	10	12	11	10	9	9	8	7
309	Psychische Störungen	5	1	3	3	1	1	-	1
310 - 315	Minderbegabung und Schwachsinn	1	2	4	2	1	2	1	0
		n = 115	n = 115	n = 115	n = 115	n = 71	n = 74	n = 75	n = 45

Tabelle 4. Gesamt- und Teilübereinstimmungsmaße

Diagnose ICD	Zeitpunkte		
	1 — 2	2 — 3	3 — 4
291	.31	.45	.41
293	.55	.48	.32
295	.72	.74	.86
296	.68	.81	.74
297	.01	.00	.79
298	.02	.50	.05
300	.35	.45	.57
301	.49	.18	.26
303	.55	.45	.45
304	.82	.77	.75
309	.38	.37	.37
310 - 315	.63	.70	.37
insgesamt	.56	.59	.59

Die Frage, ob die nachgewiesene Instabilität der Diagnosen möglicherweise durch einen jeweiligen Wechsel der versorgenden Institution[1] mitbedingt ist, muß aufgrund der in Tabelle 6 vorliegenden Daten angenommen werden.

Tabelle 5. Diagnosen- und Institutionswechsel über
die 4 Inanspruchnahmezeitpunkte

| | | Institutionswechsel | | |
		nein	ja	
Diagnosen-wechsel	nein	102	118	220
	ja	37	88	125
		139	206	345

$\chi^2 = 9.30$ df = 1 $\alpha = 0.01$

Zu berücksichtigen ist dabei das Phänomen, daß bei einer sequentiellen Testung der Fragestellung dieser Effekt nicht durchgängig nachgewiesen werden kann. Von der dritten zur vierten Inanspruchnahme ergibt sich kein bedeutsamer Zusammenhang zwischen Institutionswechsel und Diagnosenwechsel (Tabelle 9).

Tabelle 6. Diagnosen- und Institutionswechsel
zwischen 1ter und 2ter Inanspruchnahme

| | | Institutionswechsel | | |
		nein	ja	
Diagnosen-wechsel	nein	28	43	71
	ja	8	36	44
		36	79	115

$\chi^2 = 4.76$ df = 1 $\alpha = 0.05$

Mit steigender Inanspruchnahmezahl nimmt die Anzahl der Institutionswechsel ab (68,7%, 58,3%, 52,2%), während die Anzahl der Diagnosenwechsel relativ konstant bleibt (38,3%, 35,7%, 34,8).

Die Matrix der Übergangswahrscheinlichkeiten (Tabelle 9) zeigt in der Diagonalen die Wahrscheinlichkeiten dafür, daß bei einer definierten vorangegangenen Diagnose dieselbe Diagnose als Folgediagnose wieder vergeben wird. Die Zeilen der Matrix repräsentieren die „vorangehenden" Diagnosen, die Spalten die „nachfolgenden" Diagnosen. Jede einzelne Zelle läßt sich dann folgendermaßen interpretieren: Bei einer gegebenen

---

[1] An der Versorgung der untersuchten Patienten waren beteiligt: die Polikliniken und Stationen zweier Universitätskliniken, ein Psychiatrisches Landeskrankenhaus und zwei neurologisch-psychiatrische Abteilungen in zwei Städtischen Krankenhäusern.

Tabelle 7. Diagnosen- und Institutionswechsel zwischen 2ter und 3ter Inanspruchnahme

		Institutionswechsel		
		nein	ja	
Diagnosen-wechsel	nein	38	36	74
	ja	10	31	41
		48	67	115

$\chi^2 = 6.81$ df = 1 $\alpha = 0.01$

Tabelle 8. Diagnosen- und Institutionswechsel zwischen 3ter und 4ter Inanspruchnahme

		Institutionswechsel		
		nein	ja	
Diagnosen-wechsel	nein	36	39	75
	ja	19	21	40
		55	60	115

$\chi^2 = 0.02$ df = 1 $\alpha = 0.88$

Diagnose, z.B. paranoide Syndrome (297), wird diese Diagnose bei einer erneuten Versorgung mit der Wahrscheinlichkeit von .33 wieder vergeben. Ein Diagnosenwechsel in Richtung Schizophrenie (295) ist mit einer Wahrscheinlichkeit von .33 zu erwarten, ein Wechsel zur Neurose (300) und Persönlichkeitsstörung (301) mit einer Wahrscheinlichkeit von .17.

Aus der Übergangsmatrix läßt sich die Stabilität jeder Diagnosekategorie ablesen. In einer Rangreihe ergibt sich folgendes Bild:

295	296	304	310 315	303	300	293	291	297	309	301	298
.86	.80	.79	.57	.53	.50	.47	.42	.33	.33	.32	.18

Hohe Stabilitäten ($> .70$) zeigen dabei die Schizophrenie, die affektiven Psychosen und die Medikamentenabhängigkeit, wohingegen Diagnosen mit geringerer Stabilität ($< .40$) relativ hohe Übergangswahrscheinlichkeiten zu anderen Diagnosen zeigen:

1. Alkoholpsychosen (291) $\xrightarrow{.35}$ Alkoholismus (303)

2. Paranoide Syndrome (297) $\xrightarrow{.33}$ Schizophrenie (295)

3. Psychische Störungen, die nicht als Psychosen bezeichnet werden können (309) $\xrightarrow{.33}$ Neurosen (300)

4. Persönlichkeitsstörungen (301 $\xrightarrow{.13}$ Schizophrenie (295)

5. Andere Psychosen (298) $\xrightarrow{.37}$ Neurosen (300)

Tabelle 9. Übergangswahrscheinlichkeiten für kontrollierte psychiatrische Diagnosen zwischen erster bis vierter Inanspruchnahme

	291	293	295	296	297	298	300	301	303	304	309	310 315
291	.42	.03	.03	.03		.08		.03	.35			.03
293		.47	.06	.11	.06	.06	.12	.06			.06	
295	.02		.86	.02	.02	.05		.01	.01			.01
296		.10	.06	.80			.02	.02				
297			.33		.33		.17	.17				
298			.18	.09		.18	.37		.09	.09		
300	.03		.06	.17			.50	.03	.09	.06	.03	.03
301	.07	.07	.13		.07	.13	.07	.32	.07	.07		
303	.24		.02				.05	.10	.53	.02	.02	.02
304		.06		.03			.06		.03	.79	.03	
309							.33		.12	.22	.33	
310 315			.14		.29							.57

5. Diskussion

Die Frage, ob psychiatrische Diagnosen über Zeitintervalle hinweg stabil sind, kann nicht pauschal mit ja oder nein beantwortet werden. Es stellt sich vielmehr die Frage, welche Diagnosekategorien konsistenter sind als andere.

Die gefundenen Ergebnisse, daß die Zuordnung zur Diagnosengruppe Schizophrenie (295) und zur Diagnosengruppe affektive Psychosen (296) mit hoher Übereinstimmung bei erneuter Inanspruchnahme wieder vergeben werden, stehen in Einklang mit den Ergebnissen von Babigian und Mitarbeitern (1965), Kaelbling und Volpe (1963) und Norris (1959), wenn auch bei solchen Vergleichen zu berücksichtigen ist, daß frühere Arbeiten nicht auf der ICD-Klassifikation beruhen und nicht zufallsbereinigte Übereinstimmungsmaße angewandt wurden.

Ein über die Zeitpunkte hinweg und für jede einzelne Diagnose geltendes Ansteigen der Übereinstimmungsmaße ist nicht durchgängig beobachtbar. In Tabelle 4 zeigen die beiden Diagnosen „Paranoide Syndrome" (297) und „Andere Psychosen" (298) eine erhebliche Variabilität, die inhaltlich nicht interpretierbar ist, da beide Kategorien innerhalb der Gesamtstichprobe mit einem zu geringen Umfang repräsentiert sind. Überrepräsentiert sind, bedingt durch das gewählte Untersuchungsdesign, jene Fälle, die einen gewissen Grad der Chronizität aufweisen. Zu allen vier Untersuchungszeitpunkten wurde 22 Patienten die Diagnose „Schizophrenie" (295) verliehen, die damit die größte Teilpopulation innerhalb der Gesamtstichprobe darstellen. Es ist offensichtlich, daß bei einem vorgegebenen Zeitreihendesign die chronischen Fälle in der Stichprobe in dem Maße ansteigen, wie die Anzahl der festgesetzten Inanspruchnahmen ansteigt.

Die in der Literatur durchgängige Vermutung, daß Reliabilitätsmaße, basierend auf Zeitreihenuntersuchungen, geringer sein müßten, als solche, die auf Beobachterübereinstimmung basieren, konnte nicht nachgewiesen werden. Vergleicht man die gefundenen Werte für die drei Zeitintervalle (.56; .59; .59) mit den Ergebnissen von Beck (1962), Kreitman und Mitarbeiter (1961) und Sandifer und Mitarbeiter (1964), die in klassischen Interraterreliabilitätsstudien zu Übereinstimmungsmaßen von .54 (Beck), .63 (Kreitman) und .57 (Sandifer) gelangen, so kann ein bedeutsamer Unterschied nicht festgestellt werden. Möglicherweise ist in den letzten 10-15 Jahren der Prozeß der Diagnosenerstellung so präzisiert worden, daß Maße aus derzeitigen Zeitreihendesigns genauso hoch liegen wie bei Maßen aus früheren Beobachterdesigns.

Die Einflußnahme unterschiedlicher psychiatrischer Versorgungsinstitutionen auf den Wechsel der Diagnose konnte nachgewiesen werden, ein Faktum, welches sicher daraus resultiert, daß ein Wechsel der versorgenden Einrichtung nahezu immer einhergeht mit einem Wechsel des Untersuchers, daß zwischen letzter und erneuter Inanspruchnahme möglicherweise eine Variation der Symptomatik aufgetreten ist und daß die wissenschaftliche und diagnostische Auffassung, vertreten durch den Klinikdirektor (vgl. Häfner u. Mitarb., 1967), auf die Diagnosevergabe Einfluß nimmt.

Eine widersprüchliche Information ergibt sich aus der Tatsache, daß zwar die Fallzahl derjenigen mit Institutions- und Diagnosenwechsel über die Zeitpunkte hinweg abnimmt, während die Zahl derer steigt, bei welchen trotz konstanter Institution ein Diagnosenwechsel einhergeht.

Das erste Ergebnis für sich betrachtet kann dahingehend interpretiert werden, daß das klinische Bild der Patienten sich über die Zeit hinweg so abklärt, daß selbst verschiedene Versorgungseinrichtungen identische Diagnosen vergeben. Im Widerspruch steht dazu das zweite Ergebnis. Hier zeigt sich bei einer Nachkontrolle der einzelnen Fälle, daß in dieser Gruppe vor allem solche Patienten vertreten sind mit der Diagnose „Alkoholpsychose" (291) oder „Alkoholismus" (303), bzw. „Psychosen bei anderen organischen Hirnstörungen" (293) und die Diagnose „andere Psychosen" (298), Diagnosen, wie sich in der Matrix der Übergangswahrscheinlichkeiten zeigt, mit mittlerer bis geringer interner Stabilität und relativ hohen Übergangswahrscheinlichkeiten zu anderen Diagnosen.

Die Matrix der Übergangswahrscheinlichkeiten ist deshalb ein wichtiger Indikator dafür, der Frage nachzugehen, welche Diagnose bei einem gegebenen Diagnosenwechsel zu welcher anderen Diagnose mit welcher Wahrscheinlichkeit wechselt. In engem Zusammenhang dazu ist das Problem aufzuwerfen, daß viele psychiatrische Krankheitsbilder nicht eindeutig definiert und sich deshalb schlecht von anderen Diagnosen abgrenzen lassen, zum anderen, daß Krankheitsbilder nicht disjunkt sein müssen, d.h. daß sie sich nicht wechselseitig ausschließen (z.B. Neurose und Drogenabhängigkeit oder Schizophrenie mit Alkoholabusus), sondern sogar in einem Zusammenhang stehen und sich gegenseitig voraussetzen (z.B. Alkoholismus und Alkoholpsychose). Das Problem der Mehrfachdiagnosenvergabe in solchen Fällen (vgl. v. Zerssen, 1973) führt zu sogenannten Haupt-, Alternativ- und Nebendiagnosen.

Der Diagnostiker kommt in seinem Entscheidungsprozeß zu mehr als einer Diagnose und konkurriert auf diese Weise mit den Interessen des Statistikers, der zumindest eine der Diagnosen mit höherer Priorität behandeln muß als die restlichen. Zwei Strategien bieten sich an, um das Dilemma zu lösen:

a) Der Grund der Inanspruchnahme determiniert die Hauptdiagnose.
b) Die existierenden Diagnosen werden in eine hierarchische Ordnung gebracht (organische Psychosen stehen höher in der Hierarchie als funktionelle Psychose, Psychosen über den Neurosen usw.), so daß die Hauptdiagnose jeweils von der in der Hierarchie am höchsten stehenden Diagnose determiniert ist.

Verfährt man nach der letztgenannten Methode, so ist zu berücksichtigen, daß bei jeglicher vergebenen Diagnose die Symptome der in der Hierarchie höher stehenden Diagnosen ausgeschlossen werden und daß die Symptome der darunterstehenden Diagnosen implizit miteingeschlossen sind. Zwangsläufig ergibt sich daraus das Paradoxon, daß man bei Diagnosen mit niedrigem Hierarchieindex zwar viel darüber weiß, welche Symptome nicht vorhanden sind, aber weniger weiß, welche Symptome tatsächlich vorhanden sind.

Wechselt nun bei einer erneuten Aufnahme die Haupt- zur Nebendiagnose und umgekehrt, so ist rein logisch und rechnerisch ein Wechsel der Diagnose aufgetreten, das klinische Erscheinungsbild blieb aber möglicherweise relativ konstant. Die gewünschte gleichzeitige Kontrolle von Haupt- und Nebendiagnose scheitert aber oftmals daran, daß nicht jede Hauptdiagnose die gleiche Wahrscheinlichkeit besitzt mit einer Nebendiagnose einherzugehen und daß von Untersucher zu Untersucher eine Variation zu beobachten ist, wieviele Diagnosen vergeben werden.

Unter diesem Aspekt ist die Frage zu stellen, ob alle auftretenden Nichtübereinstimmungen gleichwertig sind, oder ob es schwerwiegende und triviale Divergenzen gibt. Foulds (1955) versuchte dieses Problem so zu lösen, daß er jeder Diagnosenkombination mit Hilfe einer 7stufigen Skala einen Wert beimißt, welcher der Grad der Übereinstimmung angibt. Darauf aufbauend entwickelte Cohen (1968) das sogenannte „weighted kappa". Von Interesse ist dieser Ansatz im Zusammenhang mit den Übergangswahrscheinlichkeiten deshalb, weil aus einer Übergangsmatrix mit allen Diagnosen eine Operationalisierung von schwerwiegenden und trivialen Nichtübereinstimmungen entwickelt werden kann.

Die mit 12 Diagnosen besetzte Matrix gibt erste Hinweise, welche Diagnosen über die Zeit stabil sind und welche Diagnosen häufig zu anderen wechseln. Diesen Ergebnissen kommt aufgrund der Stichprobe nur eine hypothesengenerierende Funktion zu. Insbe-

207

sondere wäre von weiterem Interesse, ob Diagnosen mit wechselseitiger hoher Übergangswahrscheinlichkeit solche Diagnosen sind, die aufgrund des klinischen Bildes schlecht abgrenzbar sind. Es bietet sich dabei jene Methode an, die von Jakubaschk und Werner
(1973, 1974) vorgeschlagen wurde, um die Abgrenzbarkeit von psychiatrischen Diagnosen zu prüfen.

Auf dem Hintergrund dieser weiteren Strategien wäre es möglich, ein Klassifikationssystem so zu modifizieren, daß Diagnosen mit mangelnder Abgrenzbarkeit reduziert
werden und so ein System mit höherer Reliabilität entsteht.

Literatur

Babigian, H.M., Gardner, E.A., Miles, H.C., Romano, J.: Diagnostic consistency and
    change in a follow-up study of 1215 patients. Amer. J. Psychiat. 121, 895-901 (1965)
Bartko, J.J., Carpenter, W.T.: On the methods and theory of reliability. J. nerv. ment.
    Dis. 163, 307-317 (1976)
Beck, A.T.: Reliability of psychiatric diagnosis: a critique of systematic studies. Amer. J.
    Psychiat. 119, 210-216 (1962)
Cohen, J.: A coefficient of agreement for nominal scales. Educat. Psychol. Measurement
    20, 37-46 (1960)
Cohen, J.: Weighted Kappa: nominal scale agreement with provision for scaled disagree-
    ment or partial credit. Psychol. Bull. 70, 213-220 (1968)
Cox, D.R., Miller, H.D.: The Theory of Stochastic Processes. London: Methuen 1965
Degkwitz, R., Helmchen, H., Kockott, G., Mombour, W. (Hrsg.): Diagnosenschlüssel und
    Glossar psychiatrischer Krankheiten, 4. Aufl. Berlin-Heidelberg-New York: Springer
    1975
Feller, W.: An Introduction to Probability Theory and its Applications. Vol. 1, 3rd Ed.
    New York: Wiley 1968
Fiedler, F.E.A.: A comparison of therapeutic relationships in psychoanalytic, non-
    directive and Adlerian therapy. J. consult. Psychol. 14, 436-445 (1950)
Foulds, G.A.: The reliability of psychiatric and the validity of psychological diagnosis.
    J. ment. Sci. 101, 851-862 (1955)
Gross, R.: Medizinische Diagnostik — Grundlagen und Praxis. Berlin-Heidelberg-New
    York: Springer 1969
Häfner, H., Cesarino, A.C., Cesarino-Krantz, M.: Konstanz und Variabilität klinisch-
    psychiatrischer Diagnosen über sechs Jahrzehnte. Sozialpsychiatrie 2, 14-25 (1967)
Jakubaschk, J., Werner, J.: Reliabilität psychiatrischer Diagnosen — eine Voruntersuchung.
    Sozialpsychiatrie 8, 124-139 (1973)
Jakubaschk, J., Werner, J.: Übereinstimmung bei der Charakterisierung und Möglichkeiten
    zur Abgrenzung von zehn psychiatrischen Diagnosen — Ergebnisse aus einer Voarunter-
    suchung für eine Reliabilitätsstudie. Sozialpsychiatrie 9, 47-59 (1974)
Kaelbling, R., Volpe, P.A.: Constancy of psychiatric diagnosis in readmissions. Comprehen.
    Psychiat. 4, 29-39 (1963)
Kemeny, J.G., Snell, J.C.: Finite Markoff Chains. Princetown: Van Nostrand 1960
Kendell, R.E.: The Role of Diagnosis in Psychiatry. Oxford: Blackwell Scientific
    Publications 1975
Kendell, R.E., Sharpe, L., Cooper, J.E., Gurland, B.J., Gourlay, J.,Copeland, J.R.M.:
    The diagnostic criteria of American and British psychiatrists. Arch. gen. Psychiat.
    25, 123-130 (1971)
Kreitman, N., Sainsbury, P., Morrissey, J., Towers, J., Scrivener, J.: The reliability of
    psychiatric assessment: an analysis. J. ment. Sci. 107, 887-908 (1961)

Maxwell, A.E.: Coefficients of agreement between observers and their interpretation. Brit. J. Psychiat. 130, 79-83 (1977)

Norris, V.: Mental Illness in London. Maudsley Monograph No. 6. London: Chapman and Hall 1959

Sandifer, M.G., Pettus, C., Quade, D.A.: A study of psychiatric diagnosis. J. nerv. ment. Dis. 139, 350-356 (1964)

Schmidt, H.O., Fonda, C.P.: The reliability of psychiatric diagnosis: a new look. J. abnorm. soc. Psychol. 52, 262-267 (1956)

Sharpe, L., Gurland, B., Fischer, B., Fleiss, J.L.: The Accuracy of Trans-Atlantic Communication in Psychiatry. Paper presented at the Meeting of the American Psychological Association. Miami Beach 1969

Spitzer, R.L., Cohen, J., Fleiss, J.L., Endicott, J.: Quantification of agreement in psychiatric diagnosis: a new approach. Arch. gen. Psychiat. 17, 83-87 (1967).

Spitzer, R.L., Fleiss, J.L., Burdock, E.I., Hardesty, A.S.: The mental status schedule: rationale, reliability and validity. Comprehen. Psychiat. 5, 384-395 (1964)

Ward, C.H., Beck, A.T., Mendelson, M., Mock, J.E., Erbaugh, J.K.: The psychiatric nomenclature: reasons for diagnostic disagreement. Arch. gen. Psychiat. 7, 198-205 (1962)

Wing, J.K.: Psychiatrische Fallregister. Nervenarzt 44, 576-580 (1973)

Wing , J.K., Birley, J.L., Cooper, J.E., Graham, P., Isaac, A.D.: Reliability of a procedure for measuring and classifying „Present Psychiatric State". Brit. J. Psychiat. 113, 499-515 (1967)

Zerssen, D. von: Diagnose. In: Müller, C.: Lexikon der Psychiatrie. Berlin-Heidelberg-New York: Springer 1973

Zubin, J.: Classification of the behavior disorders. Ann. Rev. Psychol. 18, 373-406 (1967)

Zubin, J.: Cross-national study of diagnosis of the mental disorders: methodology and planning. Supplement to Amer. J. Psychiat. 125, 12-20 (1969)

Die internationale Vergleichbarkeit psychiatrischer Diagnostik

M. v. CRANACH und A. STRAUSS

1. Einleitung

Das Problem der mangelnden Reliabilität oder Zuverlässigkeit psychiatrischer Diagnostik ist seit langem bekannt. 1959 schrieb Conrad etwas überspitzt und karikierend: „Der Fall eines Beziehungswahns bei Verstimmung nach einer Entlobung bei einer Frau mit einer Struma würde vielleicht in Göttingen als beginnender schizophrener Schub diagnostiziert, während er in Tübingen mehrdimensional als sensitiver Beziehungswahn bei schizoider Konstitution und Basedowoid aufgefaßt würde, in Heidelberg vielleicht als Untergrunddepression, in Berlin-Ost als „affektvolle Paraphrenie" im Sinne einer scharf definierbaren heredodegenerativen Einheit, in Zürich als endokrine Psychose bei Schilddrüsenerkrankung, in Bonn als paranoid gefärbte endoreaktive Dysthymie, in Hamburg als cyclothyme Depression mit paranoiden Wahneinlagen und in Frankfurt als Folge einer gestörten Daseinsordnung, also als eine Form des Scheiterns auf dem Lebensweg."

In den darauffolgenden Jahren sind, hauptsächlich im angelsächsischen Schrifttum, eine Vielzahl von Studien zu diesem Thema veröffentlicht worden. Man bemühte sich zunächst, das Ausmaß der Beurteilerübereinstimmung für einzelne Diagnosen empirisch zu untersuchen (z.B. Kreitman, 1961; oder Beck u. Mitarb., 1962). Spätere Studien befaßten sich mehr mit den Ursachen der oft geringen Reliabilität psychiatrischer Diagnostik. Auf die Literaturübersichten von Zubin (1967) und Kendell (1975) sei hier hingewiesen.

Die Gründe für die mangelnde Zuverlässigkeit psychiatrischer Diagnostik lassen sich in zwei Gruppen aufteilen. *Einerseits* hängen sie eng mit der psychiatrischen Nosologie selbst zusammen. Ein Klassifikationssystem, das eine zuverlässige Einordnung gewährleisten soll, muß zwei Voraussetzungen erfüllen: Vollständigkeit und gegenseitige Exklusivität. Das heißt, *jeder* Patient muß in eine der Kategorien einzuordnen sein und jeder Patient darf nur *einer* Kategorie zugeordnet werden können. Die Regeln, nach denen die Einordnung geschehen soll, müssen ebenfalls eindeutig festgelegt worden sein. Diese Anforderung erfüllt unser Klassifikationssystem nicht. Es ist hierarchisch gegliedert, d.h. ein Patient kann gleichzeitig verschiedenen Kategorien zugeordnet werden. Ein Patient kann z.B. sowohl an einer schizophrenen Erkrankung und gleichzeitig an einer depressiven Neurose leiden. Die Regeln für die hierarchische Einordnung sind dabei nicht eindeutig festgelegt. Auch sind die wenigsten Kategorien durch für sie spezifische Merkmale definiert. Meist sind es bestimmte Kombinationen einer Vielzahl von unspezifischen Merkmalen aus verschiedenen Bereichen (Symptomatologie, Verlauf, Primärpersönlichkeit etc.), die eine diagnostische Kategorie definieren. Die Untersuchungen von Jakubaschk und Werner (1974,

1975) haben deutlich gezeigt, wie unterschiedlich Psychiater die typischen Merkmalskombinationen einzelner diagnostischer Kategorien beschreiben.

Andererseits hängt die Zuverlässigkeit psychiatrischer Urteile mit dem psychologischen Prozeß des Diagnostizierens, somit Eigenschaften des Psychiaters selbst, zusammen. Beschwerden und anamnestische Daten müssen erfragt werden, wobei unterschiedliche Explorationsstile bereits eine Quelle unterschiedlicher Diagnostik sind. Durch Abstraktion wird das Erfragte und Beobachtete in Symptome, Persönlichkeitsmerkmale, Verlaufscharakteristika und ätiologische Urteile übersetzt. Auch diese Stufe des diagnostischen Prozesses, die Symptomwahrnehmung sowie die Gewichtung anamnestischer Daten, ist eine Quelle für unreliable Urteile. Dieser komplizierte psychologische Vorgang ist abhängig von der Art und Dauer der Ausbildung des Arztes und von seiner Einstellung und eng verknüpft mit seiner Persönlichkeit.

Nach dieser kurzen Einführung zur Frage der Reliabilität psychiatrischer Diagnostik soll ein besonderer Aspekt dieses Problems hervorgehoben werden.

Fast alle Studien untersuchten das diagnostische Verhalten von Ärzten der gleichen Institution oder des gleichen Landes, obwohl immer häufiger in der Literatur die Vermutung auftauchte, daß große nationale Differenzen bestehen, insbesondere zwischen der nordamerikanischen und der europäischen Psychiatrie. Eine erste systematische Studie zu dieser Frage stammt von Rawnsley (1967), der 30 Krankengeschichten an nordamerikanische, englische, dänische, schwedische und norwegische Psychiater verschickte. Er fand deutliche Unterschiede in den diagnostischen Urteilen dieser Psychiatergruppen, insbesondere eine Vorliebe der Diagnose psychogene Psychose bei den skandinavischen Ärzten und Schizophrenie bei den amerikanischen Psychiatern. Die Weltgesundheitsorganisation veranstaltete einige Seminare (z.B. Shepherd u. Mitarb., 1968), bei denen Krankengeschichten von Psychiatern verschiedener Nationalität beurteilt und Diskrepanzen anschließend diskutiert wurden. Die Übereinstimmung bei diesen Seminaren war oft hoch, allerdings waren durch das Beurteilen von Krankengeschichten einige Quellen für eine diskrepante Beurteilung, nämlich Symptomerhebung und Symptomwahrnehmung, ausgeschaltet.

Einen anderen methodischen Weg wählten Engelsmann und Mitarbeiter (1970). Sie baten Psychiater aus fünf Ländern (Tschechoslowakei, BRD, Frankreich, Italien und USA), sich einen typischen Patienten für eine Vielzahl diagnostischer Kategorien vorzustellen und ihn auf der Brief Psychiatric Rating Scale von Overall und Gorham abzubilden. Berücksichtigt man lediglich die großen Kategorien Schizophrenie und Cyclothymie, so fanden sich keine wesentlichen Unterschiede zwischen den einzelnen Psychiatergruppen. Diese Untersuchung sogenannter „diagnostischer Stereotypen" zeigte, daß zwischen den Psychiatern dieser fünf Länder hinsichtlich ihrer theoretischen diagnostischen Konzepte eine gewisse Übereinstimmung herrscht. Das besagt aber nicht, daß sie auch übereinstimmend in der Praxis diagnostizieren. Wie später gezeigt werden wird, können Psychiater hinsichtlich der diagnostischen Bedeutung der einzelnen Symptome gut übereinstimmen, aber in der Praxis diskrepant diagnostizieren.

Im folgenden sollen zwei Untersuchungen besprochen werden, die im Rahmen des Sonderforschungsbereiches „Psychiatrische Epidemiologie" durchgeführt wurden zur Frage der internationalen Vergleichbarkeit psychiatrischer Diagnostik. Zunächst werden erste Ergebnisse einer Studie beschrieben, in der versucht wird, das diagnostische Verhalten deutscher, oder besser gesagt bayerischer Psychiater mit dem Ergebnis einer der wohl aufwendigsten Studie zu dieser Frage, dem sogenannten US-UK Diagnostic Project zu vergleichen. Die zweite Studie ist eine gemeinsam mit Kendell in England und Pichot in Frankreich durchgeführte Untersuchung, über die erste Ergebnisse bereits veröffentlicht wurden (Kendell u. Mitarb., 1974).

2. Unterschiede in der Diagnostik zwischen London, New York und München

Im Jahre 1969 (Cooper, 1970) wurde erstmals über Ergebnisse einer gemeinsamen angloamerikanischen Studie berichtet, die sich mit der Vergleichbarkeit diagnostischer Gepflogenheiten in den Ländern befaßte. Ein umfassender Bericht dieser Studie, die als "US-UK-Diagnostic Project" in die Literatur eingegangen ist, erschien 1972 (Cooper u. Mitarb., 1972). Die Studie sollte Auskunft darüber geben, ob die enormen Unterschiede in den relativen Häufigkeiten der einzelnen Diagnosen in den jährlich von beiden Ländern publizierten Aufnahmestatistiken auf wahre Unterschiede in der Incidenz bzw. Prävalenz dieser Störung beruhen oder lediglich einen unterschiedlichen Gebrauch diagnostischer Konzepte widerspiegeln. Um diese Frage zu klären, bildete sich ein Team englischer und amerikanischer Psychiater, das gemeinsam Methoden der Symptomerhebung und Diagnostik erarbeitete und trainierte. Zur Symptomerhebung wurde ein standardisiertes Interview benutzt, das „Present State Examination" (PSE) (Kendell u. Mitarb., 1968; Wing u. Mitarb., 1972); und die Vorgeschichte mit einem semistandardisierten anamnestischen Interview erhoben.

Mit Hilfe dieser Information wurde gemeinsam von den Teammitgliedern eine Diagnose gestellt, wobei streng die Richtlinien des Glossars zur 8. Revision der ICD der Weltgesundheitsorganisation eingehalten wurden. Außerdem bestand die Möglichkeit, die Konsistenz dieser von dem Team gestellten Diagnosen, die sogenannten „Projektdiagnosen", mit einem auf PSE-Daten beruhenden diagnostischen Computer-Programm (CATEGO) zu überprüfen. Nach einer längeren Trainingsphase und nachdem gezeigt werden konnte, daß alle Teammitglieder in ähnlicher Weise die Erhebungsinstrumente benutzten und „Projektdiagnosen" stellen konnten, teilte sich das Team in zwei Gruppen, suchte in New York und in London ein in der relativen Diagnosenverteilung für die Stadt repräsentatives psychiatrisches Krankenhaus aus und untersuchte dort je 250 konsekutiv aufgenommene Patienten.

Der Vergleich, der auf beiden Seiten des Atlantiks einheitlich erhobenen Projektdiagnosen mit den Krankenhausdiagnosen mußte eine Antwort auf die oben genannte Fragestellung des Projekts geben. Die Ergebnisse, aus Tabelle 1 ersichtlich, überraschten in ihrer Deutlichkeit und sind danach häufig zitiert worden. Es zeigte sich, daß sich die Patienten, wenn nach einheitlichen Kriterien beurteilt, in London und New York hinsichtlich ihrer diagnostischen Verteilung kaum voneinander unterschieden, während die Krankenhausdiagnosen teilweise extrem voneinander abwichen. Während die Projektdiagnosen der englischen Patienten kaum abweichen von den Diagnosen, die diese Patienten von ihrem behandelnden Arzt bekamen, wurden in New York fast doppelt so viele Patienten von ihrem Arzt als schizophren angesehen als von den Projektpsychiatern. Diese wiederum diagnostizierten wesentlich häufiger affektive Erkrankungen. Fast jeder zweite Patient, der von den Projektpsychiatern als depressiv beurteilt wurde, bekam in New York von seinem behandelnden Arzt die Diagnose Schizophrenie.

Die im folgenden beschriebene Untersuchung hatte zum Ziel, die diagnostischen Gepflogenheiten deutscher bzw. bayerischer Psychiater mit dem erwähnten diagnostischen Verhalten amerikanischer und englischer Psychiater zu vergleichen. Es handelt sich um

212

Tabelle 1. Vergleich der Projekt- und Krankenhausdiagnosen aus Brooklyn, Haar und Netherne

	Brooklyn (New York) (N = 250)		Haar (München) (N = 181)		Netherne (London) (N = 250)	
	Projekt %	Krankenhaus %	Projekt %	Krankenhaus %	Projekt %	Krankenhaus %
Schizophrenie	32,4	65,2	21,0	30,9	26,0	34,0
Depressive Psychosen	18,0	7,2	7,7	3,3	26,0	32,8
Manie	8,8	0,8	6,1	1,1	5,6	1,6
Depressive Neurosen	9,6	2,4	16,6	12,7	15,6	4,0
Andere Neurosen	4,4	0,4	2,8	3,3	8,4	8,0
Persönlichkeitsstörungen	3,2	0,8	6,6	6,1	4,8	8,4
Alkoholismus	11,6	12,4	22,7	27,6	6,4	4,4
Sucht	3,2	1,2	8,3	7,7	2,8	2,0
Organische Störungen	3,6	2,8	1,7	2,2	1,6	2,0
Andere Diagnosen	5,2	6,8	6,6	5,0	2,8	2,8

eine rein deskriptive Studie. Die Frage nach den Ursachen etwaiger Unterschiede, d.h. nach dem relativen Einfluß der verschiedenen, eingangs erwähnten Fehlerbereiche des diagnostischen Prozesses, lassen sich durch diese Versuchsanordnung nicht beantworten.

Voraussetzung für den Vergleich war, daß Erhebungsinstrumente und Projektdiagnosen in derselben Weise verwendet bzw. gestellt wurden wie in der oben erwähnten Untersuchung. Ein längerer Aufenthalt einer der Autoren bei der englischen Gruppe des US-UK-Projektes ermöglichte eine Einarbeitung in die Erhebungsmethodik und in die Projektdiagnostik. Das PSE wurde ins Deutsche übersetzt und eine Interraterreliabilitätsprüfung der deutschen Fassung durchgeführt. Die Ergebnisse dieser Vorstudie, über die an anderer Stelle ausführlich berichtet werden wird, zeigte eine der englischen Fassung ähnliche Übereinstimmung in der Beurteilung.

181 konsekutive Aufnahmen des Bezirkskrankenhauses Haar[1] wurden in der oben erwähnten Weise von den Autoren untersucht. Das in der Peripherie von München liegende psychiatrische Krankenhaus weicht in der relativen Häufigkeit der Diagnosen der jährlichen Aufnahmen nicht signifikant vom Mittelwert der relativen Diagnosehäufigkeiten aller bayerischen Bezirkskrankenhäuser ab. Unter Vermeidung jeder Form von Informationsaustausch mit dem behandelnden Arzt, wurden die Patienten untersucht. Anschließend wurde von den beiden Projektmitarbeitern eine Projektdiagnose gestellt.

Um die Vergleichbarkeit der Münchner und angloamerikanischen Projektdiagnosen zu demonstrieren, wurden zwei Schritte unternommen. Erstens haben die Autoren einen Mitarbeiter des angloamerikanischen Teams (J.E. Cooper) gebeten, bei einer Stichprobe der Münchner Patienten eine Projektdiagnose zu stellen. 15 Patienten wurden von ihm anhand der Erhebungsinstrumente diagnostiziert und seine Projektdiagnose stimmte in allen Fällen mit der deutschen Projektdiagnose überein, wenn nur die diagnostischen Oberbegriffe der ICD (dreistellige ICD-Ziffern) berücksichtigt wurden.

---

[1] Den Ärzten des Bezirkskrankenhauses Haar (Direktor Dr. C. Schulz) sei hiermit für die Mitarbeit gedankt.

Zweitens wurden die Münchner Patienten mit Unterstützung von J.K. Wing/London und seinen Mitarbeitern mit dem CATEGO-Programm diagnostiziert. Dieses am Londoner Institute of Psychiatry entwickelte diagnostische Computerprogramm, nach dem Entscheidungsbaumprinzip aufgebaut, berücksichtigt die Information aus dem psychopathologischen Querschnitt (PSE), den psychopathologischen Auffälligkeiten früherer Krankheitsepisoden (Syndrome Check List) sowie eine Beurteilung möglicher ätiologischer Faktoren (Etiology Schedule).

Die Patienten der angloamerikanischen Studie waren ebenfalls mit dem CATEGO-Programm diagnostiziert worden, wobei eine große Übereinstimmung zwischen Projektdiagnose und CATEGO-Diagnose gefunden wurde.

Die Übereinstimmung der Münchner Projektdiagnosen mit den CATEGO-Diagnosen ist aus Tabelle 2 zu ersehen. Nur sehr wenige Patienten wurden von CATEGO anders beurteilt als von den Projektpsychiatern; die relativen Häufigkeiten der einzelnen Diagnosen weichen kaum voneinander ab. Über diesen Vergleich ist woanders detaillierter berichtet worden (Wing u. Mitarb., 1977).

Tabelle 2. Vergleich der Projektdiagnosen und der CATEGO-Diagnosen

	Projekt		CATEGO	
	abs.	%	abs.	%
Schizophrenie	38	21,0	39	21,5
Depressive Psychosen	14	7,7	16	8,8
Manie	11	6,1	12	6,6
Depressive Neurosen	30	16,6	38	21,0
Andere Neurosen	5	2,8	4	2,2
Persönlichkeitsstörungen	12	6,6	11	6,1
Alkoholismus	41	22,7	40	22,1
Medikamentenabhängigkeiten	15	8,3	13	7,2
Organische Psychosen	3	1,7	2	1,1
Andere	12	6,6	6	3,3
Zusammen	181		181	

* $p < 0,05$; ** $p < 0,01$

Diese beiden Ergebnisse, die hohe Übereinstimmung zwischen Münchner Projektdiagnosen und CATEGO-Diagnosen und die diagnostische Übereinstimmung zwischen einem englischen Projektmitarbeiter und den Münchner Projektärzten bei der Beurteilung einer Stichprobe der Patienten lassen den Schluß zu, daß die Münchner Projektdiagnosen in ähnlicher Weise zustande kamen wie die angloamerikanischen. Damit lassen sich die Unterschiede zwischen Projektdiagnosen und Krankenhausdiagnosen in München mit den in USA und England gefundenen Differenzen vergleichen.

Tabelle 3 zeigt die Unterschiede zwischen Projekt- und Krankenhausdiagnosen der Patienten aus Haar. Zunächst fällt auf, daß die Unterschiede bei weitem nicht das Ausmaß der New Yorker Diagnosen erreichen. Im Bereich der affektiven Störungen finden sich signifkante Unterschiede. 7,7% der Patienten bekamen von den Projektärzten die Diagnose depressive Psychose, während weniger als die Hälfte davon von den Krankenhausärzten dieselbe Diagnose bekamen. Besonders auffällig war, daß von den 11 Patienten mit der Projektdiagnose Manie nur 2 diese Diagnose von den behandelnden Ärzten bekamen, die restlichen 9 wurden als schizophren diagnostiziert.

Tabelle 3. Vergleich der Krankenhausdiagnosen und Projektdiagnosen

	Projekt		Haar	
	abs.	%	abs.	%
Schizophrenie	38	21,0**	56	30,9
Depressive Psychosen	14	7,7**	6	3,3
Manie	11	6,1**	2	1,1
Depressive Neurosen	30	16,6	23	12,7
Andere Neurosen	5	2,8	6	3,3
Persönlichkeitsstörungen	12	6,6	11	6,1
Alkoholismus	41	22,7	50	27,6
Medikamentenabhängigkeit	15	8,3	14	7,7
Organische Psychosen	3	1,7	4	2,2
Andere	12	6,6	9	5,0
Zusammen	181		181	

* $p < 0,05$; ** $p < 0,01$

Der Vergleich der Unterschiede zwischen Projekt- und Krankenhausdiagnosen in den drei Ländern läßt folgende Schlußfolgerung zu:

1. Die Unterschiede sind am deutlichsten in Brooklyn, während sie in Netherne am geringsten sind. Haar nimmt eine Mittelstellung ein, liegt jedoch gemessen am Ausmaß der Unterschiede viel näher an Netherne als an Brooklyn.
2. In allen drei Krankenhäusern sind die Unterschiede bedingt durch eine diskrepante Beurteilung der affektiven und schizophrenen Störungen. Insbesondere die Diagnose Manie wurde seltener von den Krankenhäusern gestellt als von den Projektärzten, am deutlichsten ausgeprägt in Brooklyn, weniger ausgeprägt in Haar und in Netherne. Bei diesen vom Projekt diagnostizierten manischen Patienten wurde in den jeweiligen Krankenhäusern die Diagnose Schizophrenie gestellt. Dasselbe gilt, in geringerem Ausmaß, für alle depressiven Syndrome, insbesondere auch für die Diagnose endogene Depression. Hier sind die Unterschiede zwischen Projekt- und Krankenhausdiagnose in Netherne minimal, in Haar etwas deutlicher und besonders auffällig in Brooklyn.
3. Bei allen anderen Diagnosegruppen fanden sich keine Unterschiede.

3. Diagnostische Kriterien englischer, französischer und deutscher Psychiater

Die ersten 5 Minuten der psychiatrischen Erstexploration von 27 unausgelesenen Aufnahmen des Maudsley Hospital in London wurden auf Videoband aufgezeichnet. Jeder Patient wurde in ähnlicher Weise exploriert und nach dem Grund der Aufnahme und nach seinen

Beschwerden gefragt. Diese 27 Filme wurden 11 englischen, 12 französischen und 13 deutschen erfahrenen Psychiatern gezeigt. Es war zunächst daran gedacht worden, den sprachlichen Inhalt der Bänder zu übersetzen, doch einige Versuche zeigten, daß dabei derartig viel Information verfälscht wurde und daß ein Vergleich der Beurteilung nicht mehr möglich war. Deshalb wurden Fernsehaufzeichnungen in englischer Sprache gezeigt, wobei die französischen und deutschen Ärzte vor der Vorführung jedes Filmes eine Niederschrift der Exploration lesen und nach der Übersetzung der ihnen nicht geläufigen Begriffe fragen konnten. Die Psychiater mußten daher englische Grundkenntnisse haben, um unter den genannten Bedingungen die Patienten beurteilen zu können. Die Ärzte, die aus der Pariser Universitätsklinik, der Münchner Universitätsklinik und dem Max-Planck-Institut für Psychiatrie kamen, sind daher sicher nicht repräsentativ für französische und deutsche Psychiater. Es ist anzunehmen, daß englischsprechende Psychiater in Frankreich und der Bundesrepublik mit der angelsächsischen Literatur vertraut sind und daher möglicherweise einheitlicher diagnostizieren. Letzteres trifft vermutlich auch für Psychiater aus Forschungsinstituten oder Universitätskliniken zu, wodurch die Repräsentativität der ausgewählten Psychiater weiter eingeschränkt wird. Etwaige Differenzen im diagnostischen Verhalten zwischen den Ländern würden durch die getroffene Psychiaterauswahl daher eher verkleinert werden. Trotz der fremdsprachigen Exploration hatten die Psychiater selbst keine allzu großen Schwierigkeiten, nach 5 Minuten eine vorläufige Diagnose zu stellen. Sie wurden am Ende jeder Vorführung nach dem Sicherheitsgrad ihrer vorläufigen Diagnose gefragt, und dabei zeigte sich, daß deutsche und französische Psychiater sich ihrer Diagnose sicherer fühlten als ihre englischen Kollegen.

Am Ende jeder Exploration mußten die Ärzte eine vorläufige Diagnose stellen, den Sicherheitsgrad der Diagnose an einer 5-Punkte-Skala markieren, auf einer Symptomliste mit 55 Items die beobachteten Symptome ankreuzen und schließlich die drei für die Diagnose am relevantesten erscheinenden Symptome markieren. Auf diese Weise konnten Unterschiede zwischen den drei Psychiatergruppen auf drei Ebenen beschrieben werden:

1. Auf der Ebene der Diagnosewahl,
2. Auf der Ebene der Symptomwahrnehmung,
3. Auf der Ebene der Symptomgewichtung.

Tabelle 4 gibt die Unterschiede in der Diagnosewahl wieder. Die Diagnosen Schizophrenie, Persönlichkeitsstörungen und Neurosen (ohne depressive Neurose) wurden von den einzelnen Psychiatergruppen ungefähr gleich häufig genannt. Französische Psychiater vermuteten signifikant häufiger eine organische Erkrankung. Eindrucksvoll waren lediglich die Unterschiede im Bereich der affektiven Erkrankungen, die von den englischen Psychiatern signifikant häufiger gesehen wurden als von den französischen Ärzten, wobei die deutschen Psychiater immer eine Mittelstellung einnahmen. Besonders augenfällig sind die Unterschiede der Diagnose Manie, die 6,7% aller englischen diagnostischen Urteile ausmachte, dagegen nur 2,2% der deutschen und sogar nur 1,6% der französischen Urteile.

Auf der Ebene der Symptomwahrnehmung fanden sich ebenfalls Unterschiede zwischen den drei Gruppen. Hier zeigte sich, daß die englischen Psychiater häufiger Symptome wie Agitiertheit und Reizbarkeit beobachteten, während französische Psychiater Symptome wie z.B. Ratlosigkeit, Verlangsamung, bizarres Verhalten häufiger sahen.

Auf der Ebene der diagnostischen Symptomgewichtung, d.h. der für die einzelnen Diagnosen relevanten Symptome, fanden sich keine Unterschiede zwischen den Gruppen. Wenn sich ein französischer, englischer oder deutscher Psychiater entschieden hatte, zum

Tabelle 4. Prozentuale Verteilung der Diagnosen der drei Psychiatergruppen

| Diagnosen | Englische Psychiater | Französische Psychiater | Deutsche Psychiater | Signifikante P-Werte | | |
				Englische Psychiater / Deutsche Psychiater	Englische Psychiater / Französische Psychiater	Französische Psychiater / Deutsche Psychiater
Paranoide Schizophrenie (295.3)	7,9	11,0	10,8			
Hebephrenie (295.1)	5,8	7,7	5,4			
Defektschizophrenie	1,5	0,4	5,9	0,02		0,001
Alle Schizophrenien (295)	26,0	30,7	27,8			
Paranoia (297)	1,1	1,6	2,2			
Endogene Depression (296.2)	16,6	3,9	11,3		0,001	0,01
Reaktive depressive Psychose (298.0)	1,7	2,2	1,4			
Involutionsdepression (296.0)	0,3	3,5	4,1	0,01	0,01	
Alle depressiven Psychosen (296.0, 296.2, 298.0)	18,7	9,6	16,7		0,01	0,05
Manie (296.1, 296.3)	6,7	1,1	2,9		0,01	
Manisch-depressive Psychose (296.1-296.3)	23,3	5,0	14,2	0,02	0,001	0,001
Alle affektiven Psychosen (296, 298.0-298.1)	25,7	13,7	19,9		0,001	
Depressive Neurose (300.4)	14,0	9,2	8,1	0,05		
Alle depressiven Syndrome (296.0, 296.2, 298.0, 300.4)	32,6	18,8	24,9		0,001	
Angstneurose (300.0)	3,2	0,0	3,2		0,01	0,01
Hysterische Neurose (300.1)	1,3	4,5	2,0		0,05	
Alle Neurosen (300)	20,8	18,2	17,9			
Persönlichkeitsstörungen (301)	7,6	5,6	7,6			
Alkoholismus (303)	6,7	10,4	9,0			
Sexuelle Störungen (302)	3,7	3,2	3,7			
Organische Psychosen (292, 293, 294)	1,3	4,8	1,4		0,05	0,05
Anorexia nervosa (306.5)	3,7	3,7	3,7			
Abnorme Erlebnisreaktion (307)	0,5	1,8	2,1			

Beispiel die Diagnose Schizophrenie oder depressive Neurose zu stellen, dann wählte er
auch dieselben Symptome aus, die für die Stellung dieser Diagnose ausschlaggebend waren.
Dieser Befund kann dahingehend interpretiert werden, daß sich drei Gruppen hinsichtlich
der Symptomwahrnehmung und der Diagnosenwahl zwar unterscheiden, besonders im Bereich der affektiven Störungen, daß sich aber ihre theoretischen Konzepte nicht wesentlich
unterscheiden.

4. Schlußbemerkungen

Welche Schlußfolgerungen lassen die beiden Studien zu? Für sich genommen ist die Interpretierbarkeit der zweiten Untersuchung, die Videostudie, begrenzt. Die Zahl der teilnehmenden Psychiater ist gering und sicher nicht repräsentativ für die Psychiater der jeweiligen Länder. Hinzu kommt, daß nur ein fünfminütiger Ausschnitt aus einer Exploration beurteilt wurde. Ziel der Untersuchung war es ja, lediglich die diagnostischen Neigungen der
drei Psychiatergruppen zu vergleichen, sie wurden nur um eine vorläufige Diagnose gefragt.
Erstaunlich war, daß sich die Psychiater im Durchschnitt relativ sicher waren, daß die vorläufig gestellte Diagnose auch tatsächlich zutraf. Dieser Befund steht in Einklang mit der
Studie von Tabbert-Haugg (1976), die ergab, daß ein Großteil der Psychiater die in den
ersten Minuten der Exploration vorläufig gestellte Diagnose als endgültige Diagnose bei-
behält.

Unter Berücksichtigung dieser Einschränkungen ist es erstaunlich, wie sich die Ergebnisse beider Studien ähneln. Das gemeinsame Ergebnis ist zweifellos, daß bei den meisten
Diagnosen keine wesentlichen Beurteilungsunterschiede zwischen den vier untersuchten
Ländern bestehen. Die Frage stellt sich, mit welchen Mitteln die Zuverlässigkeit psychiatrischer Diagnostik auf internationaler Ebene verbessert werden kann. Eine erste Voraussetzung ist der Gebrauch eines einheitlichen Klassifikationsschemas. Die ICD-Klassifikation der Weltgesundheitsorganisation ist in England und Deutschland offiziell eingeführt,
nicht aber in Frankreich und den USA, deren offizielle Diagnoseschemata allerdings in
vielen Aspekten der ICD angeglichen sind. Ein einheitliches Klassifikationsschema ist aber
nur dann sinnvoll, wenn die Klassifikationsregeln, d.h. die Definitionen der einzelnen Kategorien, ausführlich und eindeutig festgelegt sind. Leider sind die im offiziellen Glossar
zur ICD aufgeführten Zuordnungsregeln weit davon entfernt, diese Forderung zu erfüllen.
Die von Spitzer und Mitarbeitern (1975) entwickelten „Research Diagnostic Criteria"
sind ein Beispiel dafür, wie dieses Problem durch operationale Definitionen der einzelnen
Kategorien einer Lösung näher gebracht werden kann.

Unsere Untersuchungen haben gezeigt, daß bereits auf der Ebene der Symptomwahrnehmung Unterschiede zwischen den Psychiatergruppen bestehen. Daraus ließ sich folgern,
daß nicht nur die Zuordnungskriterien zu den einzelnen diagnostischen Kategorien stren-
ger festgelegt werden müssen, sondern bereits auf der Ebene der Symptome, der Verlaufs-
beschreibung und der anamnestischen Daten operationalisierte Definitionen erforderlich
sind, so wie es z.B. im deutschen Sprachbereich die Arbeitsgemeinschaft für Methodik
und Dokumentation in der Psychiatrie versucht hat (Scharfetter, 1971). Ein gutes Beispiel für die Möglichkeiten eines Ansatzes, der alle diese Gesichtspunkte berücksichtigt,
ist die von der Weltgesundheitsorganisation durchgeführte International Pilot Study of

Schizophrenia (1973). Bei dieser Studie gelang es Psychiatern aus neun kulturell sehr verschiedenen Ländern, in jedem Land eine einheitliche Gruppe von Patienten zu identifizieren, nachdem eindeutige Klassifikationsprinzipien, operationalisierte Merkmalsdefinitionen und standardisierte Erhebungsmethoden entwickelt worden waren.

Unsere Untersuchungen haben gezeigt, daß im Bereich der affektiven Erkrankungen Schwierigkeiten hinsichtlich ihrer internationalen Vergleichbarkeit bestehen. Diagnosen haben primär Konsequenzen für den Patienten, sie bestimmen seine Behandlung und die Einschätzung seiner Prognose. Neue Therapiemöglichkeiten, gerade im Bereich der affektiven Störungen, insbesondere die Lithiumprophylaxe, zwingen die Psychiater zu einer genaueren Abgrenzung affektiver Syndrome. Die neue, in Kürze erscheinende 9. Revision der ICD bringt gerade auf dem Gebiet der affektiven Störungen neue Klassifikationsmöglichkeiten, die hoffentlich die bestehenden Klassifikationsprobleme einer Lösung näher bringen. Nur angedeutet werden soll die Alternative einer multiaxialen oder multidimensionalen Diagnostik, bei der getrennt Symptomatologie, Verlauf und ätiologische Faktoren beschrieben werden.

Literatur

Beck, A.T., Ward, C., Mendelson, M., Mock, J., Erbaugh, J.: Reliability of psychiatric diagnoses. Amer. J. Psychiat. 119, 351-357 (1962)
Conrad, K.: Das Problem der „nosologischen Einheit" in der Psychiatrie. Nervenarzt 30, 488-494 (1959)
Cooper, J.E.: The Use of a Procedure for Standardizing Psychiatric Dagnosis. In: Psychiatric Epidemiology (Hare, E., Wing, J., Eds.): London: Oxford University Press 1970
Cooper, J.E., Kendell, R.E., Gurland, B.J., Sharpe, L., Copeland, J.R., Simon, R.: Psychatric Diagnosis in New York and London. Maudsley Monograph Nr. 20. London: Oxford University Press 1972
Engelsmann, R., Vinar, O., Pichot, P., Hippius, H., Giberti, F., Rossi, L., Overall, J.: International comparison of diagnostic patterns. Transcult. Psychiat. Res. 7, 130-137 (1970)
International Pilot Study of Schizophrenia, Vol. 1. Genf: World Health Organisation 1973
Jakubaschk, J., Werner, J.: Übereinstimmung bei der Charakterisierung und Möglichkeiten zur Abgrenzung von zehn psychiatrischen Diagnosen. Ergebnisse aus einer Voruntersuchung für eine Reliabilitätsstudie. Soc. Psychiat. 9, 47-60 (1974)
Jakubaschk, J., Werner, J.: Die Zuverlässigkeit psychiatrischer Diagnosen bei einer Wiederholungsuntersuchung. Nervenarzt 45, 305-311 (1974)
Jakubaschk, J., Werner, J.: Die Abgrenzbarkeit psychiatrischer Diagnosen. Nervenarzt 46, 76-84 (1975)
Kendell, R.E.: The Role of Diagnosis in Psychiatry. Oxford: Blackwell 1975
Kendell, R.E., Everitt, B., Cooper, J.E., Sartorius, N., David, M.E.: The reliability of the „Present State Examination". Soc. Psychiat. 3, 123-129 (1968)
Kendell, R.E., Pichot, P., Cranach, M. v.: Diagnostic criteria of English, French and German psychiatrists. Psychol. Med. 4, 187-195 (1974)
Kreitman, N., Sainsbury, P., Morrissey, J., Towers, J., Scrivener, J.: The reliability of psychiatric assessment: an analysis. J. ment. Sci. 107, 887-908 (1961)
Rawnsley, K.: An International Diagnostic Exercise. Proceedings of the 4th World Congress of Psychiatry, pp. 2683-2686. Amsterdam: Excerpta Media 1967

Scharfetter, C.: Das AMP-System. Berlin-Heidelberg-New York: Springer 1971
Shepherd, M., Brooke, E.M., Cooper, J.E., Lin, T.: An experimental approach to psychiatric diagnosis. Acta psychiat. scand., Suppl. 201 (1968)
Spitzer, R.L., Endicott, J., Robins, E.: Research Diagnostic Criteria. Biometrics Research. New York: State Psychatric Institute, Publication No. 58, 1975
Tabbert-Haugg, C.: Das diagnostische Entscheidungsverhalten von Psychiatern. Dissertation, München 1976
Wing, J.K., Cooper, J.E., Sartorius, N.: Description and Classification of Psychiatric Symptoms. Cambridge: Cambridge University Press 1974
Wing, J.K., Nixon, J., Cranach, M.v., Strauss, A.: Further developments of the PSE and CATEGO System. Arch. Psychiat. Nervenkr. 224, 151-160 (1977)
Zubin, J.: Classification of the behavior disorders. Ann. Rev. Psychol. 18, 373-406 (1967)

Die Anwendung von statistischen Methoden zur Analyse mehrdimensionaler Kontingenztafeln in der psychiatrischen Epidemiologie

E.-R. REY, R. WELZ und J. KLUG

Nach Shepherd (1971) kann Epidemiologie definiert werden „als Wissenschaft von der gesetzmäßigen Verteilung der Krankheiten in bestimmten Bevölkerungsgruppen" (S. 507). Diese Definition beinhaltet demnach, daß nicht das Individuum, sondern die Population, die Gesamtzahl oder die Stichprobe, als Untersuchungseinheit zugrunde gelegt wird.Zutreffende Aussagen über die „gesetzmäßige Verteilung" von Krankheiten in bestimmten Bevölkerungsgruppen sind nur durch statistische Analysen möglich. Die Statistik als ein Anwendungsgebiet der angewandten Mathematik (Sachs, 1974) spielt somit in der epidemiologischen Forschung eine ungemein wichtige Rolle, man kann direkt sagen, ohne die Anwendung statistischer Methoden kann keine epidemiologische Forschung betrieben werden.

In der epidemiologischen Forschung werden an einer Zielgruppe von Individuen eine Vielzahl von Merkmalen gleichzeitig erfaßt, z.B. Merkmale wie Geschlecht, Familienstand, Diagnose, Dauer einer Hospitalisierung, Arbeitsfähigkeit oder täglicher Alkoholkonsum. Für statistische Auswertungen müssen den Merkmalen Zahlenwerte zugewiesen werden, d.h. die Merkmale werden „gemessen" (vgl. Fischer, 1974). Abhängig von den qualitativen Eigenschaften eines Merkmals bezeichnen die Zahlenwerte entweder nur eine Zugehörigkeit zu einer Klasse, die Zahl 1 bedeutet „männlich", die Zahl 2 „weiblich", drücken die Zahlenwerte eine Beziehung im Sinne einer Rangordnung aus, die Zahl 1 bedeutet „arbeitsunfähig", die Zahl 2 bedeutet „eingeschränkt arbeitsfähig" und die Zahl 3 bedeutet „voll arbeitsfähig", oder stellen die Zahlenwerte echte Meßwerte dar, wie z.B. Dauer der Hospitalisierung in Tagen oder Alkoholkonsum in Litern. Meßwerte im eigentlichen Sinn wie die letztgenannten, die den Bedingungen einer Intervallskala genügen, können in der Regel ohne größere methodische Probleme statistisch analysiert werden. Meßwerte, die dagegen nur eine Rangordnung beinhalten oder gar nur die Zugehörigkeit zu einer definierten Merkmalsklasse festlegen, sind für kompliziertere statistische Auswertungen nicht ohne Einschränkungen zu verwenden.

Das Ziel einer epidemiologischen Untersuchung ist es nun häufig, über die bloße Beschreibung von „gesetzmäßigen Verteilungen der Krankheiten in bestimmten Bevölkerungsgruppen" hinaus auch „Relationen zwischen Merkmalen" (vgl. Shepherd, 1971) zu erkennen, d.h. Gesamt- oder Teilzusammenhänge von Merkmalen oder anders ausgedrückt von Variablen herauszufinden und möglichst exakt zu beschreiben. Man steht also vor der Aufgabe, simultan Meßwerte, die auf unterschiedlichen Skalenniveaus — Intervall-, Rang- oder Nominalskala —, gewonnen wurden, mit statistischen Methoden zu verarbeiten, d.h. man muß ganz allgemein „multifaktorielle (oder multivariate) Versuchspläne" analysieren, in denen hinsichtlich der erfaßten Merkmalskombination völlig unterschiedliche Voraussetzungen für statistische Auswertungen vorhanden sind.

Bei einer Auswertung multifaktorieller Versuchspläne hat der Untersucher drei Ziele im Auge:

1. Er will die Zahl der Merkmale auf einige wenige Grundmerkmale reduzieren und sie dadurch gruppieren oder klassifizieren, er will z.B. herausfinden, ob die Merkmale „Schulbildung", „Einkommen", „Beruf" auf das Grundmerkmal „soziale Schicht" reduziert werden können.

2. Der Untersucher hat ferner das Ziel vor Augen, die untersuchte Stichprobe aufgrund mehrerer Merkmale in merkmalshomogenere Subgruppen von Individuen zu unterteilen, z.B. in die Subgruppen der „verwitweten Frauen im Alter von 40-50 Jahren mit der Diagnose ‚Depression' " oder der „ledigen Männer im Alter von 20 bis 30 Jahren mit der Diagnose ‚Alkoholmißbrauch' ". Lienert (1974) nennt dies „Post-hoc-Klassifikation".

3. Als letztes Ziel will der Untersucher häufig die Individuen seiner Stichprobe aufgrund mehrerer Merkmale einer von zweien oder mehreren extern definierten (präexistenten) Subgruppen möglichst treffsicher zuordnen. Präexistente Subgruppen können z.B. sein „schizophrene Patienten mit schlechter Prognose" gegen „schizophrene Patienten mit guter Prognose". Wenn die Merkmalskombination „lange Hospitalisationsdauer", „abgebrochene Berufsausbildung" und „lediger Familienstand" vorliegt, kann die Wahrscheinlichkeit groß sein, daß der Patient der erstgenannten Subgruppe zugeordnet werden muß, umgekehrt bei der Merkmalskombination „kurze Hospitalisierungsdauer", „abgeschlossenes Universitätsstudium" und „verheirateter Familienstand" der letztgenannten Subgruppe. Dies bezeichnet Lienert (1974) als „Anthac-Klassifikation".

Abhängig von den Voraussetzungen, die durch das Skalenniveau der Meßwerte gegeben sind, werden im ersten Fall „Faktoren- oder Cluster-Analysen", im zweiten Fall „Varianz-Analysen" oder „Frequenz-Analysen mehrdimensionaler Kontingenztafeln" und im dritten Fall „Diskriminanz-Analysen" angewendet.

In der epidemiologischen Forschung interessieren vornehmlich nur der zweite und dritte Fall. Wie bereits erwähnt, ist das Skalenniveau der Merkmale in einem multifaktoriellen Versuchsplan, wie er in der epidemiologischen Forschung in der Regel vorliegt, sehr unterschiedlich. Dies bedeutet, daß sogenannte „parametrische Methoden" der Statistik nicht angewendet werden können, sondern der Untersucher auf „nicht-parametrische" Methoden zurückgreifen muß (zur Unterscheidung zwischen „parametrischen" und „nicht-parametrischen" Verfahren vgl. Lienert, 1973). Da am Anfang einer epidemiologischen Untersuchung eine „Anthac-Klassifikation" oft noch nicht möglich ist, weil noch keine präexistenten Subgruppen mit gezielten Hypothesen definiert werden können, muß der Untersucher innerhalb seiner Stichprobe im Sinne einer „Posthoc-Klassifikation" erst Subgruppen, die durch bestimmte homogenere Merkmalskombinationen festgelegt sind, suchen. Diese häufige Problemstellung kann im nicht-parametrischen Fall mit Hilfe von Methoden zur Analyse mehrdimensionaler Kontingenztafeln gelöst werden. Eine einfache Methode zur Lösung solcher Probleme ist die „Konfigurations-Frequenz-Analyse" (KFA) von Krauth und Lienert (1974). Ihre Anwendbarkeit in der epidemiologischen Forschung soll deshalb an einem Beispiel demonstriert werden. Dabei kann an dieser Stelle nicht auf die mathematisch-statistischen Voraussetzungen dieser Methode eingegangen werden, der interessierte Leser sei auf die Originalarbeit von Krauth und Lienert (1974) verwiesen.

Die Daten, an denen die Vorgehensweise der KFA erprobt wurde, wurden aus dem Mannheimer Fallregister gewonnen. Dies sind alle Patienten, die im Zeitraum vom 30.5.73

bis 30.5.75 in einer stationären oder teilstationären Einrichtung behandelt wurden und dazu die Patienten einiger ambulanter Einrichtungen, unter der Voraussetzung, daß sie einen gemeldeten Wohnsitz in Mannheim haben. Aus verschiedenen Gründen, die hier nicht näher erörtert werden können, konnten nicht alle ambulanten Einrichtungen, die an der psychiatrischen Versorgung der Mannheimer Bevölkerung beteiligt sind, in die Erhebung einbezogen werden. Die Stichprobe ergibt deshalb kein vollständiges Abbild der Behandlungsprävalenz aller Erwachsenen ab 18 Jahren.

Im Fallregister werden von individuellen Patienten insgesamt 42 Angaben erfaßt. Ziel der Untersuchung ist, wie erwähnt, das Auffinden von merkmalshomogeneren Subgruppen innerhalb der Gesamtstichprobe der Patienten. Dazu ist es nicht möglich, alle 42 Merkmale simultan in einer 42dimensionalen Kontingenztafel zu analysieren. Eine Möglichkeit wäre, aufgrund hypothetischer Annahmen eine bestimmte Vorauswahl von 4 bis 6 Merkmalen zu treffen. Die andere Möglichkeit besteht darin, eine relevante Merkmalskombination unabhängig von Plausibilitätsgesichtspunkten nur auf der Basis einer statistischen Methodik zu finden.

Die Beschränkung auf eine Kombination von maximal 6 Merkmalen ergibt sich aus der Begrenzung des statistischen Verfahrens der KFA. So hätte man bei 6 Merkmalen und nur drei erfaßbaren Ausprägungen pro Merkmal bereits 3^6, also 629 Kombinationsmöglichkeiten zu verarbeiten. Da die KFA auf dem Modell der χ^2-Verteilung aufbaut, bedeutet dies, daß für interpretierbare und verläßliche Aussagen pro Kombination eine „theoretisch erwartete Häufigkeit" von 5 vorhandenen sein sollte, so daß im Idealfall die Stichprobe bereits ca. 3.500 Individuen umfassen muß. Man sieht, daß sehr schnell eine Grenze erreicht wird, sowohl hinsichtlich der erforderlichen Stichprobengröße wie auch hinsichtlich der noch analysierbaren Zahl von Kombinationen bzw. von Zellen einer mehrdimensionalen Kontingenztafel.

Im ersten Schritt der Auswertung soll gezeigt werden, wie einige für die KFA relevanten Merkmalskombinationen mit Hilfe einer empirischen Methode gefunden wurden. Aus den 42 Angaben zu den Personen wurden 14 für eine weitere Berechnung ausgewählt, und zwar die Merkmale

1. Art der psychiatrischen Einrichtung:	stationär/teilstationär/ambulant	
2. Familienstand:	ledig/verheiratet/getrennt lebend/geschieden	
3. Lebensverhältnisse:	allein/in der Familie/Heim/obdachlos/ohne festen Wohnsitz	
4. Alter:	jünger als 25/25-35/35-45/45-55/55-65/älter als 65	
5. Art der Aufnahme:	Patient kommt von zu Hause/aus psychiatrischem Krankenhaus etc.	
6. Zuweisungsart:	überwiesen von praktischem Arzt/Nervenarzt/Klinik etc.	
7. Gegenwärtiges Beschäftigungsverhältnis:	ja/nein/beschützender Arbeitsplatz	
8. Berufsstatus:	Oberschicht/Mittelschicht/Unterschicht	
9. Schulbildung:	ohne Schulbildung/Sonderschule/Volksschule etc.	
10. Diagnose:	affektive Psychosen/Schizophrenien/depressive u.a. Neurosen etc.	
11. Entlassungsart:	mit/ohne ärztlichem Einverständnis/entwichen/verstorben/Suicid	

12. Entlassen wohin: nach Hause/psychiatrisches Krankenhaus etc.
13. Art der Weiterbehandlung: durch praktischen Arzt/Nervenarzt/etc.
14. Geschlecht: männlich/weiblich

Wie ersichtlich ist, sind bei einzelnen Merkmalen verschiedene Ausprägungsgrade zusammengefaßt worden, so sind z.B. individuelle Altersangaben zu Altersbereichen gruppiert, außerdem wurden in Anlehnung an Wing und Hailey (1971) die ICD-Diagnosen zu Diagnosegruppen zusammengelegt, z.B. die Nummern 296.0 bis 296.9, 298.0 und 298.1 zur Gruppe der „affektiven Psychosen", die Nummern 297, 298.2, 298.3, 298.9 und 299 zur Gruppe der „anderen funktionellen Psychosen", die Nummern 291, 292, 293, 294 und 309 zu „anderen organischen Bedingungen" oder die Nummern 300.0 bis 300.9 und 305 zu „depressiven und anderen Neurosen".

Aus der Gesamtstichprobe wurde eine Zufallsstichprobe von 50%, das sind 1.709 Patienten, gezogen. Bei diesen Patienten wurde jedes Merkmal mit jedem zu einer zweidimensionalen Häufigkeitsverteilung kombiniert, also insgesamt 91 Kombinationen. Innerhalb jeder einzelnen zweidimensionalen Kontingenztafel wurde Kendalls tau und der Gamma-Koeffizient (vgl. Hayes, 1963) berechnet. Daraus ergab sich eine 14 x 14 diagonalsymmetrische Matrix von Zusammenhangsmaßen, ähnlich einer Matrix von Korrelationskoeffizienten, die im nächsten Schritt einer Faktorenanalyse (vgl. Überla, 1972) unterzogen wurde.

Auf diese Weise sollte ermittelt werden, welche Merkmale zu einem Cluster, einer Merkmalskombination, zusammengefaßt werden können. Das Ergebnis der Faktorenanalyse, eine Hauptachsenlösung mit iterativer Kommunalitätenschätzung und dem Abbruchkriterium „Eigenwerte größer als 1", ist in Tabelle 1 angeführt.

Tabelle 1. Faktorenladungen von 14 Merkmalen aus dem Mannheimer Fallregister, rotiert nach Varimax

	I	II	III	IV	V	h^2
Psychiatrische Einrichtung	.11	−.59	−.45	.40	.33	.83
Geschlecht	.04	−.01	.14	−.04	.69	.50
Familienstand	.15	−.06	.60	.02	.23	.44
Lebensverhältnisse	−.08	.27	−.02	−.02	−.13	.09
Alter	.12	.13	.75	.01	.13	.62
Aufnahmeart	.12	.01	.00	.63	−.03	.42
Zuweisungsart	.01	.02	−.07	.64	.01	.41
Beschäftigungsverhältnisse	.04	.80	.24	−.03	.24	.75
Berufsstatus	.26	.35	.17	.16	.15	.27
Schulbildung	.12	−.31	−.02	−.22	.03	.15
Diagnose	.03	−.18	−.42	.07	.08	.22
Entlassungsart	.96	−.20	.16	−.03	.08	.99
Wohin entlassen	.80	.05	.18	.07	−.07	.69
Weiterbeschäftigung	.73	−.07	−.09	.69	.12	.56
Gesamt-Varianz in %	16,10	9,87	10,56	7,60	5,62	

Es erwiesen sich 5 Faktoren als bedeutsam. Der 1. Faktor kann als „Entlassungsfaktor" angesehen werden, der 2. Faktor faßt Angaben zum Berufsverhältnis zusammen, der 3.

Faktor ist gekennzeichnet durch die Merkmale „psychiatrische Einrichtung, Familienstand, Alter und Diagnose". Der 2. und 3. Faktor sollen wegen ihrer besonderen Bedeutung weiter unten ausführlicher diskutiert werden. Der 4. Faktor ist ein reiner Auf-
nahmefaktor und der 5. Faktor ein spezifischer Geschlechtsfaktor.

Durch die Faktorenanalyse werden eine Reihe von Merkmalszusammenhängen aufge-
zeigt, die in der Literatur immer wieder beschrieben werden, besonders die Merkmalszusammenhänge der Faktoren 2 und 3 (vgl. Baldwin, 1971; Robertson, 1974; Turner u.
Mitarb., 1970; Brown u. Mitarb., 1966; Hartmann u. Meyer, 1974; Rosen u. Mitarb.,
1971; Wing u. Hailey, 1971).

Die Faktorenanalyse sagt allerdings noch nichts über die Art der Zusammenhänge aus,
z.B. ob in stationären Einrichtungen Patienten mit niedrigem oder hohem sozialen Status
überwiegen oder ob in der Diagnosegruppe Schizophrenie mehr ledige oder mehr verheiratete Patienten als in anderen Diagnosegruppen anzutreffen sind. Zur Beantwortung solcher Fragen eignet sich die KFA besonders gut. Die Faktorenanalyse dient lediglich dazu,
ohne Vorhypothesen aus einer Zahl von Merkmalen diejenigen auszuwählen und zu Clustern
zusammenzufassen, bei denen ein besonderer inhaltlicher Zusammenhang zu erwarten ist,
die Merkmale also auf eine geringere Zahl von Grundmerkmalen zu reduzieren.

Im nächsten Schritt wurden nun zwei vierdimensionale Kontingenztabellen erstellt,
die erste bestand aus der Merkmalskombination „psychiatrische Einrichtung, Sozialschicht,
Beschäftigungsverhältnis und Schulbildung", die zweite aus der Merkmalskombination
„psychiatrische Einrichtung, Alter, Diagnose und Familienstand", um mit Hilfe der KFA
merkmalshomogenere Subgruppen im Sinne einer „Posthoc-Klassifikation" zu finden. Für
jede Merkmalskombination wurden jeweils zwei Kontingenztabellen erstellt, die Tabelle A
beruht auf einer exakten Zufallsstichprobe von 50% der Fälle, die Tabelle B auf einer Zufallsstichprobe von 49% der Fälle in der Gesamtstichprobe. Dadurch ist gewährleistet, daß
im Sinne einer Kreuzvalidierung „Posthoc-Klassifikationen" der Stichprobe nur dann als
statistisch existente Klassen interpretiert werden, wenn sie in beiden Teilstichproben nach-
weisbar sind.

Die statistischen Analysen beruhen auf Individualdaten psychiatrischer Patienten, nicht
auf Individualdaten von Normalpersonen. Besonderheiten in den Ergebnissen der KFA, welche die Untergruppen der Patienten charakterisieren, sind nur dann sinnvoll zu interpretieren, wenn die Stichprobe der Patienten in einigen Merkmalskombinationen zur Gesamtbevölkerung in Beziehung gesetzt wird. Da es sich ausschließlich um Bewohner der Stadt
Mannheim handelt, wurden zum Vergleich der Patientendaten mit den Bevölkerungsdaten
die Zensusdaten der Stadt aus dem Jahre 1970 herangezogen. Ausgewählt wurde die Kombination Alter und Familienstand. In Tabelle 2 sind die Verteilungen der Bevölkerung und
der psychiatrischen Fälle pro 1.000 Einwohner und ihre statistisch signifikanten Abweichungen, berechnet mit einer „Mehrstichproben-KFA", aufgeführt.

Es zeigt sich übereinstimmend für die Stichproben A und B, daß beträchtliche Diskrepanzen zur Normalbevölkerung bestehen. Im einzelnen sind die ledigen Patienten in den
Altersgruppen von 25 bis 55 Jahren deutlich überrepräsentiert, die verheirateten Patienten
sind in denselben Altersgruppen statistisch bedeutsam unterrepräsentiert. Der Anteil der
verwitweten Patienten entspricht dem Anteil in der Bevölkerung, dagegen ist der Anteil
der geschiedenen und getrennt lebenden Patienten wiederum statistisch bedeutsam erhöht.

Zunächst soll nun beschrieben werden, wie die Merkmale „Alter" und „Familienstand"
mit der „Diagnose" und der „Art der psychiatrischen Einrichtung" zusammenhängen. Es

Tabelle 2. Häufigkeitsverteilung der Mannheimer Bevölkerung und der psychiatrischen Patienten in den Merkmalen „Familienstand" und „Alter", bezogen auf 1.000 Einwohner und ihre signifikanten Differenzen

Familienstand	Alter	Mannheim	Fallregister	Fallregister	χ^2 für A	χ^2 für B
ledig	< 25	134,1	170,9	162,2	4,44	2,66
ledig	25-35	47,8	95,3	88,8	15,33*	12,31*
ledig	35-45	18,5	62,3	59,2	23,74*	21,32*
ledig	45-55	13,3	29,9	35,8	6,38*	10,31*
ledig	> 55	21,5	31,1	30,8	1,75	1,65
verheiratet	< 25	34,3	29,9	26,5	0,30	1,00
verheiratet	25-35	133,7	85,1	88,8	10,80*	9,06*
verheiratet	35-45	144,5	88,3	87,6	13,57	13,95
verheiratet	45-55	126,4	82,6	77,1	9,18*	11,94*
verheiratet	> 55	173,3	97,8	93,2	21,03*	24,08*
verwitwet	< 25	0,2	0,6	1,2	0,20	0,03
verwitwet	25-35	0,9	1,3	2,5	0,07	0,75
verwitwet	35-45	2,5	3,8	6,2	0,27	1,57
verwitwet	45-55	10,0	11,4	13,6	0,09	0,55
verwitwet	> 55	95,9	100,4	96,2	0,10	0,00
geschieden	< 25	1,6	5,1	5,6	1,83	2,22
geschieden	25-35	9,3	26,0	32,7	7,90*	13,04*
geschieden	35-45	10,5	28,6	35,8	8,38*	13,82*
geschieden	45-55	9,6	30,5	35,2	10,89*	14,63*
geschieden	> 55	11,9	19,1	21,0	1,67	2,52

* Signifikante Abweichungen zwischen den Stichproben nach der alpha-Adjustierung

muß die Frage geklärt werden, ob sich z.B. die Ledigen auf alle Diagnosegruppen gleichmäßig verteilen oder ob es bestimmte Zusammenhänge zwischen den Diagnosen und dem Familienstand gibt. In Tabelle 3 ist die vierdimensionale Kontingenztafel aufgeführt, die obere Zahl pro Zelle ist die Häufigkeit der Stichprobe A, die untere die Häufigkeit der Stichprobe B.

Wie aus der Tabelle 3 ersichtlich ist, wurden gegenüber der oben dargestellten Zusammenfassung von Ausprägungsgraden bei den Merkmalen „psychiatrische Einrichtung" und „Alter" eine weitere Reduktion der Merkmalsstufen vorgenommen. Dies ist vertretbar, da durch dieses Vorgehen kein Informationsverlust eingetreten ist und die vierdimensionale Kontingenztafel nur noch auf 320 Zellen beruht. Da die Sample-Größe der Stichprobe A N = 1.574 und diejenige der Stichprobe B N = 1.621 ist, wird dadurch die Bedingung für χ^2, daß nämlich bei einer theoretischen Gleichverteilung der Fälle über alle Zellen eine minimale Häufigkeit von 5 pro Zelle gewährleistet ist, erfüllt. Die Berechnung einer KFA bei dieser Kontingeztafel ist somit möglich.

Im folgenden werden die Ergebnisse im einzelnen dargestellt. In Tabelle 4 sind die statistisch überrepräsentierten Merkmalskombinationen, die unter Berücksichtigung der alpha-Adjustierung (vgl. Krauth u. Lienert, 1973) in beiden Stichproben gemeinsam aufgetreten sind, aufgelistet.

Es zeigt sich ein deutlicher Zusammenhang zwischen den Merkmalen Diagnose, psychiatrische Einrichtung, Familienstand und Alter. Dabei sind folgende Relationen bemerkenswert: Patienten mit affektiven Psychosen treten gehäuft im Alter ab 45 Jahren auf. Wenn diese Patienten verheiratet sind, werden sie sowohl stationär wie ambulant behandelt, dies könnte von der Schwere der Erkrankung abhängen. Sind die Patienten dagegen verwitwet, sind sie nur noch in stationärer Behandlung überrepräsentiert.

Die schizophrenen Patienten befinden sich signifikant häufiger in stationärer Behandlung, wenn sie in Abhängigkeit vom Alter entweder ledig, verwitwet oder geschieden sind. Hier wird der Einfluß des Familienstandes deutlich und man müßte der Frage nachgehen, warum Patienten ohne feste Bezugspersonen häufiger in stationärer Behandlung sind, oder ob dies ausschließlich von der Schwere der Erkrankung beeinflußt wird. Bemerkenswert ist ferner, daß Patienten mit depressiven oder anderen Neurosen überwiegend in ambulanten Einrichtungen behandelt werden, dabei sind die jüngeren Altersgruppen ledig und die älteren Altersgruppen verheiratet. In diesem Fall scheint der Zusammenhang zwischen dem Familienstand, Behandlungseinrichtung und Diagnose sehr stark vom Alter abhängig zu sein.

Aus den aufgezeigten Ergebnissen und Interpretationen ist ersichtlich, daß die Zusammenhänge zwischen den Merkmalen, dem Alter, Familienstand und den verschiedenen Diagnosegruppen recht unterschiedlich sind. Man kann mit Hilfe der „einfachen KFA" nicht ermitteln, aus welchen Gründen z.B. hinsichtlich der Behandlungseinrichtung und hinsichtlich des Familienstandes zwischen Schizophrenen und Neurotikern so deutliche Unterschiede bestehen. Es erhebt sich nun die Frage, ob man mit Hilfe einer „hierarchischen KFA" prägnante Beziehungen zwischen den Merkmalen finden kann, die eventuell Hinweise für eine hierarchische Richtung der Beziehungen geben können, ohne dabei jedoch auf wesentliche Informationen und Erkenntnisse, wie sie durch die „einfache KFA" der vierdimensionalen Kontingenztafel bereits vorhanden sind, zu verzichten.

Im Anschluß an die „einfache KFA" wurde deshalb eine „hierarchische KFA" mit allen Kombinationsmöglichkeiten, das sind $\binom{4}{3} = 4$ dreidimensionale KFA'n und $\binom{4}{2} = 6$ zweidimensionale KFA'n, berechnet. Bei der Berechnung einer hierarchischen dreidimensionalen KFA werden in einer Kombination alle Zellhäufigkeiten bei einem Merkmal, z.B. dem Alter, aufaddiert und eine neue dreidimensionale Kontingenztafel über die Merkmale „Diagnose, psychiatrische Einrichtung und Familienstand" erstellt; oder es werden die Zellhäufigkeiten bei dem Merkmal psychiatrische Einrichtung zusammengefaßt und die Kontingenztabelle „Diagnose, Familienstand und Alter" gebildet. Bei der Erstellung von zweidimensionalen Kontingenztabellen wird, ausgehend von vier Dimensionen, entsprechend über jeweils zwei Dimensionen zusammengefaßt. Wenn eine komplette „hierarchische KFA" durchgeführt wurde, läßt sich eine sogenannten „Assoziationsstruktur-Analyse" nach Krauth und Lienert berechnen. Diese kann Anhaltspunkte dafür liefern, ob man nun ohne wesentlichen Informationsverlust auch merkmalshomogenere Subklassen mit weniger als vier Dimensionen bilden kann.

In einer früheren Arbeit (Rey u. Mitarb., 1978) hat sich nämlich gezeigt, daß die Kontrolle des Merkmals „Geschlecht" in einer fünfdimensionalen Kontingenztafel, die in den anderen Merkmalen der vorliegenden Merkmalskombination unmittelbar vergleichbar war, keinen zusätzlichen Informationsgewinn darstellt. In dieser Arbeit konnte eine fünfdimensionale Kontingenztafel auf vier Merkmale ohne Berücksichtigung des Geschlechts reduziert werden. Dies Ergebnis spiegelt sich in der Faktorenanalyse dieser Untersuchung wider. Das Merkmal „Geschlecht" repräsentiert einen eigenen Faktor und fällt damit ebenfalls deutlich aus den anderen Merkmalszusammenhängen heraus.

Tabelle 3. Häufigkeitsverteilung der vierdimensionalen Kontingenztafel mit den Merkmalen „Diagnosen", „psychiatrische Einrichtung", Familienstand" und „Alter", obere Zeile Stichprobe A, untere Zeile Stichprobe B

Diagnose	Psychiatrische Einrichtung	Ledig					Verheiratet					Verwitwet					Geschieden				
		<25	25-35	35-45	45-55	>55	<25	25-35	35-45	45-55	>55	<25	25-35	35-45	45-55	>55	<25	25-35	35-45	45-55	>55
Affektive Psychosen	stationär	4	3	3	0	4	0	5	9	12*	27*	0	0	1	2	17*	0	0	1	5	0
		4	2	4	2	1	1	5	7	20*	23*	0	0	1	0	16*	1	0	2	1	3
	ambulant	2	3	1	0	2	0	4	2	7	14*	0	0	0	0	7	0	1	0	1	1
		1	3	0	0	1	2	2	8	4	11*	0	0	0	2	4	0	2	1	0	1
Schizophrenie	stationär	31*	39*	34*	19*	11	1	8	15	11	3	0	0	2	0	14*	0	8	3	13*	5
		30*	36*	33*	25*	5	1	6	11	10	2	0	1	3	1	12*	0	12	11	14*	4
	ambulant	9	8	3	1	0	2	4	3	2	2	0	0	0	1	5	0	0	0	1	0
		4	6	3	0	0	2	4	3	2	1	0	0	0	1	2	0	2	0	0	0
Andere funktionelle Psychosen	stationär	1	3	2	1	7	1	1	3	2	2	0	0	0	1	13*	0	0	1	0	4
		1	2	0	0	6	0	1	4	3	5	0	0	0	2	12*	0	0	1	0	4
	ambulant	1	2	1	0	1	0	0	1	2	1	0	0	0	0	2	0	0	0	0	0
		1	1	1	0	1	0	0	1	0	1	0	0	0	0	5	0	0	0	0	0
Depressive und andere Neurosen	stationär	12	7	2	2	1	2	7	7	8	5	0	0	0	1	3	0	0	2	6	0
		9	6	0	3	1	3	15	7	10	4	0	0	1	0	3	0	1	4	6	0
	ambulant	31*	18	7	3	5	13	38*	36*	20*	13	0	0	1	3	3	0	3	3	2	1
		25*	15	7	7	4	13	36*	29*	14*	10	0	0	1	5	5	1	2	2	2	0
Alkohol u.a. Suchten	stationär	25*	4	5	4	1	2	10	12	11	6	0	0	1	2	5	1	2	6	2	3
		24*	6	8	6	0	5	10	13	10	7	0	1	2	3	4	0	6	8	5	5
	ambulant	10	4	5	3	1	2	7	9	7	4	0	0	0	0	2	0	1	4	6	0
		12	3	7	3	2	0	6	12	9	4	0	0	0	1	1	0	3	6	7	0

Senile und präsenile Demenz	stationär	19	16	8	9	9	2	7	11	15	45*	0	0	1	2	66*	1	1	4	4	10
		19	20	10	7	16	1	10	12	10	46*	0	0	1	4	66*	1	3	3	8	12
	ambulant	2	1	2	0	3	1	5	3	5	16	0	1	0	3	17*	1	1	2	0	1
		0	3	0	0	4	0	6	4	4	17	0	1	0	2	21*	1	1	1	2	2
Andere organische Psychosen	stationär	8	4	3	1	1	0	2	1	2	1	0	0	0	0	0	0	4	1	0	2
		11	4	4	0	1	0	4	0	2	1	0	0	0	0	0	0	2	0	1	1
	ambulant	18*	6	1	0	1	6	8	2	1	3	0	0	0	0	0	1	6	5	1	0
		19*	6	1	0	3	4	9	1	4	2	1	0	0	0	1	1	6	7	2	0
Persönlichkeitsstörungen	stationär	44*	17	13	3	2	7	6	4	5	2	0	1	0	0	0	1	3	4	1	1
		45*	16	11	4	5	3	5	8	4	4	0	1	0	0	0	2	2	4	1	1
	ambulant	52*	15	8	1	0	8	22*	21*	20*	10	1	0	0	3	4	3	11*	9*	6	2
		56*	15	7	1	0	8	25*	22*	19*	13	1	0	0	1	4	2	11*	8*	8	1

Die „*" bezeichnen jeweils überrepräsentierte Zellbesetzungen.

Tabelle 4. Die Auflistung der überrepräsentierten Merkmalskombinationen, die somit merkmalshomogenere Untergruppen definieren

Diagnose	Psychiatrische Einrichtung	Familienstand	Alter
Affektive Psychosen	stationär	verheiratet	45-55
			55 und älter
	ambulant	verwitwet	55 und älter
		verheiratet	55 und älter
Schizophrenien	stationär	ledig	15-55
		verwitwet	55 und älter
		geschieden	45-55
Andere funktionelle Psychosen	stationär	verwitwet	55 und älter
Depressive und andere Neurosen	ambulant	ledig	15-25
		verheiratet	25-55
Alkohol und andere Suchten	stationär	ledig	15-25
Senile, präsenile Demenz	stationär	verheiratet	55 und älter
		verwitwet	55 und älter
	ambulant	verwitwet	55 und älter
Andere organische Störungen	ambulant	ledig	15-25
Persönlichkeitsstörungen	stationär	ledig	15-25
	ambulant	ledig	15-25
		verheiratet	25-55
		geschieden	25-45

Im vorliegenden Fall hat die Assoziationsstruktur-Analyse ergeben, daß in allen Merkmalskombinationen, d.h. in der Viererkombination der „einfachen KFA" und in den vier Dreier- bzw. in den sechs Zweierkombinationen hochsignifikante Assoziationen zwischen den Merkmalen aufgetreten sind. Unter den Dreierkombinationen ist der höchste Assoziationskoeffizient bei der Kombination „Diagnose", „Familienstand" und „Alter" (z_A = 17,14; z_B = 17,64). In den vorliegenden Daten besteht also zwischen diesen Merkmalen ein sehr hoher Zusammenhang. Das nächst höhere Assoziationskoeffizient läßt sich aber in der Viererkombination finden (z_A = 9,10; z_B = 7,94). Dies bedeutet, daß das Merkmal „psychiatrische Einrichtung" nicht unberücksichtigt bleiben darf. Eine Beschränkung der Datenanalyse auf drei Merkmale hat einen Informationsverlust zur Folge.

Nach der Darstellung der Ergebnisse aus der Merkmalskombination des Faktors 3 sollen jetzt die Resultate der Merkmalskombination des Faktors 2, nämlich „Berufsstatus, psychiatrische Einrichtung, Schulbildung und Beschäftigungsverhältnis" diskutiert werden. Die vierdimensionale Kontingenztafel ist in Tabelle 5 angeführt.

Tabelle 5. Häufigkeitsverteilung der vierdimensionalen Kontingenztafel mit den Merkmalen „Berufsstatus", „psychiatrische Einrichtung", „Schulabschluß" und „Beschäftigungsverhältnis". Die obere Zeile ist Stichprobe A, die untere Stichprobe B

		Sonderschule VS ohne Abschluß		Volksschule MS ohne Abschluß		Mittelschule OS ohne Abschluß		Abitur	
Berufsstatus	Psychiatrische Einrichtung	Beschäftigungsverhältnis		Beschäftigungsverhältnis		Beschäftigungsverhältnis		Beschäftigungsverhältnis	
		ja	nein	ja	nein	ja	nein	ja	nein
Oberschicht	stationär	1	0	0	0	0	0	5	1
		0	0	0	1	0	0	6	2
	ambulant	1	0	0	0	0	1	4	4
		0	0	1	0	0	0	8	5
Mittelschicht	stationär	2	9	29	38	10	9	10	4
		1	0	34	28	12	12	6	5
	ambulant	3	1	55	23	33	13	16	8
		9	0	54	22	32	9	20	13
Unterschicht	stationär	0	0	67	144*	7	5	2	3
		2	10	86	153*	4	7	1	3
	ambulant	0	0	126*	71	7	3	5	0
		3	1	130*	71	10	5	1	0

Die „*" bezeichnen jeweils überrepräsentierte Zellbesetzungen

Bei der Analyse dieser Kontingenztafel mußten die Fallzahlen beträchtlich reduziert werden, da alle diejenigen Individuen ausgeschlossen wurden, bei denen die Merkmale Berufsstatus, Schulbildung und Beschäftigungsverhältnis in den Dokumentationsbögen mit „unbekannt" angegeben waren. Die Fallzahlen verringerten sich dadurch in der Stichprobe A auf N = 720 und in der Stichprobe B auf N = 768. Die Kontingenztafel enthält insgesamt 48 Zellen, so daß theoretisch eine ausreichende Zellbestellung erwartet werden kann. Aus Tabelle 5 ist ersichtlich, daß in der Oberschicht insgesamt nur sehr wenige Fälle vorhanden sind, was die Interpretierbarkeit der Ergebnisse einer KFA einschränken dürfte. Für die Berechnung der „einfachen KFA", der „hierarchischen KFA" und der Assoziationsstruktur-Analyse wurden deshalb die Oberschicht und die Mittelschicht zusammengefaßt. In Tabelle 6 sind die signifikanten überrepräsentierten Merkmalskombinationen aufgeführt.

Aus der Tabelle läßt sich ablesen, daß Patienten mit einem festen Beschäftigungsverhältnis in ambulanten Behandlungseinrichtungen überrepräsentiert sind, Patienten ohne ein festes Beschäftigungsverhältnis dagegen in stationären Einrichtungen. Da sich die Frage nach dem Beschäftigungsverhältnis in der Fallregisterdokumentation ausschließlich auf die Zeit vor dem Beginn einer psychiatrischen Behandlung bezieht, kann man vorsichtig daraus ableiten, daß eine Berufstätigkeit in einer engen Beziehung zur Art der psychiatrischen Behandlunseinrichtung steht. Welche Ursachen dafür letztlich verantwortlich sind, ob z.B. die

Tabelle 6. Die Auflistung der überrepräsentierten Merkmalskombinationen, die somit merkmalshomogenere Subgruppen definieren

Schichtzugehörigkeit	Psychiatrische Einrichtung	Schulabschluß	Beschäftigungsverhältnis
Ober-/Mittelschicht	stationär	Sonderschule	ohne Arbeit
		Abitur	mit Arbeit
	ambulant	Mittelschule	mit Arbeit
		Abitur	mit Arbeit
Unterschicht	stationär	Volksschule	ohne Arbeit
	ambulant	Volksschule	mit Arbeit

Schwere einer Erkrankung den frühzeitigen Abbruch einer Berufstätigkeit bewirkt und zeitlich später eine stationäre Behandlung unumgänglich macht oder ob die berufliche Untätigkeit zu psychischen Störungen und als Folge zu einer stationären Aufnahme führt, muß offen bleiben.

Die hierarchische KFA und die anschließende Assoziations-Struktur-Analyse hat einige bemerkenswerte Zusammenhänge ergeben. Innerhalb der vier möglichen Dreierkombinationen ist nur der Zusammenhang zwischen den Merkmalen „Schicht, psychiatrische Einrichtung und Schulbildung" signifikant (z_A = 3,064; z_B = 3,218), in allen anderen Dreierkombinationen waren die Assoziationskennwerte insignifikant. Da aber auch der Assoziationskennwert der Viererkombination signifikant ist (z_A = 3,278; z_B = 2,093), bedeutet dies, daß eine Reduzierung der vier Merkmale um eines oder um zwei einen Informationsverlust darstellen würde.

Es soll ferner noch erwähnt werden, daß innerhalb der Zweierkombinationen signifikante Assoziationen zwischen den Merkmalskombinationen „Schicht – Schulbildung", „Schicht – Beschäftigungsverhältnis" und „psychiatrische Einrichtung – Beschäftigungsverhältnis" bestehen. Die anderen drei Kombinationen, nämlich "Schicht – psychiatrische Einrichtung", „psychiatrische Einrichtung – Schulbildung" und „Schulbildung – Beschäftigungsverhältnis" haben keinen statistisch bedeutsamen Zusammenhang ergeben, d.h. aus den Daten des Mannheimer Fallregisters ist ersichtlich, daß Patienten der Ober- und Mittelschicht nicht bevorzugt ambulant, diejenigen der sozialen Unterschicht dagegen bevorzugt stationär behandelt werden, sondern daß sich hinsichtlich der Behandlungseinrichtung eine angenäherte Gleichverteilung ergibt. Die gleiche Interpretation trifft für die Kombination „Schulbildung – Beschäftigungsverhältnis" zu.

Diskussion der Ergebnisse

Aus den aufgezeigten Ergebnissen läßt sich die Brauchbarkeit der KFA inbezug auf den Anspruch, den die Autoren mit der Methode erheben, erkennen. In beiden vierdimensionalen Kontingenztafeln, deren Merkmalszusammenstellungen empirisch mit einer Faktorenanalyse gefunden wurden, konnten merkmalshomogenere Subgruppen im Sinne einer „Posthoc-Klassifikation" aufgedeckt werden. Da diese Subgruppen in beiden Zufallsstichproben identisch wiederkehrten, ist ihre Existenz in der analysierten Population wahrscheinlich.

Die in der Praxis recht häufige Frage, alle in einer Kontingenztafel steckenden Zusammenhänge aufzudecken und die Richtung der gegenseitigen Beeinflussung zu erfassen, kann die KFA allerdings nicht beantworten. Die oben angeführten Assoziationsstrukturanalysen liefern nur heuristische Hinweise in bezug auf den Zusammenhang oder die Unabhängigkeit der Merkmale. Eine statistisch gesicherte Aussage von der Art, daß z.B. die psychiatrische Einrichtung in Verbindung mit einer bestimmten Diagnose einen Einfluß auf den Familienstand hat bzw. daß der Einfluß in umgekehrter Richtung zu sehen ist, ist mit dieser statistischen Methode nicht möglich. Zur Lösung solcher Probleme werden inzwischen in der Literatur eine Reihe von Verfahren angeboten (vgl. Goodman, 1971; Grizzle u. Williams, 1972; Bishop, 1975; um die bekanntesten aufzuführen). Diese Methoden sind aber in ihrer Berechnung außerordentlich kompliziert und nur schwer verständlich. Auch diese Methoden können, wie Wermuth (1976) nachgewiesen hat, keine eindeutige Entscheidung darüber treffen, welche statistisch signifikanten Merkmalszusammenhänge in einer mehrdimensionalen Kontingenztafel unter vielen anderen Zusammenhängen auch die tatsächlich relevanten sind und in welcher Richtung sie sich gegenseitig beeinflussen. Wermuth schlägt eine Methode der sogenannten Kovarianzselektion vor, deren Brauchbarkeit sich aber erst in weiteren empirischen Untersuchungen in Zukunft erweisen muß.

Die Notwendigkeit der Analyse mehrdimensionaler Häufigkeitstabellen in der epidemiologischen Forschung ist unbestritten. Bei der Reduktion bzw. der Beschränkung auf nur zwei Dimensionen in einer statistischen Auswertung werden sehr häufig wichtige Einflußfaktoren übersehen. Die KFA ist eine relativ einfache Methode, deren Wert zweifellos darin liegt, zumal wenn sich die gewonnenen Ergebnisse in einer Kreuzvalidierung replizieren lassen, daß sich über die Analyse mehrdimensionaler Kontingenztafeln Hypothesen über Merkmalszusammenhänge oder über einige durch bestimmte Merkmalskombinationen definierte Subgruppen gewinnen lassen, die dann mit anderen Methoden ausführlicher überprüft werden können. Der nicht zu unterschätzende Vorteil liegt also darin, aus Dokumentationssystemen wie in unserem Beispiel dem Mannheimer Fallregister besondere Teilstichproben, z.B. die ledigen Schizophrenen im Alter über 25 Jahren in stationärer Behandlung herauszufinden, um dann durch umfangreichere Nachuntersuchungen festzustellen, welche Ursachen für den aufgedeckten Zusammenhang zwischen stationärer Behandlung und Familienstand maßgebend sind. Somit ist die KFA ein brauchbares statistisches Verfahren in der epidemiologischen Forschung.

Literatur

Baldwin, J.A.: The Mental Hospital in the Psychiatric Service. A Case Register Study. London: Oxford University Press 1971

Bishop, Y.M.M., Fienberg, S.E., Holland, P.W.: Discrete Multivariate Analysis: Theory and Practice. Cambridge/Mass.: MIT Press 1975

Brown, G.W., Bone, M., Dalison, B., Wing, J.K.: Schizophrenia and Social Care. A Comparative Follow-up Study of 339 Schizophrenic Patients. London: Oxford University Press 1966

Fischer, G.: Einführung in die Theorie psychologischer Tests. Bern: Huber 1974

Goodman, L.A.: The analysis of multidimensional contingency tables: stepwise procedures and direct estimation methods for building models for multiple classifications. Technometrics 13, 33-61 (1971)

Grizzle, J.E., Williams, O.D.: Loglinear models and tests of independence for contingency tables. Biometrics 28, 137-156 (1972)

Hartman, W., Meyer, J.E.: Zur stationären Behandlung chronisch Schizophrener in der Bundesrepublik. Nervenarzt 45, 1-8 (1974)

Hays, W.L.: Statistics for Psychologists. New York: Holt, Rinehart & Winston 1963

Krauth, J., Lienert, G.A.: KFA — Die Konfigurationsfrequenzanalyse und ihre Anwendung in der Psychologie und Medizin. Freiburg: Alber 1973

Lienert, G.A.: Verteilungsfreie Methoden in der Biostatistik, 2. Aufl. Meisenheim am Glan: Hain 1973

Lienert, G.A.: Auffinden von Typen und Syndromen. In: Krauth, J., Lienert, G.A. (Hrsg.): KFA — Die Konfigurationsfrequenzanalyse und ihre Anwendung in Psychologie und Medizin, S. 15-37. Freiburg: Alber 1973

Rey, E.-R., Klug, J., Welz, R.: The application of Lienert's „analysis of configuration-frequency" in psychiatric epidemiology. Soc. Psychiat. 13, 53-60 (1978)

Robertson, N.C.: The relationship between marital status and the risk of psychiatric referral. Brit. J. Psychiat. 124, 191-202 (1974)

Rosen, B., Klein, D.F., Gittelman-Klein, R.: The prediction of rehospitalization: The relationship between age of first psychiatric treatment contact, marital status and premorbid asocial adjustment. J. nerv. ment. Dis. 152, 17-22 (1971)

Sachs, L.: Statistische Auswertungsmethoden, 3. Aufl. Berlin-Heidelberg-New York: Springer 1972

Shepherd, M.: Epidemiologische Psychiatrie. Nervenarzt 42, 505-510 (1971)

Turner, R.J., Dopkeen, L.S., Labreche, G.P.: Marital status and schizophrenia: A study of incidence and outcome. J. abnorm. Psychol. 76, 110-116 (1970)

Überla, K.: Faktorenanalyse. Berlin-Heidelberg-New York: Springer 1968

Wermuth, N.: Analogies between multiplicative models in contingency tables and covariance selection. Biometrics 32, 95-108 (1976)

Wing, J.K., Hailey, A.M.: Evaluating a Community Psychiatric Service. The Camberwell Register 1964-1971. London: Oxford University Press 1972

Konzepte und Methoden der robusten Statistik

TH. GASSER

1. Einführende Bemerkungen

Diese Arbeit will ein Gebiet der mathematischen Statistik vorstellen, in dem in den vergangenen 15 Jahren große, anwendungsrelevante Fortschritte erzielt wurden. Eine Nebenabsicht ist es, einige grundsätzliche Gedanken der mathematischen Statistik zu diskutieren. Die zu präsentierenden Methoden sind für intervall- oder zumindest ordinalskalierte Daten gedacht. Die Beispiele entstammen Projekten der psychiatrischen Epidemiologie oder sind mit Monte-Carlo-Methoden erzeugte künstliche Daten (Pseudozufallszahlen); die letzteren eignen sich für pädagogische Zwecke gut, weil unter kontrollierten Bedingungen unterschiedliche Methoden verglichen werden können.

Die Notwendigkeit und die Möglichkeit für robuste Methoden — robust gegen Abweichungen von einer Normalverteilung — ergibt sich verstärkt bei computerisierter Auswertung: Daten werden öfters — mit Ausnahme einfacher Plausibilitätskontrollen — unbesehen in den Computer „gefüttert"; umgekehrt spielt die Komplexität der Methoden — anders als bei der Handauswertung — eine untergeordnete Rolle. Eine Erhebung bzw. einen Versuch sauber zu planen und gute Daten zu erheben, erfordert große zeitliche und finanzielle Investitionen; in der nächsten Stufe, der Auswertung, darf der Anwender Methoden erwarten, die seinen Problemen und der Qualität und Quantität seiner Daten gerecht werden und die Daten gut bis optimal ausnützen. Nach Festlegung der Kriterien für Optimalität (Kap. 2) zeigt es sich, daß die gebräuchlichen einfachen Verfahren bei Normalverteilung auch optimal sind — auf kleine Abweichungen davon aber empfindlich reagieren. Der Begriff Experiment wird im folgenden als Oberbegriff verstanden, der auch Erhebungen einschließt.

2. Mathematische Statistik

2.1 Deskriptive oder mathematische Statistik?

Deskriptive Statistik ist weitgehend die einfache, heuristisch abgestützte Methodologie, die die Daten beschreiben will, ohne sich um Gesetzmäßigkeiten der Zufallsphänomene allzusehr zu kümmern (Beispiele: Mittelwert und Streuung, Streudiagramme, Histogramme, Kreuztabellen). Sie kann in Pilotstudien und anderen Projekten mit eingeschränkten wissenschaftlichen Zielsetzungen rasch und mit geringem Aufwand helfen. Die mathematische Statistik basiert auf Modellen der Wahrscheinlichkeitsrechnung (2.2), sie erlaubt rationale Entscheidungen bei Unsicherheiten und sie erlaubt das Durchdringen komplexer Fragestellungen (z.B. Analyse von EEG). Mit ihrem strengen Begriffswerk hält sie dazu an, sich exakter zu überlegen, welche Parameter zu bestimmen und welche Hypothesen zu prüfen sind. Es wird klar zwischen den Modell- oder Populationsparametern und den aus den Daten geschätzten Stichprobenparametern unterschieden. Im folgenden liegt das Hauptgewicht auf mathematischer Statistik. Es ist wissenschaftlich unhaltbar, mittels deskriptiver Methoden Hypothesen zu finden und diese mit denselben Daten mittels mathematischer Methoden zu prüfen.

2.2 Modelle der mathematischen Statistik

Die mathematische Statistik geht von probabilistischen Modellen für den Prozeß des Messens bzw. Erhebens aus. Der Einfachheit halber beschränken wir uns hier auf eine Meßgröße X (Ein-Stichprobenfall). Um ihr (mit Zufall behaftetes) Verhalten zu studieren, wird das Experiment (bzw. das Erheben von Fällen) N mal wiederholt, mit Resultaten:

$$x_1, \ldots, x_N$$

Die Ungewißheit, welches der möglichen Resultate auftritt, formulieren wir so, daß wir sagen, wir beobachten jedesmal eine *Zufallsgröße:* Diese ist eine Funktion, die jeder experimentellen Situation (mit ω abgekürzt) eine Zahl, das Resultat, zuordnet:

$$X_i : \omega \to X_i(\omega) \ (i=1, \ldots, N)$$

Da die Resultate im allgemeinen nicht die gleiche Wahrscheinlichkeit haben, ist eine Zufallsgröße charakterisiert durch ihre Verteilungsfunktion $F(x) = $ Wahrsch $(X(\omega) < x) = $ theoretische Häufigkeit von Werten unterhalb x nach Modell. Dabei werden folgende Basisannahmen gemacht:

I. Die Zufallsgrößen $X_1(\omega), \ldots, X_N(\omega)$ sind statistisch unabhängig.

II. Die X_i haben die gleiche Verteilungsfunktion F (d.h. Erhebung der X_i unter gleichen Bedingungen).

Die Bedingungen I und II sind durch den Versuchsplan soweit möglich sicherzustellen (was in wissenschaftlich fortgeschrittenen Gebieten leichter ist). Verletzungen von I sind z.B. Aufnahme von Verwandten in eine Studie oder serielle Korrelation in Longitudinalstudien, von II z.B. Heterogenität in der Versuchspopulation. Die robuste Statistik bietet einen gewissen Schutz gegen diejenigen Verletzungen von II, die sich in Ausreißern auswirken. Anstatt mit der Verteilung F (oder Verteilungsdichte f = F') insgesamt, beginnt man aus Gründen der Statistik und der Interpretation eher mit einem Lageparameter μ und einem Streuungsmaß σ, die zumindest eine wesentliche Teilinformation über die Verteilung liefern. Diese Modellparameter sind aus der Stichprobe zu schätzen — aber wie? Hier eine kleine Auswahl von Lageschätzungen (Andrews u. Mitarb., 1972):

A. Arithmetischer Mittelwert $\overline{X}_A$:

$$\overline{X}_A = (X_1 + \ldots + X_N)/N = \frac{1}{N} \sum_{i=1}^{N} X_i$$

B. Median $\overline{X}_B$:

    B1. Man ordne die $X_1, \ldots, X_N$ der Größe nach: $X_{(1)}, \ldots, X_{(N)}$.

    B2. Man nehme den in der Mitte gelegenen Wert für N ungerade, bzw. das Mittel der beiden in der Mitte gelegenen für N gerade.

C. Gestutzte Mittelwerte $\overline{X}_{C,\gamma}$:

    C1. Ordnen der Stichprobe.

    C2. Man läßt N_γ extreme Beobachtungen auf beiden Seiten weg ($N_\gamma = N \cdot \gamma$, gerundet).

    C3. Arithmetisches Mittel über den zentralen Teil:

$$\overline{X}_{C,\gamma} = \frac{1}{N - 2\,N_\gamma} \sum_{i=1+N_\gamma}^{N-N_\gamma} X_{(i)}.$$

D. Hodges-Lehmann-Schätzung $\overline{X}_D$:

    D1. Bilde alle $M=N(N+1)/2$ Paare $(X_i + X_j)/2$.

        (Wir bezeichnen sie mit $Z_1, \ldots, Z_M$).

    D2. $\overline{X}_D$ ist der Median der $Z_1, \ldots, Z_M$.

E. Huber-Schätzung P15 $\overline{X}_E$ (Vertreter einer Klasse):

    E1. Median $\overline{X}_B$ berechnen.

    E2. Bilde Abweichungen vom Median:
$$D_j = X_i - \overline{X}_B.$$

    E3. Median der absoluten Abweichungen $|D_i|$ berechnen = MD.

    E4. Setze:
$$D_i^* = \begin{cases} 2.22 \cdot MD, & \text{falls } D_i > 2.22 \cdot MD. \\ -\,2.22 \cdot MD, & \text{falls } D_i < -\,2.22 \cdot MD. \\ D_i & \text{, sonst.} \end{cases}$$

    E5. Berechne eine Korrektur:

$$KOR = \frac{1}{N^*} \sum_{i=1}^{N} D_i^*; \quad \text{wobei: } N^* = \text{Anzahl der } |D_i| \leqq 2{,}22 \cdot MD.$$

    E6. $\overline{X}_E = \overline{X}_B + KOR$.

Die Schätzung $\overline{X}_A$ ist einfach zu berechnen, einfach zu verstehen und dementsprechend populär, und sie ist optimal, falls die X_i normalverteilt sind. Aber: Ist eine solche Annahme gerechtfertigt? Falls nicht, bleibt $\overline{X}_A$ trotzdem sinnvoll (wenn auch nicht optimal)? Typisch für die Normalverteilung ist eine starke Zentrierung der Daten um den Mittelwert. Betrachten wir z.B., welcher Prozentsatz der Daten mehr als $\pm K\sigma$ weg vom Mittel zu erwarten ist:

K =	1	2	3	4	5
% =	31,17	4,55	2,70	0,00634	0,0000573

Zufällige Schwankungen können zwei verschiedenen Ursachen zugeschrieben werden:

1. Meß- bzw. Erhebungsfehler: Sie können irgendwo zwischen Versuchsplan und Computer-Eingabe entstehen. Meistens etwa symmetrisch verteilt (d.h. symmetrische Dichte um den häufigsten Wert) sind sie aber öfters nicht-normal. Selbst in Naturwissenschaft/Technik rechnet man mit 5-10% Ausreißern (groben Abweichungen). Den Meßfehler will man nicht untersuchen, sondern soweit möglich eliminieren.

2. Populationsschwankungen: Gerade im biomedizinischen Bereich wirken viele Einflußgrößen, die man teils gar nicht kennt, teils nicht konstant halten kann. Ihre Summierung und ihre Wechselwirkung führen zu einem zufallsmäßigen Muster bei der Untersuchung eines Merkmals X; die Verteilung von X ergibt dann die Gewichtung der unbekannten Einflüsse für eine Bezugsgruppe und ist an sich von Interesse [im Gegensatz zu (1)]. Für Populationsschwankungen sind oft schiefe Verteilungen anzunehmen; die Unterscheidung zwischen symmetrischen und schiefen Verteilungen setzt aber eine echte Skala für die Daten voraus.

Um die optimale Wahl unter den Lageschätzungen $\overline{X}_A$ bis $\overline{X}_E$ (und weiteren) zu treffen, müssen wir die wahre Verteilung F kennen. Damit wird das Argument circulär, denn mittels eines Lageparameters wollen wir ja F grob charakterisieren. Um die Ideen, zu fixieren, betrachten wir einige Wahrscheinlichkeitsmodelle aufsteigender Allgemeinheit:

M1. X_i normalverteilt

M2. X_i kontaminiert-normalverteilt: $(100-\alpha)\%$ der Daten sind normalverteilt; $\alpha\%$ entstammen irgend einer symmetrischen Verteilung, z.B. einer Normalverteilung, aber mit vielfacher Streuung (grobe Fehler, extreme Werte).

M3. Beliebige symmetrische Verteilung.

M4. Asymmetrie zugelassen; bekannt ist, ob rechts- oder linksschief.

M5. Beliebige unimodale Verteilung.

Das Modell M2 ist sicher realistischer als M1, sind doch in M2 Messungen verschiedener Genauigkeit und extreme Werte erlaubt.

2.3 Kriterien für gute Schätzungen

Wann bezeichnen wir die Schätzung eines Modellparameters aus der Stichprobe als gut? Natürlich dann, wenn sie ihm möglichst nahe kommt, wobei die Statistiker diese Nähe mit dem quadratischen Mittel messen. Es ist Aufgabe des mathematischen Statistikers, zu einem angenommenen Wahrscheinlichkeitsmodell die optimalen Verfahren zu bestimmen. Für Normalverteilung (Modell M1) erhält man die einfachen Verfahren, die auch in den Programmpaketen zu finden sind (arithmetischer Mittelwert $\overline{X}_A$, gewöhnliche Streuung, Korrelation etc.). Dieser leichte Zugang zur Datenverarbeitung mag die Tendenzen verstärken, klassische Verfahren unkritisch anzuwenden. Kapitel 3 und 4 zeigen, daß geringfügige Abweichungen von der Normalverteilung genügen, diese Werkzeuge stumpf zu machen. Dies liegt daran, daß Verteilungen, die oft realistischer sind, einen höheren Prozentsatz an extremen Beobachtungen zulassen; ein Beispiel sind die Prozentsätze, die wir für die t-Verteilung mit 3 Freiheitsgraden außerhalb $(-K\sigma, +K\sigma)$ zu erwarten haben (vgl. 2.2):

K =	1	2	3	4	5
% =	39,1	13,93	5,77	2,80	1,54

Die Häufigkeit für Abweichungen größer als K = 4,5 ist immer noch klein, aber z.B. bei K = 5 etwa 30.000mal größer als bei der Normalverteilung. In den klassischen Verfahren bekommt diese kleine Gruppe ein unangemessenes Gewicht, während die robusten Verfahren $\overline{X}_B - \overline{X}_E$ diesen Einfluß in verschiedenem Ausmaß in Schranken hälten (eher für das Gros der Daten sprechen). Für das Modell M2 hat Huber (1964, 1972) eine Klasse optimaler Schätzungen angegeben ($\overline{X}_E$ ist ein Vertreter) und diese (wie auch $\overline{X}_{C,\gamma}, \overline{X}_D$) behalten innerhalb M3 in weitem Umfang Gültigkeit (Andrews u. Mitarb., 1972). Wichtig ist, daß man diese Vorteile um einen kleinen Preis erkauft, falls die Normalverteilung exakt zutreffen würde. Der methodisch Interessierte kann die qualitativen Konzepte der robusten Statistik sehr schön bei Hampel (1973, 1974) nachlesen. Die Sache wird heikler, falls man nicht mehr Symmetrie voraussetzen darf (M4, M5): Es ist dann nicht immer klar, was man schätzen soll, denn für asymmetrische Verteilungen unterscheiden sich z.B. häufigster Wert, Median und Mittelwert (vgl. 3, 4). In Gasser (1977) wurde ein nicht-parametrischer Test auf Symmetrie vorgeschlagen und erfolgreich angewandt (für mathematische Eigenschaften s. Antille u. Kersting, 1976).

3. Schätzungen: Wertung und Beispiele

Vieles ist noch im Fluß, und Empfehlungen und Wertungen haben vorläufigen und persönlichen Charakter.

3.1 Lageschätzungen

Bei diesem einfachsten und häufigsten Schätzproblem sollte man jeweils ein Vertrauensintervall mitbestimmen (Huber, 1970): Dies ist ein Intervall, das mit vorgegebener Sicherheit (z.B. 95%) den unbekannten Modellparameter enthält (Beziehung zu Tests: Jede Hypothese innerhalb des Intervalls wird mit derselben Sicherheit angenommen). Die Schätzung $\overline{X}_E$ wurde trotz ihrer Attraktivität für die Beispiele nicht berücksichtigt, zum einen, weil die Schätzung eines Vertrauensintervalls nicht ganz problemlos ist, zum anderen, weil bei ± 2,22.MD Nahtstellen bestehen (vgl. Definition, E4), die sich bei gruppierten Daten ungünstig auswirken können.

Beispiel 1 (Modelle M1, M2):
N = 20; Normalverteile Pseudofallszahlen; Modellparameter: Lage = 0, Streuung = 1

1.080, −.689, .660, .987, .686, 1.415, .339, −1.687, .255, −2.105, .478, 1.314, −1.546, .007, −.972, .255, −.140, .032, −.464, −.1.617

Beispiele für das Kontaminations-Modell M2 erhält man durch Multiplikation von 5% oder 10% der Daten (20. bzw. 19. und 20. Wert) mit Streuungsfaktoren 4 oder 9. In Tabelle 1 sind die Resultate für die verschiedenen Schätzungen und Modelle zusammengestellt (in Klammern 95%-Vertrauensintervalle):

Im Fall der Normalverteilung unterscheiden sich die Lagemaße nicht allzu sehr; die um wenig länger werdenden Vertrauensintervalle zeigen den kleinen Preis, den wir für die Robustheit zu bezahlen haben. Einzig für den Median $\overline{X}_B$ kann der Preis hoch werden — und zudem können für den Median bei gruppierten Daten Verzerrungen auftreten (ein schönes Beispiel haben Cleveland u. Guarino, 1976, gegeben). Beim kontaminierten Modell wird das arithmetische Mittel $\overline{X}_A$ aufgebläht, die Vertrauensintervalle werden sehr weit. Der Median $\overline{X}_B$ ändert sich überhaupt nicht (wohl aber das Vertrauensintervall). Die 5-10%-gestutzten Mittel wie auch der Hodges-Lehmann-Schätzer $\overline{X}_D$ liefern insgesamt gute Resultate.

Tabelle 1. Lage und Streuung für Normalverteilung und kontaminierte Normalverteilung (N = 20)

Schätzung F	normal	normal 10% 4 x Streuung	normal 5% 9 x Streuung
$\overline{X}_A$	−.086 (−.579, .407)	−.398 (−.1.233, .437)	−.732 (−.2.323, .859)
$\overline{X}_{C,\,.05}$	−.057 (−.584, .470)	−.161 (−.765, .443)	−.084 (−.653, .485)
$\overline{X}_{C,\,.1}$	−.041 (−.613, .531)	−.132 (−.774, .510)	−.045 (−.628, .538)
$\overline{X}_D$	−.020 (−.626, .477)	−.141 (−.835, .482)	−.024 (−.709, .477)
$\overline{X}_B$	.144 (−.689, .686)	.144 (−.972, .686)	.144 (−.689, .686)

Asymmetrisch verteilte Daten sind häufig, wobei man oft weiß, in welcher Richtung die Asymmetrie zu erwarten ist (Modell M4). Als ursächliche Gründe für das Auftreten einer Asymmetrie kommen beispielsweise in Frage multiplikative und proportionale Effekte (Beispiel: Einkommen; über Lohnerhöhungen, Zinsen, Dividenden) oder auch eine strikte, natürliche untere, aber eine weiche obere Schranke (Beispiel: Gewicht). Bei Asymmetrie ist es nicht klar, was man zu schätzen hat; bei Rechts-Schiefe gilt z.B. Modus (häufigster Wert) $\leq$ Median (Zentralwert) $\leq$ Erwartungswert (mit der theoretischen Häufigkeit gewichtetes Mittel). Wenn man sich für das Einkommen des durchschnittlichen Mannheimers interessiert, ist der Median der richtige Parameter; um auf die Steuereingänge zu schließen, braucht man den Erwartungswert. (Will man das Mittel der Fälle oder das Mittel der Werte?) Öfters dürfte der Median die interessantere Größe sein, und sicher ist er die leichter zu schätzende Größe: Für das allgemeine Modell M5 nehme man den empirischen Median; falls etwas über die Art der Asymmetrie bekannt ist (Modell M4), wird die Transformationsmethode interessant:

(i) Wähle eine geeignete Transformation, z.B. eine logarithmische: $Y_i = \log(X_i + C)$,

    so daß die Y_i etwa symmetrisch verteilt sind.

(ii)   Schätze für die Y_i auf robuste Weise einen Lageparameter $\bar{Y}$ und ein Vertrauensintervall (Y^*, Y^{**}).

(iii)   Falls notwendig, transformiere man zurück, um den Lageparameter und das Vertrauensintervall für die X_i zu erhalten:

$$\bar{X} = e^{\bar{Y}} - C; \ (e^{Y^*} - C, e^{Y^{**}} - C).$$

Wegen Biasproblemen sollte nicht bedenkenlos zurücktransformiert werden.

Schritt (i) benötigt noch weitere Klärung (vgl. auch Gasser, 1977). Der Hodges-Lehmann-Schätzer schätzt nicht exakt den Median, sondern eine etwas gegen den Erwartungswert verschobene Größe, doch wird man diese Verzerrung meist in Kauf nehmen. Schwieriger ist es, den Erwartungswert zu schätzen, wozu nach dem heutigen Stand des Wissens nur gestutzte Mittel in Frage kommen (Bickel u. Lehmann, 1976); Vertrauensintervalle dafür sind nicht in Sicht.

Die folgenden zwei Beispiele sind dem Teilprojekt A6 des SFB 116 am Zentralinstitut für Seelische Gesundheit entnommen (Liepmann u. Mitarb., dieser Band). Die robusten Methoden haben keine groben Fehler ans Licht gebracht, was für die Sorgfalt bei der Kontrolle der Daten spricht.

Beispiel 2: Variable = Kopfumfang; Gruppe 1 = zu Hause lebende Kinder, N = 94; Gruppe 2 = in Heimen lebende Kinder, N = 30.

Tabelle 2. Lageparameter mit Vertrauensintervall

Parameter	zu Hause	im Heim
$\bar{X}_A$	52,0 (51,3, 52,7)	53,3 (51,3, 55,3)
$\bar{X}_{C.05}$	52,2 (51,6, 52,8)	52,6 (51,7, 53,6)
$\bar{X}_{C.10}$	52,2 (51,6, 52,8)	52,6 (51,8, 53,4)
$\bar{X}_D$	52,0 (51,5, 53,0)	52,5 (51,5, 53,5)
$\bar{X}_B$	52,5 (51,0, 53,0)	52,5 (52,0, 54,0)

Im Gegensatz zur ersten Gruppe ergibt sich bei den Heimkindern ein wesentlicher Unterschied: Der arithmetische Mittelwert fällt aus dem Rahmen, was auf den zu starken Einfluß einer extremen Messung (79 cm, Hydrocephalus) zurückzuführen ist.

Beispiel 3: Variable = PPVTTW (Peabody-Picture-Vocabulary-Test für passiven Wortschatz); Haus N = 93; Heim N = 30.

Die Unterschiede für die erste Gruppe sind durch eine Tendenz zu einer linksschiefen Verteilung zu erklären, die aber statistisch nicht signifikant ist. Die größeren Vertrauensintervalle für die Heimkinder kommen durch die kleinere Stichprobe und eine größere Streuung (3.2) zustande.

Tabelle 3. Lageparameter mit Vertrauensintervall

Parameter	zu Hause	im Heim
$\overline{X}_A$	45,9 (42,9, 48,9)	35,8 (29,3, 42,4)
$\overline{X}_{C.05}$	46,8 (43,4 50,1)	36,0 (28,6, 43,5)
$\overline{X}_{C.10}$	47,7 (44,0 51,5)	36,1 (28,0, 44,2)
$\overline{X}_D$	49,0 (45,5, 51,5)	35,0 (30,0, 46,0)
$\overline{X}_B$	50,0 (48,0, 52,0)	42,5 (14,0, 50,0)

3.2 Dispersionsschätzungen

Bei Lageschätzungen kann man Robustheit bezüglich Verteilungsannahmen gewinnen, ohne beim „braven" Modell der Normalverteilung viel zu verlieren. Bei Dispersionsmaßnahmen ist die Robustheit der Methoden noch viel wichtiger, höher ist aber auch der Preis, den wir dafür bezahlen (vgl. Bickel u. Lehmann, 1976).

A. Standardabweichung S_A

$$S_A = \sqrt{\frac{1}{N-1} \sum_{i=1}^{N} (X_i - \overline{X}_A)^2}$$

Angepaßt dem Modell M1, der Normalverteilung.

B. Mittel der absoluten Abweichungen S_B

$$S_B = \frac{1}{N. 7979} \sum_{i=1}^{N} |X_i - \overline{X}_A|$$

Bei Normalverteilung nützt S_B die Daten nur zu 88% aus, verglichen mit S_A. Geringfügige Abweichungen genügen, das Verhältnis zu ändern: Wenn wir im Mittel eine Beobachtung auf 550 haben mit dreifacher Streuung (Modell M2, $\alpha = .0018$), so zieht S_B mit S_A bereits gleich.

C. Gestutzte Standardabweichung $S_{C,\gamma}$

(i) Ordnen der Stichprobe $X_1, \ldots, X_N$ der Größe nach:

$$X_{(1)}, \ldots, X_{(N)}.$$

(ii) Bestimme N_γ wie bei $\overline{X}_{C,\gamma}$.

(iii) $$S_{C,\gamma} = \sqrt{\frac{1}{N-2N_\gamma} \sum_{i=1+N_\gamma}^{N-N_\gamma} (X_{(i)} - \overline{X}_{C,\gamma})^2}.$$

Tabelle 4 zeigt, wie empfindlich S_A auf Abweichungen von der Normalverteilung reagiert; S_B tut das in geringerem Maße, aber auch zu stark. Wenn wir 5-10% auf beiden

Seiten stutzen, unterschätzen wir die wahre Streuung von 1 bei Normalverteilung um wenig, werden aber mit extremen Werten viel besser fertig.

Tabelle 4. Dispersionsmaße zu Beispiel 1

Schätzung \ F	normal	normal, 10% 4 x Streuung	normal, 5% 9 x Streuung
S_A	1,03	1,74	3,31
S_B	1,07	1,58	2,16
$S_{C,.05}$	.90	1,04	.96
$S_{C,.10}$	.80	.92	.81

Tabelle 5. Dispersionsmaße zu Beispiel 2 (Kopfumfang)

	S_A	S_B	$S_{C,.025}$	$S_{C,.05}$	$S_{C,.10}$
zu Hause	3,33	3,13	2,68	2,31	1,99
im Heim	5,37	3,57	2,24	1,86	1,55

Bei der Heim-Gruppe treibt ein einziger Wert (Hydrocephalus, 79 cm) die Standardabweichung S_A um mehr als einen Faktor 2 empor, verglichen mit den gestutzten Größen. Bei kleinerer Stichprobe wäre der Effekt noch größer. Das dritte Beispiel zeigt die relativ gute Übereinstimmung der verschiedenen Methoden, wenn extreme Abweichungen fehlen.

Tabelle 6. Dispersionsmaße zu Beispiel 3 (PPVTTW)

	S_A	S_B	$S_{C,.025}$	$S_{C,.05}$	$S_{C,.10}$
zu Hause	14,9	14,3	14,1	12,9	10,7
im Heim	18,0	21,2	17,5	17,1	16,8

Bei symmetrischer Verteilungsannahme (Modelle M2, M3) kann eine beidseitig um 5-10% gestutzte Standardabweichung empfohlen werden (10% bei nicht gut kontrollierten Daten). Für allgemeinere Fälle bleibt die Frage offen, doch ist auch dort eine gestutzte Standardabweichung vorzuziehen. Die Schätzung von Vertrauensintervallen für die Lage ist mit dem Disperionsproblem verwandt, erfordert aber Methoden eigener Art (3.1).

3.3 Robuste Regression

Oft möchten wir wissen, wie sich eine Größe Y (z.B. Testwerte) in Abhängigkeit einer oder mehrerer Einflußgrößen x (z.B. x = Alter) verändert. Dabei konzentrieren wir uns

244

auf das Mittel μ (x) und postulieren dafür z.B. einen linearen Zusammenhang μ (x) = ax + b. In Stichprobenschreibweise ergibt das für eine Einflußgröße:

$$Y_i = ax_i + b + \epsilon_i \ (i = 1, \ldots, N)$$

ϵ_i = Abweichung von der Regressionskurve

Die klassischen Methoden zur Bestimmung von a und b, mit Vertrauensintervallen, benötigen die Normalverteilungsannahme für die ϵ_i; die robusten Methoden (Huber, 1973) sind für einen weiteren Bereich (Modelle M2, M3) sinnvoll. Auswertungsprogramme sind entwickelt worden (Dutter u. Huber, 1977). Glättende Splines eröffnen eine Möglichkeit, sich von der Annahme einer bestimmten Form des Zusammenhangs zwischen x und Y freizumachen (für eine Anwendung in einer longitudinalen Wachstumsstudie s. Largo u. Mitarb., 1977).

3.4 Robuste Korrelation

Das Schätzen einer Korrelationsmatrix ist von größter praktischer Wichtigkeit (Cluster-Analyse, Faktoranalyse etc.). Rangkorrelationen sind eine klassische Möglichkeit, auch für nicht-normalverteilte Daten brauchbare Resultate zu erhalten. Robuste Techniken bieten mehr mathematische Schwierigkeiten als bei Regression, doch zeigt eine Arbeit von Huber (1977), daß sie sehr attraktiv sind. Ein Beispiel einer kontaminiert-normalverteilten Monte-Carlo Stichprobe (N = 20) mit 2 Ausreißern möge das graphisch zeigen (Abb. 1, Nachdruck mit Erlaubnis Academic Press). Zur Interpretation sei daran erinnert, daß das Schätzen einer Korrelation äquivalent dazu ist, eine Ellipse so um die Daten zu legen, daß ein gegebener Prozentsatz darin enthalten ist (gestrichelt = robust, durchgezogen = konventionell).

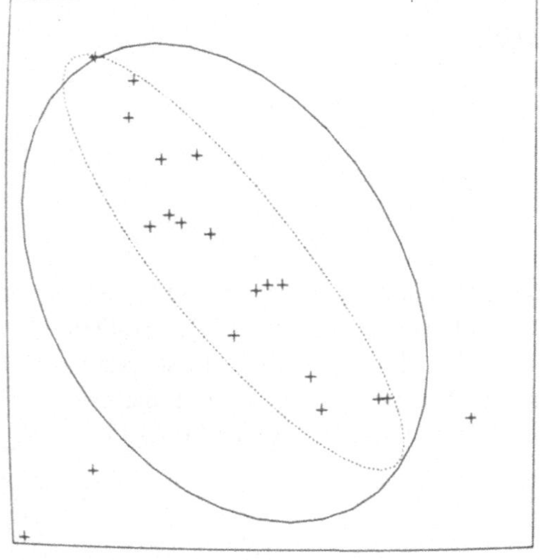

Abb. 1

4. Statistische Tests

Statistische Tests wenden wir an, wenn wir entscheiden wollen, ob eine Hypothese zutrifft oder nicht. Wir geben uns eine Wahrscheinlichkeit vor, mit der wir die Hypothese ablehnen könnten, obwohl sie zutrifft (Irrtumswahrscheinlichkeit, konventionell 5% oder 1%). Ein optimaler Test will nun die andere Fehlerquelle, daß wir die Hypothese annehmen, obwohl sie nicht stimmt, möglichst klein halten („gute Trennschärfe" oder „Macht"). Mit restriktiven Verteilungsannahmen finden wir einfache optimale Tests, anzustreben sind aber Tests, die über einen weiten Bereich gute Ergebnisse liefern (vgl. Lienert, 1973; Lehmann, 1975).

4.1 Lokationstests

Wenn wir 2 Lageparameter auf Gleichheit prüfen wollen, so ist der t-Test die klassische Lösung. Bei Abweichung von Normalverteilung ist weniger die Irrtumswahrscheinlichkeit als die Trennschäfe ein Problem (die langen Vertrauensintervalle für $\overline{X}_A$ in Tabelle 1 illustrieren das sehr schön). Der Wilcoxon-Test hat 95% der Trennschärfe des t-Tests bei Normalverteilung, schneidet aber in weiterem Rahmen besser ab. Für das methodisch unproblematische Beispiel 3 (PPVTTW) erhalten wir Werte von 3,04 (t-Statistik) bzw. 2,63 (Wilcoxon), so daß ein Unterschied zwischen den Gruppen der in Heimen und zu Hause lebenden Kinder in beiden Fällen mit 1% Irrtumswahrscheinlichkeit signifikant ist.

4.2 Dispersionstests

Der F-Test ist optimal zum Vergleich zweier Dispersionen bei Normalverteilung, auf Abweichungen davon aber derart empfindlich, daß von seiner Anwendung abzusehen ist. Als Alternativen bieten sich der Test von Siegel-Tukey und der Jack-Knife-Test an (Miller, 1968). Der Siegel-Tukey-Test macht die unrealistische Annahme gleicher Lageparameter; der Ausweg, die beiden Stichproben auf gleiche Lage zu verschieben, ist nur für symmetrische Verteilungen zulässig (Siegel-Tukey*), und das Verfahren ist auch dann nur für große Stichproben verteilungsfrei. Auch der Jack-Knife-Test ist nur asymptotisch, d.h. für große Stichproben, verteilungsfrei, doch haben Monte-Carlo-Studien gezeigt, daß man ohne großen Fehler bis Stichprobengröße 20 hinuntergehen darf.

Beispiel 2: Kopfumfang
F (29,93): 0,376, Jack-Knife: 1,099
Siegel-Tukey: −.836, Siegel-Tukey*: −.1.005

Der F-Test liefert als einziger ein signifikantes Ergebnis (mit weniger als 0,1% Irrtumswahrscheinlichkeit!), war primär auf den Probanden mit Hydrocephalus zurückzuführen ist, und nicht etwa auf Dispersionsunterschiede zwischen den Gruppen.

246

Beispiel 3: PPVTTW
F (29,92): 0.668, Jack-Knife: 2,054
Siegel-Tukey: 0,727, Siegel-Tukey*: 3,457.

Der F-Test verfehlt knapp 5%-Signifikanz, der Jack-Knife-Test ist 5% signifikant, wie auch der Siegel-Tukey, letzterer aber erst nach Adjustierung des Lageparameters. Die höhere Dispersion der Heim-Kinder kommt dadurch zustande, daß sie im Mittel signifikant tiefer liegen (4.1), daß aber eine Untergruppe mit der Spitzengruppe der zu Hause lebenden Kinder mithalten kann. Aus diesen und weiteren Erfahrungen favorisiert dieser Autor den Jack-Knife-Test.

4.3 Tests auf Ausreißer, Tests auf Normalität

Die Entdeckung von Ausreißern kann aus methodischen Gründen nützlich sein (Beispiel: Datenkontrolle durch den Computer), mindestens ebenso oft sind sie interessant als Spezialfälle, als „natürlich ablaufendes Experiment". Diese Probleme sind mit Tests auf Normalität verwandt, wobei an dieser Stelle auf zwei Arbeiten hingewiesen sei: Shapiro und Mitarbeiter (1968), Grubbs (1969).

Danksagung: Für die Anregung zu dieser Arbeit danke ich Herrn Professor Häfner. Den Mitarbeitern des Projektes A6 des SFB 116 sei für das Überlassen von Daten und interessante Diskussionen gedankt. Meine Kenntnisse über das Gebiet verdanke ich in erster Linie den Herren Professoren Huber und Hampel (ETH, Zürich), Diskussionen und Seminaren in Zürich und Princeton. Dr. A. Marazzi (ETH, Zürich) hat freundlicherweise sein Programm für die Hodges-Lehmann-Schätzung zur Verfügung gestellt.

Literatur

Andrews, D.F., Bickel, P.J., Hampel, F.R., Huber, P.J., Rogers, W.H., Tukey, J.W.: Robust Estimates of Location. New York: Princeton University Press 1972

Antille, A., Kersting, G.: Tests für Symmetry. Göttingen: Vervielfältigtes Manuskript, Institut für Math. Statistik der Universität Göttingen 1976

Bickel, P.J., Lehmann, E.L.: Descriptive statistics for nonparametric models. I. Introduction, Ann. Statist. 3, 1038-1044 (1975); II. Location, Ann. Statist. 3, 1045-1069 (1975); III. Dispersion, Ann. Statist. 4, 1139-1158 (1975)

Cleveland, W.S., Guarino, R.: Some robust statistical procedures and their application to air pollution data. Technometrics 18, 401-409 (1976)

Dutter, R., Huber, P.J.: On Methods for the Numerical Solution of Robust Regression Problems. Erscheint in Technometrics 1977

Gasser, Th.: Testing Symmetry without Normality. Manuskript 1977

Grubbs, F.E.: Procedures for detecting outlying observations in samples. Technometrics 14, 847-854 (1969)

Hampel, F.R.: Robust estimation: a condensed partial survey. Z. Wahrscheinlichkeitstheorie 27, 87-104 (1973)

Hampel, F.R.: The influence curve and its role in robust estimation. J. Amer. statist. Ass. 69, 383-393 (1974)

Huber, P.J.: Robust estimation of a location parameter. Ann. math. Statist. 35, 73-101 (1964)

Huber, P.J.: Studentizing Robust Estimates. In: Nonparametric Techniques in Statistical Inference (Puri, M.L., ed.), pp. 453-463. Cambridge: Cambridge University Press 1970
Huber, P.J.: Robust statistics: a review. Ann. math. Statist. 43, 1041-1067 (1972)
Huber, P.J.: Robust regression: asymptotics, conjectures and Monte Carlo. Ann. Statist. 1, 799-821 (1973)
Huber, P.J.: Robust covariances. In: Statistical Decision Theory and Related Topics II (Gupta, S.S., Moore, D.S., eds.), pp. 165-191. New York: Academic Press 1977
Largo, R.H., Stützle, W., Gasser, Th., Huber, P.J., Prader, A.: Analysis of the Adolescent Growth Spurt Using Smoothing Spline Functions (eingereicht bei Annals of Human Biology)
Lehmann, E.L.: Nonparametrics: Statistical Methods Based on Ranks. San Francisco: Holden-Day 1975
Lienert, G.A.: Verteilungsfreie Methoden in der Biostatistik. Mersenheim am Glan: Hain 1973
Miller, R.G.: Jackknifing variances. Ann. math. Statist. 39, 567-582 (1968)
Shapiro, S.S., Wilk, M.B., Chen, H.J.: Comparative study of various tests for normality. J. Amer. statist. Ass. 63, 1343-1372 (1968)

Sachverzeichnis

O. Benkert, H. Hippius
Psychiatrische Pharmakotherapie
Ein Grundriß für Ärzte und Studenten.
2.,neubearbeitete Auflage.
17 Abbildungen, 3 Tabellen. XIII,268 Seiten. 1976
DM 19,80; US $ 9.90
(Kliniktaschenbücher)
ISBN 3-540-07916-5

W. Böker, H. Häfner
Gewalttaten Geistesgestörter
Eine psychiatrisch-epidemiologische Unter-
suchung in der Bundesrepublik Deutschland.
In Zusammenarbeit mit H. Immich, C. Köhler,
A. Schmitt, G. Wagner, J. Werner
3 Abbildungen, 101 Tabellen.
XV, 296 Seiten. 1973
Gebunden DM 96,–; US $ 58.00
ISBN 3-540-06225-4

W. Janzarik
Themen und Tendenzen der deutschsprachigen Psychiatrie
III, 75 Seiten. 1974
(Geringfügig veränderte Fassung eines Beitrages
aus Handbuch der forensischen Psychiatrie)
DM 12,;– US $ 6.00
ISBN 3-540-06387-0

E. Kretschmer
Körperbau und Charakter
Untersuchungen zum Konstitutionsproblem
und zur Lehre von den Temperamenten
26. Auflage neu bearbeitet und erweitert von
W. Kretschmer
92 Abbildungen, 83 Tabellen.
XIII, 387 Seiten. 1977
DM 69,–; US $ 34.50
ISBN 3-540-08213-1

Lehrbuch der speziellen Kinder- und Jugendpsychiatrie
Von H. Harbauer, R. Lempp, G. Nissen, P. Strunk
3.,überarbeitete Auflage.
43 Abbildungen. XIV, 475 Seiten. 1976
Gebunden DM 98,–; US $ 49.00
ISBN 3-540-07650-6

B. Luban-Plozza, W. Pöldinger
Der psychosomatisch Kranke in der Praxis
Erkenntnisse und Erfahrungen
Unter Mitarbeit von F. Kröger
Mit einem Geleitwort von M. Balint
3.,neubearbeitete und erweiterte Auflage.
26.Abbildungen, 21 Tabellen.
XIII, 281 Seiten. 1977
DM 38,–; US $ 19.00
ISBN 3-540-08266-2

I. Marks
Bewältigung der Angst
Furcht und nervöse Spannung – leichter gemacht
Herausgeber: J.C. Brengelmann
Übersetzt aus dem Englischen von G. Ramin,
R. Bender
XIII, 168 Seiten. 1977
DM 28,–; US $ 14.00
ISBN 3-540-08077-5

H. Tellenbach
Melancholie
Problemgeschichte – Endogenität – Typologie –
Pathogenese – Klinik
Mit einem Geleitwort von E. V. von Gebsattel
3.,erweiterte Auflage
3 Abbildungen. XV, 220 Seiten. 1976
Gebunden DM 46,–; US $ 23.00
ISBN 3-540-07775-8

Lexikon der Psychiatrie
Gesammelte Abhandlungen der gebräuchlich-
sten psychopathologischen Begriffe.
Herausgeber: C. Müller
6 Abbildungen. XII, 592 Seiten. 1973
Gebunden DM 98,–; US $ 49.00
ISBN 3-540-06277-7

Preisänderungen vorbehalten

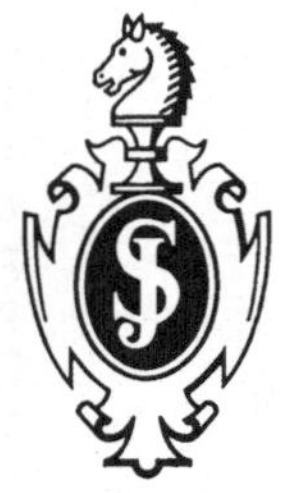

Springer-Verlag Berlin Heidelberg GmbH